临床常见专科护理
要点与实践

主编◎韩清华

参编◎刘天贶　林　玲　刘红梅
　　　鞠林芹　张涵奕　卢　艳

U0251702

图书在版编目（CIP）数据

临床常见专科护理要点与实践 / 韩清华主编. 一 成
都：四川大学出版社，2022.6
ISBN 978-7-5690-5216-9

Ⅰ．①临… Ⅱ．①韩… Ⅲ．①护理学 Ⅳ．① R47

中国版本图书馆 CIP 数据核字（2022）第 074396 号

书　　名：临床常见专科护理要点与实践
　　　　　Linchuang Changjian Zhuanke Huli Yaodian yu Shijian
主　　编：韩清华

选题策划：许　奕
责任编辑：许　奕
责任校对：张　澄
特约编辑：谭　蓉
装帧设计：胜翔设计
责任印制：王　炜

出版发行：四川大学出版社有限责任公司
　　　　　地址：成都市一环路南一段 24 号（610065）
　　　　　电话：（028）85408311（发行部）、85400276（总编室）
　　　　　电子邮箱：scupress@vip.163.com
　　　　　网址：https://press.scu.edu.cn
印前制作：四川胜翔数码印务设计有限公司
印刷装订：郫县犀浦印刷厂

成品尺寸：185 mm×260 mm
印　　张：16.25
字　　数：400 千字

版　　次：2022 年 6 月 第 1 版
印　　次：2022 年 6 月 第 1 次印刷
定　　价：69.00 元

四川大学出版社
微信公众号

目录

第一章 概　述

第一节　现代临床专科护理发展史

在我国学科体系建设和管理中护理学被定位为一级学科，这给护理学科的发展带来了全新的挑战与机遇，其中专科护理是学科发展的必然过程和重要支撑。专科护理发展对提高医疗质量、缩短住院时间、降低住院费用、减少并发症等发挥了积极作用。目前国内对专科护理的研究建设仍处于初级阶段，专科护理管理还存在许多不足之处。建立完整的专科护理管理体系，增强护理专业团队的领导力，提供护士交流平台，制定和健全护理专业规范和工作指南，是护理专业化发展的必经之路。随着医疗护理事业的快速发展和日趋专业化，护士需要为病人提供更加精湛和专业化的专病照护，护理专科化发展已成为临床护理实践发展的策略和方向。通过构建临床专科护理模式，加强专科护理建设与发展管理，专科护理的价值得到综合体现，护理资源得到合理利用。我国的专科护理刚刚起步，其在培养目标、认证体系及管理模式等方面尚需完善，而发展专科护理有利于促进护理水平的进一步提高和加快护理专业化进程。因此，如何在管理活动中体现并提升护理的专业价值，如何推进医院临床专科护理继续向前发展是需要不断探索的课题。

专科护理是指临床各专科特有的基础护理知识和技术：各种专科疾病护理知识和技术，如心肌梗死、脑血管疾病、糖尿病等的护理知识和技术，各种手术病人的护理知识和技术，以及各种功能试验、专项治疗护理技术，如机械通气气道护理技术、泪道冲洗技术等。

专科护理的特点：①专科护理技术使用范围窄，专业性强，往往仅限于一个科，有的甚至只限于某一种疾病。②专科护理多配有仪器设备，操作复杂、难度大、要求高，护士除掌握专科基础知识和技术外，还要懂得仪器的基本原理和操作程序。③随着科学技术的发展，大量高新尖技术广泛应用于临床诊断、治疗和护理，这要求护士不断学习和掌握新的专科知识。

一、国外专科护理发展史

专科护理起源于美国，美国的专科护理起到引领国际专科护理甚至整个护理专业发展的作用。美国的专科护理起源于 20 世纪 50 年代，1958 年有了第一位硕士学位的精神病学临床护理专家。20 世纪初，美国首先从麻醉科开始培训专业护士，以后逐渐出现 ICU、糖尿病科、儿科、肿瘤科等各专科的专业护士。美国称在各个专科工作并持有专科上岗证书的护士为专科护士。美国专科护士的培训与认证主要由各专科护士协会完成。护士在接受一定时间的专业培训后通过考试，获得相应的专科资格证书，认证资格全国承认。1991年，美国成立了国家唯一许可的资格认证机构——美国专科护士委员会（American Board of Nursing Specialties，ABNS），它通过为专科护士制定统一的认证标准和提升公众对认证价值的认识，提高专科护士的认证价值。

迄今为止，美国已经形成了比较完整的专科护士培训和认定制度体系。最早对专科护士进行资格认定的专业是危重症护理。美国于20世纪60年代成立心脏病监护病房。当时，在ICU工作的护士还没有相应的资格认定制度来确保知识结构和技能合格。一直到1973年，美国危重症护士协会才开始对从事危重症领域护理工作的护士进行资格认定。目前，美国危重症护士协会是世界上最大的专科护士协会，经其资格认定的危重症护士已达50万人之多，随着危重症护士资格认定制度的建立，其他专科领域也建立了相应的专业护士资格认定制度，如心血管专科护士、老年专科护士、内外科专科护士等。

二、国内专科护理发展史

我国专科护理发展较晚。在20世纪末，护理权威人士开始呼吁加快护理的专业化进程，提高专科护理水平，发展专科护理，培养具有多种能力的护理人才。随着社会经济的发展，国家日益重视发展专科护理。

（一）专科护理发展需要国家层面统筹

我国现阶段专科护士培训主要采取以省级卫生行政部门、护理学会为主导，以有资质的教学医院为培训基地的模式。培训采取脱产分阶段理论学习与临床护理实践相结合的形式，时间3~6个月不等。培训结束通过评审，成绩合格者获得主办方颁发的证书。但在专科护士培训与认证领域尚缺乏统一标准及权威认证机构。中国目前的护理培训并非严格意义上的专科护理人才培训。并且我国一些地方开展的专科护理培训仅仅停留在地区、医院层面。发展专科护理需要以政府为主导，在国家层面进行统筹，以显示其权威性和规范性。

（二）发展专科护理要求大力发展高等护理教育

学历偏低，低年资、低职称是我国目前护理队伍的主要现状，也是影响我国临床专科护理发展的重要因素。目前护理人才不能满足护理专科发展需求。应大力发展我国护理研究生教育，为实现我国专科护理发展奠定基础。

（三）建立健全发展专科护理的配套体系

专科护士有别于普通护士，他们具有高学历、丰富的临床经验以及相应的科研、管理方面的能力。我国在发展专科护理事业过程中要建立好相应的配套体系。如薪酬体系，专科护士的薪资要有别于普通护士，以体现他们所从事工作的价值以及他们成长过程中的付出。

此外，我国还要建立健全法律体系，要在法律或者制度层面上给专科护士限定相应的工作标准和流程，一方面使专科护士在医疗活动过程中有法可依，另一方面也更好地保护专科护士。只有建立和完善了相关专科护理发展的配套体系，才能更好地促进专科护理的可持续发展。

中国专科护理的发展要借鉴主要发达国家和地区的经验，看清专科护理发展的基本规律，结合中国当前实际。中国专科护理发展不是一个孤立的过程，而是一个整体，要把中国专科护理事业纳入整个国家医疗卫生改革事业中去，将其与高等医学护理教育改革、职称改革、护理岗位设置等结合起来，建立起专科护理发展的支撑体系。只有这样，中国专科护理才能实现最终发展，以适应中国老龄化社会、医学模式改变以及满足人民群众日益增长的护理需求。

第二节　临床专科护士的培养和团队建设

一、临床专科护士培养现状

2005 年卫生部在《中国护理事业发展规划纲要（2005—2010 年）》中正式提出，"根据临床专科护理领域的工作需要，有计划地培养临床专业化护理骨干，建立和发展临床专业护士"。自此，我国专科护士的发展驶入快车道，全国多地逐步开展专科护士资格培训，专科护理领域由最初的重症、急诊急救、伤口造口失禁、手术室和肿瘤延伸到静脉治疗、新生儿、糖尿病、妇幼保健和血液净化等，专科护士队伍不断壮大。然而，目前我国专科护士的管理和现状不容乐观，大多数专科护士在经过资格培训后，工作岗位和职责无明显变化，"重培训轻使用"现象普遍，甚至出现培训与使用脱节，很大程度上影响了专科护士队伍的稳定和专科护理事业的发展。同时，我国现有的专科护士培训机构种类繁多，有院级、省级、国家级及国际联合机构等，且国内暂无权威的专科护士认证机构，这势必导致各地专科护士水平差异较大，使得医院在专科护士的临床使用方面，存在角色概念和岗位职责不明确、工作自主权不够、缺乏相关法律保护、能力和绩效不匹配等诸多问题，存在较大安全隐患。

2017 年国家卫生和计划生育委员会在《全国护理事业发展规划（2016—2020 年）》中明确指出，"发展专科护士队伍，提高专科护理水平，建立专科护士管理制度，明确专科护士准入条件、培训要求、工作职责及服务范畴等"。由此可见，专科护士岗位管理已成为我国公共卫生领域重点关注的问题，其改革的方向应是基于明确的准入标准、岗位职责等而实施规范化岗位管理制度。研究表明，护士分层级岗位管理可以有效提高各层级护士的护理能力、工作满意度，减少其离职率，同时可以明确护士的职业发展路径、拓宽护士的职业发展空间，受到全球护理管理者的广泛关注。护士分层级岗位管理是指以临床护理能力为核心，以工作年限、学历、职称等为基础，由低到高设置护士的层级及晋级标准，通过全面综合的岗位考核方案和动态考核机制保证护士层级对应，并结合薪酬奖励机制引导护士逐步实现专业成长和职业生涯规划的一种护士人力资源管理体系。

二、临床专科护士管理

2007 年，我国学位与研究生教育学会医药科工作委员会在"关于医药学学科专业目录修订调整总结会纪要"中明确指出，护理学一级学科下设 4 个二级学科：基础护理学、临床护理学、社区和家庭护理学、护理心理和人文学。这表明护理学作为一级学科建设的重点之一是大力发展专科护理，它需要专科护士的支撑。但目前我国临床专科护士的发展还存在诸多问题，如发展相对滞后、人才梯队不健全、培养机制不明确等。

对于究竟哪些专科需要进行专科培养、资格认证，应该由什么样的机构培养、认证，以及资格证书在全国的通用性等都没有统一的标准，这也是亟待解决的问题。我国临床专科护士梯队一般设计为初级、中级和高级三个层面，将初级定位为专科护士，中级定位为专科护师，高级定位为临床护理专家。在专科护士层面，注册护士要有至少 2~3 年临床某专科经验，通过发证机关的考试和资质认证后，获得相应专业的资格证书；着重提供一些培训课程，帮助护士掌握专科护理基本知识。在专科护师层面，注册护士要有更多专科临床护理经验和更长时间的学习积累（如 5 年）。临床护理专家属最高层次的专科护理人才，需有资深临床经验和护理实践方向的博士学位。临床护理专家既要具备高学历背景，又要具有丰富的专科护理经验。

三、专科护理团队的建立

（一）注重护理人才培养，建设高素质专科队伍

20 世纪 90 年代，北京协和医院率先在国内开展了专科护士培养。近年来，国内医院每年选派护理骨干参加国内外专科护士培训。各医院健全专科护士选拔和培养制度，从专业素养、学历层次、工作经验和专业能力四个方面设定基本准入条件，并将选拔流程制度化；确立培养宗旨，明确培养目标，制订培养计划，完善培养方案；建立专科护士的技术档案，落实培训效果的追踪评价；同时，搭建学术平台促进专科护士的专业发展，为他们提供更多学习、交流和展示的机会。各医院还建立了晋升、晋级、考核、评优系列长效机制，鼓励专科人才成长。

（二）组建专科护理小组，以点带面促进提升

通过开展专科护理会诊、查房以及组织全院规范化培训，有效提升了护士的专科护理能力。各小组从专科特点出发，开展各项现况调查，针对薄弱环节定期开展形式多样的培训和交流，如专家讲座、学术沙龙、专题研讨会、病历分析会等；根据临床需要，以循证为基础制定各项标准规范和操作流程，明确常见问题的护理方案，并编写规范化的病人健康教育手册；通过资源整合，形成多科合作的管理机制，有效引领专科护理发展，促进专科护理质量提升。

（三）"护教协同，院校合作"的一体化专科护理人才培养

通过校院双方共建专业，实行校外实践教学基地模式；规范基地管理，建立行之有效的管理机构；健全实践教学管理制度，保障实践教学质量；加强基地校院双方师资建设，提高实践教学指导水平；校院合作开发教材，提升实践教学效果；校院产学研合

作，扩展校外实践教学；构建基地建设激励机制，促进实践教学基地可持续发展；打造实践教学基地品牌，完善社会服务功能。

　　将医院护理专业校外实践教学基地建设成学院的专业建设基地、实践教学基地、教师能力培养基地、人才培训基地、教育教学改革基地、产学研合作基地、科研成果推广基地、实践教材编写源泉和服务社会基地的综合体，以更好地发挥基地的作用，创新校院合作培养人才机制。学校和医院专业人员根据岗位对知识、能力和素质的要求制定专业人才培养标准，构建课程体系、开发课程、更新课程内容、改革教学方法，形成专科护士"订单培养"模式。以临床护理工作任务为导向，按照工作任务对知识、技能和人文素质的需要，学校和医院的专业人员共同开发课程、更新课程内容，打造与现代护理人才培养相适应的专业课程。按照护理工作过程、课程之间的逻辑关系和对人文关怀能力的要求，对课程进行重组，形成能够满足工作岗位需求、适应现代护理理念的专业课程模块，并与公共基础课程模块相结合，构建基于工作过程、渗透人文关怀、以护理专业职业需求为基础的课程体系。

　　依托校院合作平台，完善学校—医院—行业"三方联动、双元育人"的护理人才培养模式，学校、医院、行业共同设计、制订"三线并进、能力递进"的人才培养方案。学生在学校和岗位学习，实现职业知识积累、职业能力培养、职业素质养成"三线并进"，基本护理技能、专科护理技能和综合护理能力递进。在现有基础上，学校和医院在护理人才培养过程中发挥各自优势，共同培养优秀护理人才。

参考文献：

［1］汤爱玲，翁素贞，叶文琴. 我国专科护士的发展现状与研究进展［J］. 上海护理，2015，15（6）：67－70.

［2］陈伟菊，周佩如，王妤. 专科护士现状及我院专科护理的发展［J］. 护士进修杂志，2006，21（2）：121－123.

［3］吴育蒄. 新形势下专科护理的发展与护士角色的转变［J］. 海南医学，2014（12）：1870－1872.

第二章　心血管内科专科护理

心源性呼吸困难指呼吸时病人感到空气不足、憋气、呼吸费力。循环系统疾病病人多由左心功能不全导致肺淤血、肺组织弹性下降，影响气体交换。其特点：活动、劳累时发生或加重，休息时缓解或减轻；仰卧时加重，坐位时减轻。

心悸指病人自觉心跳或心慌伴有心前区不适。主要发病原因：①心律失常，如各种原因导致的心动过速、心动过缓、期前收缩、心房纤颤等。②心脏搏动增强，多见于贫血、高热、甲状腺功能亢进以及各种疾病所致的心室肥大病人。③心脏神经官能症。

发绀一般是指血液中还原血红蛋白增多，导致皮肤与黏膜呈现青紫色的现象。观察部位：口唇、甲床、颊部。发绀分为三类：中心性发绀、周围性发绀、混合性发绀。

循环系统疾病导致的胸痛常由心肌缺血、缺氧所致。

心绞痛：由心肌暂时性缺血引起，其典型特点是病人在体力劳动、情绪激动或饱餐等诱因作用下发生胸骨后或心前区疼痛，呈压榨、紧缩或憋闷感，可向左肩、颈、左上肢放射。疼痛一般持续数分钟，经休息或使用硝酸甘油后缓解。

心肌梗死：由严重而持续的心肌缺血导致心肌坏死所致。疼痛的部位、性质同心绞痛，但程度剧烈，持续时间可达数小时，硝酸甘油不能缓解。

肺梗死、急性心包炎及心脏神经官能症病人也可出现不同性质的胸痛。

水肿指过多的液体积聚在组织间隙。心源性水肿是右心功能不全的主要表现。心源性水肿先出现在身体下垂部位，卧床病人常出现于枕部、肩胛部及腰骶部等。

晕厥指一时性广泛脑组织缺血、缺氧引起的短暂、突然的可逆性意识丧失。其原因包括除脑血管病变以外的各种器质性心脏病引起的心律失常。阿-斯综合征是指心排血量突然下降出现的晕厥，前述各种情况均可引起。

第一节　心力衰竭的治疗和护理

一、急性心力衰竭

急性心力衰竭指急性心脏病变引起心排血量急剧、显著降低，导致组织器官灌注不足和急性淤血的综合征。急性右心力衰竭即急性肺源性心脏病，较少见，主要由大块肺梗死引起。急性左心力衰竭在临床比较常见，以急性肺水肿或心源性休克为主要表现，属临床急危重症。

（一）病因和诱因

1. 与冠心病有关的急性广泛前壁心肌梗死、室间隔破裂穿孔、乳头肌梗死断裂等。

2. 感染性心内膜炎引起的瓣膜穿孔、腱索断裂所致瓣膜性急性反流。

3. 高血压性心脏病使血压急剧升高，在原有心脏病的基础上出现快速性心律失常或严重缓慢性心律失常。

4. 输液过快过多，突然加重心脏前负荷。

（二）临床表现

急性左心力衰竭病情发展常极为迅速。表现为病人突发严重呼吸困难，呼吸频率可达 30～40 次/分钟，强迫端坐位，频繁咳嗽，咳大量粉红色泡沫样痰，面色灰白或发绀，大汗，皮肤湿冷，有窒息感，极度恐惧、烦躁不安。早期血压可一度升高，随后下降。听诊两肺满布湿啰音和哮鸣音，心率增快，心尖部第一心音减弱，可闻及舒张期奔马律，肺动脉瓣第二心音亢进。

（三）治疗

应迅速采取有效措施，缓解症状，否则可危及病人生命。

1. 体位：取坐位，双腿下垂，减少静脉回心血量。

2. 镇静：吗啡 3～5mg 静脉推注 3 分钟内推完，必要时可重复。吗啡不仅可以使病人镇静，减少躁动带来的额外心脏负担，同时也具有舒张静脉和小动脉的功能，以减轻心脏负荷。老年病人可酌减剂量或改为肌内注射。

3. 吸氧：高流量吸氧。

4. 减少心脏负荷：快速利尿，如静脉注射呋塞米（速尿）20～40mg。应用血管扩张剂，如硝普钠或硝酸甘油，如有血压低者，可与多巴胺或多巴酚丁胺合用。

5. 强心药：洋地黄制剂如西地兰（毛花苷丙）适用于有快速心房颤动伴急性左心力衰竭者，禁用于重度二尖瓣狭窄伴窦性心律者。如病人近 1～2 周内曾用过洋地黄制剂，应小心中毒。

6. 平喘：氨茶碱 0.25mg 稀释后缓慢静脉推注，除了可以解除支气管痉挛，还可以直接兴奋心肌，并扩张外周静脉和利尿。

（四）护理措施

1. 体位：护士立即协助病人取安全坐位，双腿下垂，以减少静脉血液回流，减轻心脏前负荷。

2. 给氧：立即给予病人高流量鼻导管吸氧，6～8L/min，病情特别严重者应给予面罩呼吸机加压给氧，使肺泡内压在吸气时增加，有利于气体交换，同时对抗组织液向肺泡内渗透。在吸氧的同时加入 20%～30% 乙醇将氧气湿化，使肺泡内泡沫表面张力降低而破裂、消失，增加气体交换面积。若病人不能耐受，可降低乙醇浓度或间断使用。

3. 迅速建立静脉通路，遵医嘱及时正确地使用药物。

（1）吗啡：吗啡 5～10mg 皮下注射或缓慢静脉注射可使病人镇静，减少躁动，同时舒张小血管，减轻心脏负荷。必要时可间隔 15 分钟重复使用，共 2～3 次。但肺水肿伴颅内出血、神志障碍、慢性肺部疾病病人禁用。老年病人应减量或改为肌内注射。

（2）快速利尿剂：呋塞米 20～40mg 静脉注射 10 分钟可起效，4 小时后可重复 1 次，可快速利尿及缓解肺水肿。

（3）血管扩张剂：可选用硝普钠、硝酸甘油或酚妥拉明静脉滴注，需监测血压，根据血压调整剂量，维持收缩压在 100mmHg 左右。①硝普钠：为动、静脉扩张剂，静脉注射后 2～5 分钟起效；一般剂量每分钟 12.5～25μg。硝普钠含有氰化物，连续使用不得超过 24 小时，宜现用现配，不得与其他药物配伍及应用同一静脉通路。②硝酸甘油：可扩张小静脉，减少回心血量。病人对本药的耐受差异很大，应注意观察。一般从 10μg/min 开始，每 10 分钟调整 1 次，每次增加 5～10μg 至血压达到上述水平。③酚妥拉明：为 α 受体阻滞剂，以扩张小动脉为主。以 0.1mg/min 开始，每 5～10 分钟调整 1 次，最大可增至 1.5～2.0mg/min。

（4）洋地黄制剂：适用于心房颤动伴快速心室率或已知有心脏增大伴左心室收缩功能不全者。可选用毛花苷丙缓慢静脉注射，首剂 0.4～0.8mg，2 小时后可酌情再给 0.2～0.4mg。急性心肌梗死病人 24 小时内不宜应用。

（5）氨茶碱：对解除支气管痉挛特别有效，并有一定的正性肌力及扩张血管、利尿的作用。

4. 用药注意事项：用吗啡时应注意病人有无呼吸抑制、心动过缓；用利尿剂要严格记录尿量；用血管扩张剂要注意监测血压变化，及时调节给药剂量，防止低血压的发生，硝普钠应现用现配，避光滴注，可用输液泵控制滴速；洋地黄制剂静脉使用时要稀释，推注速度宜缓慢，同时监测心率变化。

5. 保持呼吸道通畅：及时协助病人咳嗽、排痰，并观察记录病人的咳嗽情况、痰液的性质和量。

6. 病情监测：严密观察病人呼吸状况、意识状态、皮肤颜色及温度、肺部啰音的变化，监测血气分析结果，对安置漂浮导管者应密切监测血流动力学指标的变化，以判断药物疗效和病情进展。

7. 心理护理：医护人员在抢救时必须保持镇静，操作熟练，配合默契，忙而不乱；同时简要介绍本病的救治措施及使用监测设备的必要性，使病人产生信任、安全感，以减少紧张、恐惧和误解。必要时可留亲属陪伴病人。

二、慢性心力衰竭

慢性心力衰竭是大多数心血管疾病的最终归宿，也是病人最主要的死亡原因。随着世界人口的老龄化及引起心力衰竭的基础心脏病呈明显上升态势，其发生率、死亡率逐年上升。

（一）病因和诱因

1. 病因。

（1）原发性心肌损害：①缺血性心肌损害，冠心病和（或）心肌梗死是引起心力衰竭最常见的原因。②心肌炎和心肌病，病毒性心肌炎和原发性扩张型心肌病最为常见。③心肌代谢障碍性疾病，糖尿病最为常见。

（2）心脏负荷过重：①容量负荷过重，见于心脏瓣膜关闭不全，血液反流，如主动脉瓣、二尖瓣关闭不全，左、右心或动、静脉分流性先天性心血管疾病，以及伴有全身血容量增多或循环血量增多的疾病等。②压力负荷过重，见于使左、右心室射血阻力增加的疾病。

2. 诱因。

（1）感染：是最重要的诱因。呼吸道感染最常见。

（2）心律失常：心房颤动是诱发心力衰竭最重要的因素。

（3）血容量增加，摄入钠盐过多，静脉输液过快过多等。

（4）情绪激动或过度劳累：妊娠末期及分娩过程以及暴怒、重体力劳动等。

（5）药物使用不当：不恰当停用降压药及洋地黄制剂等。

（6）并发其他疾病或原有心脏病病情加重，如并发甲状腺功能亢进、贫血、风湿病或冠心病发生心肌梗死。

（二）临床表现

1. 左心力衰竭：以肺淤血和心排血量降低为主要表现。

（1）症状：①程度不同的呼吸困难。劳力性呼吸困难是左心力衰竭最早出现的症状，表现为体力活动时发生或加重，休息后缓解或消失。夜间阵发性呼吸困难为左心力衰竭的典型表现，病人入睡后，突然憋醒，被迫坐起，呼吸深快，严重者伴哮鸣音，称为心源性哮喘，严重心力衰竭时，病人可出现端坐呼吸。采取的坐位越高，说明左心力衰竭的程度越重，故可据此估计左心力衰竭的严重程度。心源性哮喘进一步发展，可出现急性肺水肿，这是左心力衰竭最严重的形式。②咳嗽、咳痰和咯血。咳嗽、咳痰是肺泡和支气管黏膜淤血所致。长期慢性淤血时肺静脉压力升高，导致肺循环和支气管血液循环之间形成侧支，在支气管黏膜下形成扩张的血管，此血管一旦破裂可引起大咯血。③疲倦、乏力、头晕、心慌。④尿少及肾功能损害症状。

（2）体征：①肺部湿啰音。由于肺毛细血管内压增高，液体可渗到肺泡出现湿啰音，随着病情加重，湿啰音可从局限于肺底至全肺。②心脏体征：除原有心脏病的固有体征外，慢性左心力衰竭病人一般会有心脏扩大、肺动脉瓣听诊区第二心音亢进及舒张期奔马律。

2. 右心力衰竭。

（1）症状：①消化道症状，如腹胀、食欲减退、恶心、呕吐。②劳力性呼吸困难。

（2）体征：①水肿首先出现于身体的低垂部位，常为可压陷性及对称性，严重者可出现胸膜腔积液（胸水）。②颈静脉征，颈静脉搏动增强、充盈、怒张是右心力衰竭的最主要体征，肝颈静脉反流则更具特征性。③肝大。④除原有心脏病的固有体征外，右心力衰竭可因右心室扩大而出现三尖瓣关闭不全的反流性杂音。

3. 全心力衰竭：右心力衰竭继发于左心力衰竭形成的全心力衰竭，因右心排血量减少，阵发性呼吸困难等肺淤血症状反而有所减轻。

（三）治疗

慢性心力衰竭的治疗不能仅限于缓解症状，必须采取综合治疗措施达到提高运动耐量、改善生活质量、防止或延缓心肌损害进一步加重、降低死亡率的目的。

1. 病因治疗。

（1）基本病因治疗：控制高血压，通过药物、介入或手术治疗改善冠心病心肌缺血，手术治疗心瓣膜病等。

（2）消除诱因：积极选用适当抗生素控制感染。对于心室率较快的心房颤动，如不能及时复律，应尽快控制心室率。甲状腺功能亢进、贫血也可能是心力衰竭加重的原因，应注意检查并及时治疗。

2. 减轻心脏负荷。

（1）休息：避免精神刺激和情绪紧张，控制体力活动，保证充足睡眠。

（2）控制钠盐摄入：心力衰竭病人血容量增加，体内水钠潴留。减少钠盐摄入有利于减轻水肿症状，但应注意在用强效排钠利尿剂时，不可过分限盐，以免导致低钠血症。

（3）利尿剂的应用：利尿剂是心力衰竭治疗中最常用的药物，排钠排水对减轻心脏的负荷、缓解淤血症状、减轻水肿有十分显著的效果。常用的利尿剂有：①噻嗪类利尿剂，为中效利尿剂，代表药物是双氢克尿塞，长期服用注意补钾。②袢利尿剂，为强效利尿剂，代表药物是呋塞米，注意预防低血钾。③保钾利尿剂：利尿效果不强，与噻嗪类利尿剂或袢利尿剂合用起到保钾排钠利尿作用，代表药物是螺内酯（安体舒通）。

（4）血管紧张素转换酶抑制剂（ACEI）的应用：血管紧张素转换酶抑制剂通过扩张血管作用改善心力衰竭时的血流动力学，减轻淤血症状，同时能降低心力衰竭病人代偿性神经体液的不利影响，限制心肌、小血管的重塑，以维护心肌功能，从而延缓心力衰竭的进展，降低远期死亡率。常用药物有：①卡托普利，每次 12.5~25.0mg，每日 2 次。②苯那普利，每次 5~10mg，每日 1 次。③培哚普利，每次 2~4mg，每日 1 次。④其他尚有依那普利、赖诺普利等。用药时注意低血压、高血钾、干咳及一过性肾功能损害。

（5）正性肌力药的应用：①洋地黄制剂，可使心肌收缩力增强，抑制心脏传导系统，对迷走神经系统有直接兴奋作用，从而改善心力衰竭病人的血流动力学。但对于肺源性心脏病导致的右心力衰竭，洋地黄制剂效果不好且易于中毒，应慎用。肥厚型心肌病主要是舒张不良，禁用洋地黄制剂。②非洋地黄类正性肌力药物，肾上腺能受体兴奋剂如多巴胺及多巴酚丁胺，由小剂量开始逐渐增量，以不引起心率加快及血压升高为度，只能静脉短期应用。磷酸二酯酶抑制剂如氨力农和米力农，重症心力衰竭病人短期应用可改善心力衰竭症状。③醛固酮受体拮抗剂，近年来大样本临床研究证明螺内酯小剂量应用，每次 20mg，每日 1~2 次，对抑制心血管重构、改善慢性心力衰竭的远期预后有很好的作用。

（6）β受体阻滞剂的应用：现代观点认为，β受体阻滞剂可对抗代偿机制中交感神经兴奋性增强这一效应，从而降低病人死亡率、住院率，提高其运动耐量。常用药物有卡维地洛、美托洛尔等。但β受体阻滞剂确实有负性肌力作用，临床应用应十分谨慎。待心力衰竭情况稳定后从小剂量开始，逐渐增加剂量，适量维持。

（四）护理措施

1. 给氧：给予氧气吸入，根据缺氧的程度调节氧流量。

2. 休息与活动：减少机体耗氧，减轻心脏负担。让病人取半卧位或端坐位安静休息，限制活动量，尽量减少活动中的疲劳。

3. 呼吸状况监测：监测呼吸困难的程度、发绀情况、肺部啰音的变化，以及血气分析和血氧饱和度等，以判断药物疗效和病情进展。

4. 输液的护理：控制输液量和速度，并告诉病人及家属此做法的重要性，以防其随意调快滴速，诱发急性肺水肿。

5. 饮食护理：应严格掌握、记录每日液体入量、食盐摄入量，指导并督促病人及家属执行。病人饮水需用固定的容器，食盐量每日不能超过 5g，应用利尿剂者可适当放宽。禁食含钠量高的食品，如腌制品、海产品、发酵面食、罐头、味精、啤酒、碳酸饮料等。给予高蛋白、高维生素、易咀嚼、易消化的清淡饮食，限制总热量的摄入，少量多餐，避免过饱。

6. 皮肤护理：保持床褥柔软、平整、干燥。嘱病人穿柔软、宽松的衣服。为病人做按摩或翻身时避免损伤皮肤。定期为病人更换体位，按摩骨隆突处。严重水肿病人可使用气圈或气垫床，保持病人皮肤清洁，注意观察皮肤状况，预防压力性损伤的发生。

7. 使用血管紧张素转换酶抑制剂的护理：遵医嘱正确使用血管紧张素转换酶抑制剂，病人如出现直立性低血压、咳嗽、蛋白尿、皮炎及间质性肺炎等，应及时报告医师处理。另外，血管紧张素转换酶抑制剂有较强的保钾作用，与保钾利尿剂合用时应特别注意。

8. 使用利尿剂的护理：遵医嘱正确使用利尿剂，并注意观察和预防不良反应。如袢利尿剂和噻嗪类利尿剂的主要不良反应是低钾血症，可诱发心律失常或洋地黄中毒。故应监测有无乏力、腹胀、肠鸣音减弱等低钾血症的表现。同时多补充含钾丰富的食物，如深色蔬菜、瓜果、红枣、菇类、豆类等，必要时遵医嘱补充钾盐。注意口服补钾应在饭后或将水剂与果汁同饮，以减轻钾盐对胃肠道的刺激。静脉补钾时每 500mL 液体中氯化钾含量不宜超过 1.5g，且速度不宜过快。肾功能减退、少尿或无尿病人应慎用。螺内酯毒性较小，有高血钾、嗜睡、运动失调、男性乳房发育、面部多毛等不良反应，肾功能不全及高钾血症病人禁用。另外，非紧急情况下，利尿剂的应用时间以早晨或日间为宜，以免夜间过频排尿而影响病人的休息和睡眠。

9. 使用洋地黄制剂的护理。

（1）注意事项：①洋地黄用药安全窗很小，用量个体差异较大。老年、冠心病心肌缺血缺氧、重度心力衰竭、低钾血症、肾功能不全等情况对洋地黄用药较敏感，使用时应严密观察病人用药后反应。②注意不与帕酮、维拉帕米、钙剂、胺碘酮、阿司匹林等药物合用，以免降低地高辛经肾排泄率而引起中毒。③严格按医嘱给药，教会病人服用地高辛时自测脉搏，当脉搏少于 60 次/分钟或节律不规则时应暂停服药并报告医师；用毛花苷丙或毒毛花苷 K 时必须稀释后缓慢静脉注射，并同时监测心率、心律及心电图变化。

（2）密切观察洋地黄中毒表现：洋地黄中毒最重要的表现是各类心律失常，最常见者为室性期前收缩，多呈二联律，其他有房性期前收缩、心房颤动、非阵发性交界性心动过速、房室传导阻滞等。快速房性心律失常又伴传导阻滞是洋地黄中毒的特征性表现。胃肠道症状有食欲减退、恶心、呕吐，神经系统症状有头痛、倦怠、视力模糊、黄视、绿视等。

（3）洋地黄中毒的处理：①立即停药。②快速性心律失常者可选用苯妥英钠或利多卡因，有传导阻滞及缓慢性心律失常者可用阿托品静脉注射，必要时安置临时起搏器。③血钾浓度低者应补充钾盐，可口服或静脉补充氯化钾，并停用排钾利尿剂。

第二节　心律失常的治疗和护理

心脏传导系统是由能够形成和传导心电冲动的特殊心肌组成的，包括窦房结、结间束、房室结、希氏束、左右束支和普肯耶纤维。窦房结是心脏正常心律的起搏点。心律失常是指心脏冲动的起源部位、频率、节律、传导速度与激动次序的异常。

一、病因和诱因

心律失常多见于各种器质性心血管疾病，如缺血性心脏病、心肌炎、心肌病、心瓣膜病和高血压等，亦可见于自主神经功能紊乱及健康人。其他病因有电解质紊乱、甲状腺功能异常、麻醉、胸腔或心脏手术、药物不良反应和中枢神经系统疾病等。部分病因不明。精神紧张、过度疲劳、严重失眠及过量烟、酒、茶、咖啡等刺激常为心律失常的诱发因素。

二、临床表现

心律失常的临床表现取决于病人心室率、持续时间、基础疾病严重程度。轻者可无自觉症状，常见症状为心悸、乏力、胸闷、头晕等，严重者可发生胸痛、呼吸困难、血压下降、心力衰竭、休克、晕厥甚至心室颤动。

三、治疗

1. 终止心律失常的发作：除了期前收缩外，多数快速性心律失常，尤其是室性快速性心律失常多伴发于器质性心脏病。心律失常发作后，病人不仅具有明显的临床症状，而且有可能发生心脏性猝死或诱发充血性心力衰竭。因此，心律失常的治疗原则之一是尽可能终止心律失常的发作。

2. 使心律失常获得根治：许多快速性心律失常，如房室折返性心动过速、房室结折返性心动过速、特发性室性心动过速等，可行射频消融根治。

3. 尽力消除心律失常的诱因：寻找和消除心律失常的直接病因往往比较困难，但许多心律失常的发作常常具有诱因，如低钾血症、洋地黄制剂使用不当等，应尽力消除。

4. 积极治疗原发病：许多病人的室性心律失常并发于心肌病（心功能不全），应在控制室性心律失常的同时控制心功能不全；许多心肌梗死后的室性心动过速并发于心脏室壁瘤，应切除心脏室壁瘤。

5. 努力防止心律失常复发：在心律失常终止后或有室性心动过速病史者应该尽力使用药物或非药物措施防止心律失常复发。

6. 注意防治心脏性猝死：许多室性心动过速病人的心脏性猝死发生率明显增高，选择室性心动过速的治疗措施时应该考虑到对心脏性猝死的影响，尽量选择能降低心脏性猝死发生率的措施，尤其是长期维持治疗的措施更要考虑到这一问题。

四、护理措施

（一）休息与体位

嘱严重心律失常的病人卧床休息，以减少心肌耗氧量和对交感神经的刺激。当心律失常发作导致病人有胸闷、心悸、头晕等不适时，让病人采取高卧位、半卧位或其他舒适体位，尽量避免左侧卧位，因为左侧卧位使病人常能感觉到心脏的搏动而使不适感加重。卧床期间做好生活护理、心理护理，保持情绪稳定。

（二）吸氧

伴有呼吸困难、发绀等缺氧表现时，给予氧气吸入。

（三）心电监护

严密监测心律变化。发现频发（每分钟 5 次以上）、多源性、成对的或呈 R on T 现象的室性期前收缩、二度Ⅱ型房室传导阻滞、三度房室传导阻滞、室性心动过速等，应立即报告医师，协助采取积极的处理措施。安放监护电极前注意清洁皮肤，电极放置部位应避开胸骨右缘及心前区，以免影响做心电图和紧急电复律。定期更换电极，观察有无局部皮肤发红、发痒等过敏反应，必要时给予抗过敏药物。

（四）做好抢救准备

建立静脉通道，备齐治疗心律失常的药物及其他抢救药品、除颤器、临时起搏器等。

（五）病情监测与处理

监测电解质及酸碱平衡状况，密切观察病人的意识状态、脉率、心率、呼吸、血压、皮肤黏膜状况等。一旦发生猝死的表现，如意识突然丧失、抽搐、大动脉搏动消失、呼吸停止、血压测不到等，应立即进行抢救，如心脏按压、人工呼吸、电复律或安装临时起搏器等。

（六）用药护理

严格按医嘱给予抗心律失常药物，纠正因心律失常引起的心排血量减少，改善机体缺氧状况，提高活动耐力。口服药应按时按量服用，静脉注射药物（如普罗帕酮、维拉帕米）时速度应缓慢，静脉滴注速度严格按医嘱执行。必要时监测心电图，注意用药过程中及用药后的心率、心律、血压、脉搏、呼吸、意识，判断疗效和有无不良反应。

常见抗心律失常药物的不良反应如下：

1. 利多卡因：在心力衰竭、肝肾功能不全、酸中毒和老年病人中，半衰期明显延长，应减少剂量，否则可致中枢神经系统毒性反应和心血管系统不良反应。中枢神经系统毒性反应有嗜睡、眩晕、感觉异常、视物不清，严重者可有谵妄、昏迷；心血管系统不良反应有窦房结抑制、传导阻滞、低血压等。

2. 普罗帕酮：不良反应较小，可有胃肠道和神经系统反应，如恶心、呕吐、眩晕、口内金属味、眼闪光等。个别病人出现手指震颤、窦房结抑制、房室传导阻滞和低血压，亦可加重心力衰竭、支气管痉挛。

3. 普萘洛尔：低血压，心动过缓、心力衰竭等，可加重哮喘与慢性阻塞性肺疾病，糖尿病病人可能引起低血糖、乏力。

4. 胺碘酮：肺纤维化是其最严重的不良反应，还可发生转氨酶升高、光过敏、角膜色素沉着、甲状腺功能亢进或减退、胃肠道反应，以及心动过缓、房室传导阻滞或因Q-T间期过度延长而致尖端扭转型室性心动过速。

5. 维拉帕米：偶有肝毒性，增加地高辛血浓度，有负性肌力作用与延缓房室传导作用，可致低血压。

6. 腺苷：可有胸部压迫感、呼吸困难等不良反应，但持续时间通常短于1小时。

评估病人活动受限的原因、活动方式与活动量，与病人及家属共同制订活动计划，告诉病人限制最大活动量的指征。对无器质性心脏病的良性心律失常病人，鼓励其正常工作和生活，建立健康的生活方式，避免过度劳累。

第三节 心绞痛的治疗和护理

心绞痛是在冠状动脉狭窄的基础上，由心肌急剧的、暂时的缺血与缺氧所引起的，以发作性胸痛或胸部不适为主要表现的临床综合征。病人多在40岁以上，男性多于女性。

一、病因和诱因

当冠状动脉病变导致管腔狭窄或扩张性减弱时，限制了血流量的增加，但心肌的供血量尚相对比较稳定，不发生心绞痛。一旦心脏负荷突然增加，使心肌氧耗量增加，心肌对血液的需求量增加，而此时，冠状动脉血流量不能相应增加来满足心肌代谢的需要，则引起心绞痛发作。

情绪激动、劳累、饱餐、受凉等为发作诱因。

二、临床表现

（一）症状

心绞痛以发作性胸痛为主要临床表现。

1. 性质：常为压迫、紧缩或发闷感，也可有烧灼感，但不是锐痛或刺痛，偶伴濒死恐惧感。发作时，病人常不自觉地停止原来的活动，直至症状缓解。

2. 部位：主要位于胸骨体上段或中段之后，可波及心前区，有手掌大小范围，界限不是很清楚。常放射至左肩、左臂内侧达无名指和小指，或至咽、颈、背、下颌部等。

3. 持续时间和缓解方式：疼痛持续 3～5 分钟，很少超过 15 分钟，休息或舌下含服硝酸甘油可缓解。

（二）体征

平时一般无异常体征。心绞痛发作时常表现血压升高、心率增快、面色苍白、表情焦虑、皮肤冷或出汗，有时心尖部可出现第四心音、暂时性收缩期杂音。

三、治疗

心绞痛治疗应达到两个目标，即缓解急性发作和预防再发作，从而减少不稳定性心绞痛和心肌梗死的发生。

（一）发作时的治疗

1. 休息：发作时应立即休息。一般病人在停止活动后症状即可缓解。

2. 药物治疗：

（1）较严重的发作，需选用作用快、疗效高的硝酸酯制剂。这类药物可扩张冠状动脉，增加冠状动脉的循环血量，还可通过扩张周围血管，减少静脉回心血量，减少心室内容量及心室腔内压力，降低心排血量和血压，从而减轻心脏负荷和心肌氧耗量，缓解心绞痛。常用药物有：①硝酸甘油片，0.3～0.6mg，舌下含服，1～2 分钟起效，作用持续 30 分钟左右。研究证明对 90% 以上的病人有效。长期反复应用可产生耐药性而使药效降低，停用 10 小时以上，又可恢复药效。②硝酸异山梨酯，每次剂量 5～10mg，舌下含服，2～5 分钟见效，作用维持 2～3 小时；也可应用喷雾吸入剂。

（2）烦躁不安、疼痛剧烈者可用镇静剂或考虑肌内注射吗啡 5～10mg。

（二）缓解期的治疗

1. 一般治疗：应尽量避免过度劳累、情绪激动、暴饮暴食、大量吸烟饮酒等诱发或加重冠心病的危险因素，积极治疗高血压、高脂血症、糖尿病等，控制病情进展。

2. 药物治疗：使用作用持久的抗心绞痛药物，可单独选用、交替应用或联合应用。

（1）硝酸酯制剂：①硝酸异山梨酯，口服，每次 5～10mg，每日 3 次，服后半小时起效，持续 3～5 小时；②缓释制剂，药效可维持 12 小时，可每次 20mg，每日 2 次；③5-单硝酸异山梨醇酯，口服，每次 20～40mg，每日 2 次；④长效硝酸甘油制剂，如 2% 硝酸甘油油膏或橡皮膏贴片涂或贴在胸前、上臂皮肤缓慢吸收，适用于预防夜间心绞痛发作。

（2）β 受体阻滞剂：①美托洛尔，每次 25～50mg，每日 2 次；缓释片每次 100～200mg，每日 1 次。②阿替洛尔，每次 12.5～25.0mg，每日 1 次。③比索洛尔，每次 2.5～5.0mg，每日 1 次。④卡维地洛，每次 25mg，每日 2 次。本药与硝酸酯类药物有协同作用，易引起低血压，开始剂量应偏小；支气管哮喘、低血压及心动过缓病人禁用；应逐渐减量停药，以免诱发心肌梗死。

（3）钙通道阻滞剂：能抑制钙离子流入细胞内，从而抑制心肌收缩，减少心肌耗氧量；扩张冠状动脉，解除冠状动脉痉挛，改善心内膜下心肌的供血；扩张周围血管，降低动脉压，减轻心脏负荷；降低血液黏稠度，抗血小板聚集，改善心肌的微循环。钙通道阻滞剂适用于同时患有高血压的病人。常用药物有：①维拉帕米，每次 40～80mg，每日 3 次；②地尔硫䓬，每次 30～60mg，每日 3 次；③硝苯地平，每次 20～40mg，每日 2 次。停用本药时宜逐渐减量直至停服，以免发生冠状动脉痉挛。

（4）抑制血小板聚集药物：防止血栓形成。常用药物有：①阿司匹林，每次 75～100mg，每日 1 次；②双嘧达莫，每次 25～50mg，每日 3 次。

（5）中药治疗：活血化瘀，祛痰通络，并可配合针灸、按摩。

3. 介入及外科手术治疗：对符合适应证的心绞痛病人，可行经皮腔内冠状动脉成形术（PTCA）；对病情严重、药物治疗效果不佳、冠状动脉造影显示不适合介入治疗的病人，应及时做冠状动脉旁路移植术。

4. 其他治疗：高压氧、体外反搏、运动治疗等对增加冠状动脉血流量及氧含量，促进侧支循环，提高对缺氧的耐受力具有一定作用。

四、护理措施

1. 活动与休息：心绞痛发作时立即停止活动，卧床休息，协助病人采取舒适的体位。不稳定性心绞痛病人应卧床休息 1～3 天，保证睡眠。

2. 饮食护理：应进食低热量、低脂、低胆固醇、低盐、高纤维素的易消化食物，戒烟酒及辛辣食物，避免进食过快过饱，防止便秘。

3. 心理护理：消除病人的紧张情绪；病人疼痛缓解后，讨论引起心绞痛发作的因素，总结缓解的方法，避免过度劳累、情绪激动、寒冷刺激等；保持情绪稳定，心情愉快，改变急躁易怒、争强好胜的性格等。

4. 给氧：呼吸困难、发绀者给予氧气吸入。维持血氧浓度达到 90％以上。

5. 用药护理：①发作时给予硝酸甘油或硝酸异山梨酯 5～10mg 舌下含服，若服药后 3～5 分钟仍不缓解，可再服 1 次；②对于心绞痛发作频繁或含服硝酸甘油效果差的病人，遵医嘱静脉滴注硝酸甘油；③烦躁不安、疼痛剧烈者可遵医嘱肌内注射吗啡 5～10mg；④监测血压及心率的变化，注意调节滴速，并嘱病人及家属切不可擅自调节滴速而引起低血压；⑤部分病人用药后可出现面部潮红、头胀痛、头昏、心动过速，应告诉病人这是由药物扩张血管所致，以解除其顾虑，第一次用药后嘱病人平卧一段时间；⑥青光眼、低血压病人禁用。

6. 疼痛的观察：评估疼痛的部位、性质、程度、持续时间，严密观察血压、心电图变化和有无面色苍白、大汗、恶心、呕吐等。嘱病人疼痛发作或加重时立即告诉护士和医师。

7. 病情的观察与处理：观察病人在活动中有无呼吸困难、胸痛、脉搏过快等反应，一旦出现上述症状，应立即停止活动，并给予积极的处理，如含服硝酸甘油、吸氧。必要时床边 24 小时心电监测，定期复查心电图、血糖、血脂，积极控制和治疗高血压、糖尿病、高脂血症。

8. 其他：如疼痛比以往频繁、程度加重，服用硝酸甘油不易缓解，伴出冷汗等，应即刻由家属护送到医院就诊，警惕心肌梗死的发生。

第四节　急性心肌梗死的治疗和护理

急性心肌梗死是指在冠状动脉病变的基础上，因冠状动脉供血急剧减少或中断，使相应的心肌严重而持久地缺血导致心肌坏死。临床上表现为持久的胸骨后剧烈疼痛、白细胞计数和血清坏死标记物升高、心电图进行性改变。部分病人可有发热，同时还可发生心律失常、休克或心力衰竭。

一、病因和诱因

基本病因是冠状动脉粥样硬化。当病人的一支或多支冠状动脉管腔狭窄超过 75%时，一旦狭窄部血管粥样斑块增大、破溃、出血，局部血栓形成、栓塞或出现血管持续痉挛，使管腔完全闭塞，而侧支循环未完全建立，心肌严重而持久地急性缺血达 1 小时以上，即可发生心肌梗死。诱因包括：①交感神经活动增加，机体应激反应增强使血压升高、心率增快，冠状动脉张力增高；②休克、脱水、大量出血、外科手术或严重心律失常导致心排血量下降，冠状动脉血流量锐减；③饱餐特别是进食高脂肪食物后血脂升高，血液黏稠度增加；④重体力活动、情绪激动或血压剧升等使心肌耗氧量剧增。

梗死部位的心肌在冠状动脉闭塞后 20～30 分钟即有坏死，1～2 小时大部分心肌呈凝固性坏死，一般需要经过 6 小时才出现明显的组织学改变。心肌梗死的瘢痕愈合需6～8周，即成为陈旧性心肌梗死。

二、临床表现

（一）先兆症状

有 50.0%～81.2%的病人在起病前数日有乏力、胸部不适、活动时心悸、气急、烦躁、心绞痛等前驱症状。特别是新发生心绞痛及原有心绞痛加重较为突出，表现为发作较以往频繁，程度较前剧烈，持续时间较久，硝酸甘油疗效较差，诱发因素不明显。心电图呈现明显缺血性改变。及时住院处理，可使部分病人避免发生心肌梗死。

（二）典型症状

1. 疼痛：为最早出现的最突出的症状，多发生于清晨安静时，诱因多不明显，疼痛性质和部位与心绞痛相似，但程度较重，常为难以忍受的压榨、窒息或烧灼感，伴有大汗、烦躁不安、恐惧及濒死感，持续时间可长达数小时或数天，口服硝酸甘油不缓解。部分病人疼痛可向上腹部、下颌、颈部、背部放射而被误诊。少数急性心肌梗死病人可无疼痛，一开始即表现为休克或急性心力衰竭。

2. 全身症状：疼痛后 24～48 小时可出现发热，体温升高至 38℃左右，可持续 3～7 天。伴心动过速、白细胞升高、红细胞沉降率增快。

3. 胃肠道症状：疼痛剧烈时常伴恶心、呕吐、上腹胀痛和肠胀气，严重者可发生呃逆。

4. 心律失常：见于 75%～95% 的病人，多发生在起病 1～2 天内，尤以 24 小时内最多见。各种心律失常中以室性心律失常最多，尤其是室性期前收缩。频发的、成对出现的、多源性或呈 R on T 现象的室性期前收缩以及短阵室性心动过速常为心室颤动的先兆。心室颤动是心肌梗死病人 24 小时内死亡的主要原因。下壁梗死易发生房室传导阻滞。

5. 低血压和休克：疼痛中血压下降不一定是休克，而是低血压。但疼痛缓解而病人收缩压仍低于 80mmHg 并伴有面色苍白、皮肤湿冷、脉细而快、大汗淋漓、烦躁不安、尿量减少、反应迟钝，甚至晕厥，则为心源性休克。休克多在起病后数小时至一周内发生，发生率约为 20%。

6. 心力衰竭：主要为急性左心力衰竭，可在起病最初几天内或在梗死演变期出现，为梗死后心肌收缩力显著减弱或不协调所致。其发生率为 32%～48%。病人表现为呼吸困难、咳嗽、烦躁、发绀等，严重者出现肺水肿，随后可发生颈静脉怒张、肝大、水肿等右心力衰竭体征。右心室心肌梗死者可一开始即出现右心力衰竭表现，伴血压下降。

三、治疗

对 ST 段抬高的急性心肌梗死，主张早发现、早住院，并强调住院前的处理，应遵循尽快恢复心肌的血液再灌注，及时处理严重心律失常、泵衰竭和其他严重并发症的原则。住院后争取在 30 分钟内进行药物溶栓或在 90 分钟内开始介入治疗，以挽救濒死的心肌，防止梗死面积进一步扩大，尽可能缩小心肌缺血范围，使病人安全度过急性期，防止猝死。

（一）一般治疗和监护

1. 休息：急性期病人需绝对卧床休息，保持病房安静。减少探视，防止不良刺激，缓解紧张焦虑情绪。

2. 吸氧：鼻导管间断或持续吸氧 3～5 天，严重者可以面罩给氧。

3. 监测：在冠心病监护室（CCU）行心电图、血压、血氧、呼吸监测 2～3 天，严重血流动力学改变者可行漂浮导管做肺毛细血管楔嵌压和静脉压监测。

4. 建立并保持静脉通路：保证给药途径畅通。

5. 应用阿司匹林：无禁忌情况下即刻给予肠溶阿司匹林 150～300mg 嚼服，以后每日 1 次，3 日后改为每次 75～100mg，每日 1 次，长期服用。

（二）解除疼痛

尽快解除病人疼痛，可采用心肌再灌注疗法及应用药物。哌替啶 50～100mg 肌内注射或吗啡 5～10mg 皮下注射，必要时 1～2 小时可再注射 1 次；以后每 4～6 小时可重复应用；同时可给予硝酸甘油或硝酸异山梨酯舌下含服或静脉滴注。

（三）再灌注心肌

为缩小心肌缺血范围，防止梗死面积扩大，应在起病 6 小时（最多 12 小时）内使闭塞的冠状动脉再通，使心肌得到再灌注。

1. 溶栓疗法：在起病 6 小时内使用纤溶酶激活剂激活纤溶酶原，使之转变为纤溶酶，溶解冠状动脉内血栓，使闭塞的冠状动脉再通，心肌得到再灌注，濒临坏死的心肌可能得以存活或坏死范围缩小，从而改善预后。

（1）适应证：①两个或两个以上相邻导联 ST 段抬高在诊断标准以上（肢体导联大于或等于 0.1mV，胸前导联大于或等于 0.2mV）或现病史提示急性心肌梗死伴左束支传导阻滞，起病在 12 小时以内，年龄小于 75 岁；②ST 段抬高的心肌梗死，起病时间 12～24 小时，但有进行性缺血性胸痛且有广泛 ST 段抬高。

（2）禁忌证：①1 年内发生过缺血性脑卒中或脑血管事件；②1 个月内有活动性出血或有创伤史；③有慢性严重高血压病史或发病时严重高血压未控制（大于 180/110mmHg）；④3 周内施行过外科大手术；⑤2 周内施行过不能压迫部位的大血管穿刺术；⑥已知有出血倾向，或发病前正在进行抗凝治疗；⑦疑为主动脉夹层等。

（3）药物应用：①尿激酶 150 万～200 万 U，30 分钟内静脉滴注；②链激酶或重组链激酶（rSK）150U，60 分钟内静脉滴注；③重组组织型纤维蛋白溶酶原激活剂（rt-PA）100mg 在 90 分钟内静脉给予：先静脉注射 15mg，继而 30 分钟内静脉滴注 50mg，其后 60 分钟内再静脉滴注 35mg，用 rt-PA 时需联合抗凝治疗。

2. 介入治疗（PCI），在病人住院 90 分钟内施行，包括 PTCA、支架植入术、补救性 PCI、溶栓治疗再通者的 PCI。近年来通过上述方法直接再灌注心肌，取得良好的再通效果，已在临床上广泛应用。

3. 手术治疗：药物溶栓治疗无效，或介入治疗失败但有条件且有手术指征者，应争取在 6～8 小时内施行冠状动脉旁路移植术。

（四）消除心律失常

心肌梗死后的室性心律失常常可引起猝死，必须及时消除。①发生室性期前收缩或持续阵发性室性心动过速，首选利多卡因 50～100mg 静脉注射，必要时可 5～10 分钟后重复，直至室性期前收缩控制或总量达 300mg，继以 1～3mg/min 静脉滴注，维持 48～72 小时；②发生心室颤动或持续多形室性心动过速时，应尽快采用非同步直流电除颤或电复律；③室上性快速心律失常常用维拉帕米、胺碘酮等药物控制；④缓慢心律失常可用阿托品 0.5～1.0mg 静脉注射；⑤发生二度或三度房室传导阻滞，应尽早使用人工心脏起搏器经静脉右心室心内膜临时起搏治疗。

（五）控制休克

急性心肌梗死后的休克属心源性休克，亦可伴有外周血管舒缩障碍或血容量不足。其治疗如下。①补充血容量：对于血容量不足或监测中心静脉压及肺动脉楔压低者，给予低分子右旋糖酐静脉滴注。②应用升压药：对于无血容量不足的血压偏低者，给予多巴胺或多巴酚丁胺静脉滴注。③应用血管扩张剂：对于经上述处理血压仍不升者，特别是伴有四肢厥冷及发绀时，可应用硝普钠或硝酸甘油。④其他，纠正酸中毒，避免脑缺血等。如上述处理无效，应在主动脉内气囊反搏术的支持下，即刻行急诊 PTCA 或支架植入，使冠状动脉及时再通；亦可做急诊冠状动脉旁路移植术以恢复循环，控制休克。

（六）治疗心力衰竭

主要是治疗急性左心力衰竭，急性心肌梗死发生后 24 小时内应尽量避免使用洋地黄制剂，右心室梗死的病人应慎用利尿剂。

（七）其他治疗

1. 抗凝疗法。

2. β 受体阻滞剂和钙通道阻滞剂：急性心肌梗死病人在无禁忌的情况下应尽早应用 β 受体阻滞剂，尤其对广泛前壁心肌梗死伴有交感神经功能亢进者，可防止梗死范围扩大，改善预后。

3. 血管紧张素转换酶抑制剂和血管紧张素受体阻滞剂：在起病早期应用有助于心肌重塑，降低心力衰竭的发生率，从而降低死亡率。常用药物有卡托普利、依那普利。血管紧张素受体阻滞剂有氯沙坦、沙坦。

4. 极化液疗法：用氯化钾 5g、硫酸镁 5g、胰岛素 10U 加入 10％葡萄糖注射液 500mL 静脉滴注，每日 1 次，7～14 日为一个疗程。此法对恢复心肌细胞膜极化状态、改善心肌收缩功能、减少心律失常、使心电图上抬高的 ST 段回到等电位线等有益。伴有二度以上房室传导阻滞者禁用。

（八）并发症的处理

乳头肌功能失调或断裂以及心脏破裂可手术治疗，但死亡率高；心室壁瘤如引起严重心律失常或影响心功能，应手术切除；栓塞给予溶栓或抗凝治疗；心肌梗死后综合征可应用糖皮质激素治疗。

四、护理措施

1. 休息及饮食：疼痛时应绝对卧床休息，保持环境安静，限制探视，减少谈话，告诉病人这样做的目的是减少心肌氧耗量，有利于缓解疼痛；保证充足睡眠；低脂、低胆固醇、易消化饮食，避免饱餐；肥胖者限制热量摄入，控制体重；戒烟限酒；克服焦虑情绪，保持乐观、平和的心态。

2. 吸氧：遵医嘱间断或持续吸氧，以增加心肌氧的供应。

3. 心理护理：向病人介绍 CCU 的环境、监护仪的作用，以及目前具有先进的抢救治疗方法能够确保成功等，帮助病人树立战胜疾病的信心，使其配合治疗及护理。当病人胸痛剧烈时应允许病人表达出内心的感受，接受病人的行为反应，如呻吟、易激怒等；同时解释不良情绪会增加心脏负荷和心肌耗氧量，不利于病情的控制。

4. 止痛治疗的护理：遵医嘱给予吗啡或哌替啶止痛，给予硝酸甘油或硝酸异山梨醇酯静脉滴注，烦躁不安者可肌内注射地西泮，并及时询问病人疼痛及其伴随症状的变化情况，注意监测有无呼吸抑制、血压下降、脉搏加快等不良反应。

5. 溶栓治疗的护理：迅速建立静脉通道，保持输液通畅。心肌梗死不足 6 小时的病人遵医嘱给予溶栓治疗。溶栓后可根据下列指标间接判断溶栓是否成功：①胸痛 2 小时内基本消失；②心电图的 ST 段于 2 小时内回降大于 50％；③2 小时内出现再灌注性心律失常；④血清 CK－MB 酶峰前出现（14 小时以内），或根据冠状动脉造影直接判断冠状动脉是否再通。

6．活动安排：指导病人进行康复训练，根据病情和病人活动过程中的反应，逐渐增加活动量、活动持续时间和次数。若有并发症，则应适当延长卧床时间。第 1 周内：前 3 天绝对卧床休息，可进行腹式呼吸、擦脸、关节被动运动。协助做好口腔护理、饮食护理、卫生护理、大小便护理等。第 4 天起可进行关节主动运动，坐位洗漱、进餐，床上静坐，床边使用坐便器。开始坐起时动作应缓慢，防止直立性低血压。第 2 周：坐在椅子上就餐、洗漱等，由坐床边、床边站立逐步过渡到床边步行、病室内行走、室外走廊散步、做医疗体操。第 3 周：在帮助下洗澡、上厕所，试着上下一层楼梯。第 4 周起：若病情稳定，体力增进，可考虑出院，或考虑行冠状动脉造影，进一步行 PTCA 及支架治疗或冠状动脉搭桥术。运动以不引起任何不适为度，心率增加 10～20 次/分钟为正常反应，运动时心率增加小于 10 次/分钟，可加大运动量，进入高一阶段的训练。若运动时心率增加超过 20 次/分钟，收缩压降低超过 15mmHg，出现心律失常，或心电图 ST 段缺血性下降>0.1mV 或上升>0.2mV，则应退回到前一运动水平。若仍不能纠正，应停止活动。

7．便秘的护理：①评估病人排便状况，如平时有无习惯性便秘，是否已服通便药物，是否适应床上排便等。②心理疏导，向病人解释床上排便对控制病情的重要意义，指导病人不要因怕弄脏床单而不敢床上排便，或因为怕床上排便而不敢进食，从而加重便秘。病人排便时应提供屏风遮挡。③指导病人采取通便措施。如进食清淡易消化、含纤维素丰富的食物，每日清晨给予蜂蜜 20mL 加适量温开水同饮，适当进行腹部按摩（按顺时针方向）以促进肠蠕动，遵医嘱给予通便药物等。嘱病人勿用力排便，病情允许时，尽量使用床边坐便器，必要时含服硝酸甘油，使用开塞露。

第五节　原发性高血压的治疗和护理

原发性高血压（primary hypertension）指病因未明的、以体循环动脉血压升高为主要表现的临床综合征。长期高血压可引起心、脑、肾的严重并发症，最终可导致这些器官功能衰竭。原发性高血压应与继发性高血压相区别，后者约占 5％，其血压升高是作为某些疾病的临床表现之一。

目前，我国采用国际上统一的诊断标准，即在非药物状态下，收缩压大于或等于140mmHg 和（或）舒张压大于或等于 90mmHg。

一、病因和诱因

本病发生的原因和机制尚不完全清楚，目前认为是多种因素综合作用的结果。

1．超重和肥胖：中国成人正常体重指数（BMI）为 19～24，BMI 大于或等于 24

且小 28 为超重，BMI 大于或等于 28 为肥胖。BMI 对人群的血压水平和高血压患病率有显著影响。男性腰围大于或等于 85cm、女性腰围大于或等于 80cm 者，高血压的危险为腰围低于此界限者的 3.5 倍。

2. 饮酒：男性持续饮酒者比不饮酒者 4 年内高血压发生危险增加 40%。

3. 高钠盐膳食：大量研究表明，我国北方人群食盐摄入量每人每天 12～18g，南方为 7～8g，膳食钠摄入量与血压显著相关，北方人群血压高于南方。

4. 年龄与性别：高血压患病率随年龄增长而上升，35 岁以后上升幅度较大。性别差异不大，虽然青年时期男性患病率高于女性，但女性绝经期后患病率又稍高于男性。

5. 遗传：父母均为高血压者，其子女患高血压的概率明显高于父母血压均正常者。

6. 职业：脑力劳动者患病率高于体力劳动者，城市居民患病率高于农村居民。

7. 其他因素：吸烟、长期精神紧张、焦虑、长期的噪声影响等均与高血压的发生有一定关系。

二、临床表现

（一）一般表现

大多数病人起病缓慢，早期多无症状，偶于体检时发现血压升高，也可有头痛、头晕、眼花、乏力、失眠、耳鸣等症状。

（二）并发症

血压持续升高，造成脑、心、肾、眼底的损伤，出现相应表现。

1. 长期高血压可形成小动脉的微小动脉瘤，血压骤然升高可引起破裂而致脑出血。高血压也促使动脉粥样硬化发生，可引起短暂性脑缺血发作及脑动脉血栓形成。

2. 长期血压升高使左心室后负荷加重，心肌肥厚与扩大，逐渐进展可出现心力衰竭。长期血压升高导致动脉粥样硬化而发生冠心病。

3. 肾小动脉硬化使肾功能减退，出现多尿、夜尿、尿中有蛋白及红细胞，晚期可出现氮质血症及尿毒症。

4. 眼底可以反映高血压的严重程度。Ⅰ级：视网膜动脉痉挛、变细；Ⅱ级：视网膜动脉狭窄，动脉交叉压迫；Ⅲ级：眼底出血或絮状渗出；Ⅳ级：出血或渗出伴有视神经乳头水肿。

（三）高血压急症

1. 高血压危象：在高血压病程中，血压在短时间内剧升，收缩压达 260mmHg，舒张压达 120mmHg 以上，出现头痛、烦躁、眩晕、心悸、气急、恶心、呕吐、视力模糊等征象。其发生机制是交感神经兴奋性增加导致儿茶酚胺分泌过多。

2. 高血压脑病：血压急剧升高的同时伴有中枢神经功能障碍，如严重头痛、呕吐、神志改变，严重者意识模糊、抽搐、昏迷。其发生机制可能为过高的血压导致脑灌注过多，出现脑水肿。

3. 老年人高血压：年龄超过 60 岁而达高血压诊断标准者即为老年人高血压。

（四）高血压分类和危险度分层

1. 高血压分类：1999年，世界卫生组织（WHO）和国际高血压学会（ISH）提出新的高血压分类标准。2005年中国高血压防治指南修订分类标准，将18岁以上成人的血压按不同水平分类（表2-1）。

表2-1　血压水平定义和分类

类别		收缩压（mmHg）	舒张压（mmHg）
正常血压		<120	<80
正常高值		120～139	80～89
高血压	Ⅰ级高血压（轻度）	140～159	90～99
	Ⅱ级高血压（中度）	160～179	100～109
	Ⅲ级高血压（重度）	≥180	≥110
单纯收缩高血压		≥140	<90

当收缩压与舒张压分别属于不同级别时，则以较高的分级为准。既往有高血压病史者，目前正服抗高血压药，血压虽已低于140/90mmHg，仍应诊断为高血压。

2. 高血压危险度分层：根据血压水平结合危险因素及合并的器官受损情况将病人分为低、中、高、极高危险组。治疗时不仅要考虑降压，还要考虑危险因素及靶器官损害的预防及逆转。

心血管疾病危险因素包括吸烟、高脂血症、心血管疾病家族史、肥胖、缺乏体力活动、年龄男性大于55岁和女性大于65岁。并存的临床情况有心脑血管疾病、肾病及糖尿病。

三、治疗

治疗目标：使血压下降到或接近正常范围，防止和减少心脑血管及肾脏并发症，降低病死率和病残率。治疗包括非药物治疗和药物治疗两大类。

（一）非药物治疗

非药物治疗适用于各型高血压病人，Ⅰ级高血压无糖尿病、靶器官损害者以此为主要治疗。

1. 减轻体重：减少热量摄入，膳食平衡，增加运动，BMI保持在20～24。
2. 膳食限盐：一般每人每天平均食盐量降至6g以下。
3. 减少膳食脂肪：补充适量优质蛋白质，多吃蔬菜和水果，应增加富含钾、钙的食物，如绿叶菜、鲜奶、豆类制品等。
4. 坚持适当体力活动：一般每周运动3～5次，每次持续20～60分钟。
5. 减轻精神压力，保持心理平衡。
6. 戒烟限酒：不吸烟；不提倡饮酒，如饮酒，男性每日酒精量摄入不超过25g，女性则减半，孕妇不饮酒，不提倡饮高度烈性酒。

（二）药物治疗

常用降压药物的名称、剂量及用法见表2-2。

表 2-2 常用降压药物的名称、剂量及用法

药物分类	药物名称	剂量（mg）	用法
利尿剂：噻嗪类	氢氯噻嗪	6.25～25.00	1次/日
	吲达帕胺	0.625～2.500	1次/日
袢利尿剂	呋塞米	20～40	1～2次/日
保钾类	螺内酯	20～50	1～2次/日
β受体阻滞剂	美托洛尔	25～50	1～2次/日
	阿替洛尔	12.5～25.0	1～2次/日
血管紧张素转换酶抑制剂	卡托普利	12.5～50.0	2～3次/日
	依那普利	5～10	2次/日
	贝那普利	10～20	1次/日
	培哚普利	4～8	1次/日
血管紧张素Ⅱ受体抑制剂	氯沙坦	25～100	1次/日
	缬沙坦	80	1次/日
钙通道阻滞剂	硝苯地平缓释片	10～20	2次/日
	硝苯地平控释片	20～40	1次/日
	地尔硫䓬	30	3次/日
	氨氯地平	5～10	1次/日
	非洛地平	2.5～20.0	1次/日
α₁受体阻滞剂	哌唑嗪	1～2	2～3次/日

（三）用药原则

1. 原发性高血压诊断一旦确立，通常需要终身治疗（包括非药物治疗）。

2. 药物剂量一般从小剂量开始，逐渐增加，达到降压目的后改用维持量以巩固疗效。

3. 可采取联合用药的方法以增强药物协同作用。

4. 对一般高血压病人来说，不必急剧降压，以缓慢降压为宜，也不宜将血压降得过低，一般年轻人控制在（120～130）/80mmHg，老年人可控制在140/90mmHg以下。

（四）高血压急症的治疗

应迅速使血压下降，同时也应对靶器官的损害和功能障碍予以处理。

1. 快速降压，首选硝普钠静脉滴注，开始剂量 $10～25\mu g/min$，以后可根据血压情况逐渐加量，直至血压降至安全范围。

2. 硝酸甘油静脉滴注，5～100μg/min，或硝苯地平舌下含服。

3. 乌拉地尔静脉滴注，10～50mg/min。

4. 有高血压脑病时宜给予脱水剂如甘露醇；亦可用快速利尿剂如呋塞米，20～40mg 静脉注射。

5. 有烦躁、抽搐者，给予地西泮、巴比妥类药物肌内注射，或水合氯醛保留灌肠。

四、护理措施

1. 休息与饮食：高血压初期可不限制一般的体力活动，避免重体力活动。血压较高、症状较多或有并发症的病人应卧床休息，避免体力和脑力过度消耗。指导病人坚持低盐、低脂、低胆固醇饮食，限制动物脂肪、内脏、鱼子、软体动物、甲壳类食物，多吃新鲜蔬菜、水果，防止便秘。肥胖者控制体重，减少每日总热量摄入，养成良好的饮食习惯，如细嚼慢咽、避免过饱、少吃零食等。劝戒烟，限饮酒。

2. 保持病室安静，光线柔和，尽量减少探视，保证充足的睡眠。护理操作应相对集中，动作轻巧，防止过多干扰加重病人的不适感。

3. 向病人讲解高血压的发病原因、症状、药物使用等相关知识。

4. 并发症的处理：

（1）高血压脑血管意外的处理：半卧位，避免活动，安定情绪，遵医嘱给予镇静剂，保持呼吸道通畅，吸氧。高血压急症时首选硝普钠静脉滴注。

（2）定期监测血压，严密观察病情变化，发现血压急剧升高、剧烈头痛、呕吐、大汗、视力模糊、面色及神志改变、肢体活动障碍等症状时，立即通知医师。

第六节　病毒性心肌炎的治疗和护理

病毒性心肌炎是由病毒感染引起的心肌局限性或弥漫性炎症性病变。

一、病因和诱因

感染性心肌疾病中最主要的是病毒性心肌炎，各种病毒都可以引起心肌炎，临床上绝大多数病毒性心肌炎由柯萨奇病毒 A、B，ECHO病毒，脊髓灰质炎病毒，流感病毒和 HIV 等引起。柯萨奇病毒 B 感染占多数。

二、临床表现

当机体处于细菌感染、营养不良、劳累、寒冷、酗酒、妊娠、缺氧等情况时，免疫力下降，易导致病毒感染而发病。病毒性心肌炎的临床表现差异很大，轻者可无明显症状，严重者可并发严重心律失常、心力衰竭、心源性休克。

1. 病毒感染症状：在发病前 1～3 周，病人常有病毒感染前驱症状，如发热、全身倦怠感等感冒样症状或呕吐、腹泻等消化道症状。

2. 心脏受累症状：病人常出现心悸、胸闷、呼吸困难、心前区隐痛、乏力等表现。

严重者甚至出现阿-斯综合征、心源性休克。

3. 主要体征：可见与发热程度不平行的心动过速，各种心律失常，心尖部第一心音减弱、出现第三心音，舒张期奔马律，或有颈静脉怒张、水肿、肺部啰音及肝大、心脏扩大等心力衰竭体征。重症出现心源性休克。

三、治疗

1. 急性期应安静卧床及补充营养。通常症状于数周内消失。

2. 应用营养心肌、促进心肌代谢的药物，如辅酶 A、大剂量维生素 C、细胞色素 C、果糖、肌苷等，静脉滴注。

3. 治疗并发症：心力衰竭者给予利尿剂和血管扩张剂、血管紧张素转换酶抑制剂，由于心肌本身的坏死易导致洋地黄中毒，所以洋地黄制剂用量应偏小。严重和持久的心律失常应采用疗效高、不良反应小的药物。药物治疗不理想时采用电复律，如病人出现完全性房室传导阻滞或二度Ⅱ型房室传导阻滞，并反复发生阿-斯综合征，应及时安装临时人工心脏起搏器。目前不主张早期使用糖皮质激素。

四、护理措施

1. 创造良好的休养环境：保持环境安静，限制探视，减少不必要的干扰，保证病人充分的休息和睡眠。

2. 休息与活动：应反复向病人解释急性期卧床休息可减轻心脏负荷，减少心肌耗氧量，有利于心脏功能的恢复，防止病情恶化或转为慢性病程。急性期需绝对卧床休息3 天；第 4 天可进行关节主动运动，坐位洗漱、进餐；第 2 周可扶床站立，室内走动；第 3 周可楼道内走动，上下一层楼。

3. 活动中监测：病情稳定后，与病人及家属一起制订并实施每日活动计划，严密监测活动时心率、心律、血压的变化，若活动后出现胸闷、心悸、呼吸困难、心律失常等，应停止活动，以此作为限制最大活动量的指征。

4. 饮食护理：为病人准备易消化、富含蛋白质和维生素的食物。多吃新鲜蔬菜和水果。禁烟、酒，禁饮浓茶、咖啡。当病人出现心功能不全时，给予低热量和低盐饮食。

5. 病毒性心肌炎病人可发生心力衰竭，应指导病人尽量避免呼吸道感染、剧烈运动、情绪激动、饱餐、妊娠、寒冷、用力排便等诱发因素。

6. 病毒性心肌炎病人半数以上可出现各种类型的心律失常，故急性期应行心电监护，注意心率、心律、心电图的变化，同时准备好抢救仪器及药物，一旦发生严重心律失常，立即遵医嘱给予抗心律失常药物，或配合临时起搏、电复律等。

参考文献：
[1] 王水伶，白晓瑜. 实用心血管内科护理手册 [M]. 北京：化学工业出版社，2019.
[2] 游桂英，方进博. 临床护理指南丛书 [M]. 北京：科学出版社，2015.
[3] 丁淑贞，姜秋红. 心血管内科临床护理 [M]. 北京：协和医科大学出版社，2016.
[4] 黄霞，魏丽丽，冷敏. 心血管内科专科护士手册 [M]. 北京：科学出版社，2018.

第三章　糖尿病专科护理

糖尿病（diabetes mellitus，DM）是由遗传和环境因素相互作用而引起的一组代谢异常综合征，因胰岛素分泌或作用缺陷，或者两者同时存在而引起碳水化合物、蛋白质、脂肪、水和电解质的代谢紊乱。临床以慢性高血糖为共同特征，随着病程延长可出现多系统损害，导致眼、肾、神经、心脏、血管的慢性进行性病变，引起功能缺陷及衰竭。重症或应激时可发生酮症酸中毒、高渗性昏迷等急性代谢紊乱。

糖尿病分为 4 型：1 型糖尿病、2 型糖尿病、其他特殊类型糖尿病和妊娠糖尿病。

一、诊断标准

1. 血糖值：随机血糖大于或等于 11.1mmol/L 和（或）空腹血糖（FPG）大于或等于 7.0mmol/L 和（或）口服葡萄糖耐量试验 2 小时血糖大于或等于 11.1mmol/L。

2. 糖尿病症状：多饮、多食、多尿，体重下降，皮肤瘙痒，视物模糊等。

符合上述 2 条者可诊断为糖尿病；如血糖达标而无糖尿病症状，需改日重复检查血糖。

注意：空腹状态指至少 8 小时没有进食热量；随机血糖指一天中任意时间的血糖，无需考虑膳食影响，随机血糖不能用来诊断空腹血糖受损（IFG）或糖耐量异常（IGT）。

饮食治疗、运动治疗、药物治疗、自我管理（自我监控）和健康教育是糖尿病治疗的"五驾马车"，其中饮食治疗和运动治疗是所有治疗的基础，是糖尿病自然病程中任何阶段的预防和控制所不可缺少的措施。

二、主要护理问题

1. 营养失调：与胰岛素缺乏或功能不足导致葡萄糖利用障碍有关。
2. 糖尿病相关知识缺乏。
3. 潜在并发症，如低血糖反应、酮症酸中毒、感染等。

三、护理目标

1. 病人能主动配合治疗，血糖控制良好。
2. 病人不发生低血糖反应、酮症酸中毒、感染等并发症。
3. 病人能正确进行治疗和护理。

第一节　糖尿病病人的治疗和护理

一、糖尿病病人的饮食治疗和护理

饮食治疗是所有治疗的基础。部分糖耐量异常的病人或早期诊断的、病情轻微的 2 型糖尿病病人，往往仅通过饮食治疗和运动治疗即可取得显著疗效。相反，不良的饮食结构与习惯不仅会导致血糖不能得到理想的控制，还可能导致相关的代谢紊乱以及增加心脑血管疾病的风险。

（一）饮食治疗的总目标

饮食治疗，即医学营养治疗（medical nutrition therapy，MNT），目标是在保证病人正常生活和儿童、青少年病人正常生长发育的前提下，纠正已发生的代谢紊乱，减轻胰岛 B 细胞负荷，从而延缓并减轻糖尿病并发症的发生发展，进一步提高病人的生活质量。

（二）饮食治疗的总原则

1. 根据病人实际情况合理控制每日摄入总热量。
2. 平衡膳食，帮助病人均衡各种营养物质的摄入。
3. 进餐定时定量，少量多餐，每日可 3~6 餐。

调整饮食并不是要求病人完全放弃所有饮食习惯及喜好，而是在病人原有的饮食习惯及喜好的基础上帮助其制订合理的、个性化的饮食计划，并鼓励和督促病人坚持执行。

（三）计算总热量

病人应注意控制总热量，即病人每天应摄取的食物总量，应根据病人年龄、性别、标准体重、实际体重、有无合并症及体力活动情况而定。

1. 每天总热量的计算方法：①计算自己的标准（理想）体重。②简易法：标准体重＝身高（cm）－105。③BMI 法：目前国际多用此法来评估病人，BMI＝体重（kg）/身高（m）^{2}。

2. 确定自己体重是否为标准体重：①肥胖度（或消瘦度）＝（实际体重－标准体重）/标准体重×100%。实际体重超过标准体重 10% 为超重，超过 20% 为肥胖，超过 40% 为重度肥胖。实际体重低于标准体重 10% 为体重不足，低于 20% 为消瘦。②中国成人 BMI 18.5~24.0 为正常，小于 18.5 为体重过轻，超过 28.0 为肥胖。

3. 根据自己的活动量选择热量级别表：不同体力劳动的热量需求见表 3-1。

表 3-1　不同体力劳动的热量需求 ［单位：kcal/（kg·d）］

体型	卧床	轻体力	中体力	重体力
肥胖/超重	15	20～25	30	35
正常	15～20	25～30	35	40
消瘦	20～25	35	40	45～50

注：1cal＝4.2J。

4. 成人热量计算：每天需要的热量＝标准体重×热量级别（注意按标准体重，而不是实际体重计算）。

（四）总热量的营养分配

1. 碳水化合物：碳水化合物是人体热量的主要来源，包括较小分子量的糖类和较大分子量的淀粉类，主要存在于谷类食物，1g 碳水化合物可产生 4kcal 的热量。低碳水化合物饮食有助于降低血糖，但可能对血脂代谢有不利影响。

（1）摄入量占总热量的 50%～65%（平均 60%）。

（2）低血糖指数食物，如燕麦、大麦、谷麦、大豆、小扁豆、豆类、裸麦（粗黑麦）粗面包、苹果、柑橘、牛奶、酸奶等，有助于血糖控制。

（3）不推荐在糖尿病饮食中常规添加大量果糖作为甜味剂。

（4）目前尚无证据显示，水果、蔬菜和其他食物中存在的天然果糖会给糖尿病病人带来不利影响。因此糖尿病病人不必禁食水果。但应在医师或专业护士、营养师的指导下，根据病情决定。

（5）每日进三餐，碳水化合物均匀分配，可在两餐之间适当加餐，但全天碳水化合物的摄入量仍保持不变。

（6）红薯、土豆、山药、芋头、藕等根茎类植物淀粉含量很高，需与粮食交换。

2. 蛋白质：对机体生长发育、组织修复、细胞更新十分重要。因此每日应摄入充足的蛋白质，但往往蛋白质丰富的食物其脂肪含量也不容忽视。蛋白质主要存在于肉类、蛋类、豆类、奶类等。

（1）蛋白质的摄入量占总热量的（无肾脏损害时）0～15%。

（2）2 型糖尿病病人摄入蛋白质不易引起血糖升高，但可增加胰岛素反应。纯蛋白质食品不能用于治疗低血糖或预防夜间低血糖。

（3）在控制血脂相关指标方面，植物蛋白质较动物蛋白质更有优势。

（4）微量白蛋白尿的病人每日摄入蛋白质量应限制在每千克体重 0.8～1.0g，有显性蛋白尿的病人蛋白质摄入量宜限制在每千克体重 0.8g 以下，并以优质蛋白质为主。

（5）优质蛋白质来源的定义是经蛋白质消化率校正的氨基酸评分（PD-CAAS）高且能够提供 9 种必需氨基酸，如肉类、禽类、鱼类、蛋、牛奶、奶酪和大豆。不属于优质蛋白质的食物来源包括谷物类、坚果和蔬菜、水果。

3. 脂肪：脂肪会产生很高的热量，1g 脂肪可产生 9kcal 的热量。若每日摄入过多脂肪会导致体重增加，血脂升高，甚至可能引起大血管粥样硬化斑，同时增加发生心脑血管疾病的风险。

（1）膳食中由脂肪提供的热量不能超过饮食总热量的 30%。

（2）饱和脂肪酸的摄入量不要超过饮食总热量的 10%。

（3）在脂肪摄入量允许的范围内，可选择单不饱和脂肪酸和多不饱和脂肪酸的食物，但多不饱和脂肪酸摄入量不宜超过总热量的 10%。

（4）每周可吃 2~3 次鱼（最好有 1 次是 $\omega-3$ 脂肪酸含量丰富的海鱼）或富含 $\omega-3$ 的植物油类（如葡萄籽油、坚果及某些绿叶蔬菜）。

（5）胆固醇摄入量低于 300mg/d，胆固醇存在于各种蛋黄、鱼子、动物内脏食物中。

4.无机盐和微量元素：

（1）食盐摄入量限制在每天 6g 以内，尤其是高血压病人。

（2）糖尿病病人缺乏钙及维生素 D 可能对血糖产生负面影响，联合补充有助于改善糖代谢。

（3）对于本身无矿物质缺乏的糖尿病病人，没有确切证据表明补充矿物质是有益的。

5.酒精：本身对血糖和血清胰岛素浓度几乎没有影响，但与酒精同时摄入的碳水化合物则容易使血糖明显增高。观察研究表明，酒精摄入量与 2 型糖尿病、冠心病和脑卒中的发病风险有显著相关性。

（1）不鼓励饮酒，如果糖尿病病人想要饮酒，应咨询医师或营养师，并严格控制每日饮酒量。

（2）女性每天摄入不超过 1 个酒精单位，男性每天摄入不超过 2 个酒精单位，每周不超过 2 次（1 个酒精单位量相当于 350mL 啤酒、150mL 葡萄酒或 45mL 蒸馏酒，约含 15g 酒精）。

（3）酒精可诱发使用磺脲类或胰岛素治疗的病人出现低血糖，不宜空腹饮酒。

（五）分配三餐的量

合理分配早餐、中餐、晚餐的量，三餐摄入量占比为 1/5、2/5、2/5。可根据实际情况调整。若用胰岛素治疗，可在两餐之间和睡前加餐，防止发生低血糖反应，但每日摄入总热量不变。

二、糖尿病病人的运动治疗和护理

运动在 2 型糖尿病的管理中占有重要的地位。适当的运动可以增加胰岛素敏感性，减轻体重。因此坚持有规律的运动是控制糖尿病的基础。糖尿病病人如果能坚持规律运动 12~14 年，可显著降低死亡率。运动原则：因人而异，量力而行，循序渐进，持之以恒。

（一）运动治疗对糖尿病病人的益处

1.增加胰岛素敏感性，从而控制血糖。

2.调节血脂代谢，降低血压。

3. 控制体重。

4. 预防心血管疾病，改善心肺功能。

5. 防治骨质疏松，增强身体灵活度。

6. 放松紧张的情绪。

（二）运动治疗的适应证和禁忌证

病人在开始运动治疗之前，应先由医护人员对病人进行全面检查和评估，尤其是年龄超过 60 岁，或糖尿病病程超过 10 年，或有高血压以及其他并发症者。

1. 运动治疗的适应证：

（1）稳定的 1 型糖尿病。

（2）稳定期的妊娠糖尿病。

（3）病情控制稳定的 2 型糖尿病。

（4）体重超重的 2 型糖尿病。

2. 运动治疗的禁忌证：

（1）合并各种急性感染。

（2）严重的糖尿病并发症，如严重的糖尿病肾病、糖尿病足、眼底病变、新近发生的血栓等。

（3）有明显酮症或酮症酸中毒倾向，或血糖波动大，频繁出现低血糖反应者。

（4）伴有心功能不全、心律失常，且活动后加重。

（三）运动计划的制订

1. 运动前的准备。

（1）全面检查：病人在开始运动治疗前应彻底筛查潜在的并发症，以确保运动的安全。

（2）运动前的代谢指标：若空腹血糖大于或等于 14mmol/L，且出现酮体，应避免运动；血糖大于 16.7mmol/L，虽未出现酮体，也应谨慎；如运动前血糖小于 5.6mmol/L，应摄入额外的碳水化合物后运动；收缩压大于 180mmHg 应避免运动。

（3）根据病人实际情况制定运动处方：应考虑病人的年龄、体重、病程，有无并发症，以及工作生活特点、文化背景、喜好、以往运动量、社会支持系统等。

（4）健康教育：运动前告知病人如何选择运动方式与强度、运动时间、运动的注意事项等。

2. 运动的类型。

（1）有氧运动：针对大肌肉群的运动，是一种节奏性、连续性较强的运动，如散步、快走、慢跑、骑车、游泳、跳舞、打太极等，可帮助机体消耗葡萄糖和多余的脂肪，增强心肺动能。

（2）无氧运动：对特定肌肉的力量训练，如举重、铅球、百米跑、摔跤等，是突然产生爆发力的运动，其可以增加局部肌肉的强度，增加胰岛素敏感性，但易引起血氧不足，乳酸生成增多。

3. 运动治疗的注意事项。

（1）应在医护人员指导下进行运动治疗。

（2）为防止低血糖反应，不要在空腹或药物高峰期时运动。运动时随身带些糖果，发生低血糖反应时立即进食。运动量大或激烈运动时应建议病人调整食物及药物。

（3）运动前应先做5～10分钟的低强度热身运动，即将结束时再做5～10分钟的恢复整理运动。

（4）带足够的水，尤其是天气较热的夏天，运动时会丢失大量水分和体液，应注意及时补充水分。

（5）防止损伤，运动环境应安静，空气清新，冷暖适宜。

（6）穿着柔软舒适、透气性强的鞋袜。每次运动结束后仔细检查双足皮肤有无异常情况。

（7）适可而止，心肺异常者，出现气促、心悸时，应停止运动。

（8）有条件者最好在运动前及运动后各测一次血糖。

（9）伴有心功能不全、冠状动脉供血不足者，有严重急、慢性并发症者，血糖波动较大者，活动后心律失常加重者，有活动性增殖性糖尿病视网膜病变者，伴有严重高血压者（血压大于180/100mmHg）等，最好暂停运动，在运动前咨询专业医务人员，制订切合实际的运动计划。

（10）糖尿病外周血管病变以及周围神经病变的病人，尤其有急性溃疡的病人，应注意避免负重运动，可增加上肢等长抗阻运动。

三、糖尿病病人的胰岛素治疗和护理

（一）胰岛素的作用

1. 抑制肝糖原分解及糖原异生作用，减少肝输出葡萄糖。

2. 促使肝摄取葡萄糖及肝糖原的合成。

3. 促使蛋白质和脂肪的合成和储存。

4. 促使极低密度脂蛋白的分解。

5. 抑制脂肪和蛋白质的分解，抑制酮体的生成并促进对酮体的利用。

6. 胰岛素可促进平滑肌舒张。

7. 胰岛素现已被认为是向摄食中枢传递信号的物质之一。

（二）胰岛素治疗的适应证

1. 1型糖尿病。

2. 2型糖尿病：

（1）血浆胰岛素水平确实较低，经合理饮食、运动治疗和口服降糖药治疗控制不满意者。

（2）糖尿病酮症酸中毒、高血糖非酮症高渗性昏迷、乳酸性酸中毒等急性并发症。

（3）有严重感染、外伤、大手术等应激情况。

（4）合并心、脑血管并发症，肾脏或视网膜病变，肾功能不全。

（5）严重营养不良，成年或老年糖尿病病人发病急、体重显著减轻伴明显消瘦。

（6）新诊断的与1型糖尿病鉴别困难的消瘦糖尿病病人。

（7）经最大剂量口服药物降糖治疗，而糖化血红蛋白仍大于7%。

（8）病人同时需要糖皮质激素治疗。

3. 妊娠糖尿病。

（三）胰岛素起始治疗的注意事项

1. 1型糖尿病病人在发病时就需要胰岛素治疗，而且需终身胰岛素替代治疗。对新发病且与1型糖尿病鉴别困难的消瘦糖尿病病人，应该把胰岛素作为一线治疗药物。

2. 在糖尿病病程中（包括新诊断的2型糖尿病病人），出现无明显诱因的体重显著下降时，应该尽早使用胰岛素治疗。

（四）胰岛素的种类

1. 按作用时间分类（表3-2）。

表3-2 胰岛素按作用时间分类

胰岛素制剂	起效时间	峰值时间	作用持续时间
短效胰岛素（RI）	15～60min	2～4h	5～8h
速效胰岛素类似物（门冬胰岛素）	10～15min	1～2h	4～6h
速效胰岛素类似物（赖脯胰岛素）	10～15min	1.0～1.5h	4～5h
中效胰岛素（NPH）	2.5～3h	5～7h	13～16h
长效胰岛素（PZI）	3～4h	8～10h	长达20h
长效胰岛素类似物（甘精胰岛素）	2～3h	无峰	长达30h
长效胰岛素类似物（地特胰岛素）	3～4h	3～14h	长达24h
预混胰岛素（HI 30R，HI 70/30）	0.5h	2～12h	12～24h
预混胰岛素（50R）	0.5h	2～3h	10～24h
预混胰岛素类似物（预混门冬胰岛素30）	10～20min	1～4h	14～21h
预混胰岛素类似物（预混赖脯胰岛素25）	15min	30～70min	16～24h
预混胰岛素类似物（预混赖脯胰岛素50）	15min	30～70min	16～24h

2. 根据来源和化学结构分类：动物胰岛素、人胰岛素、胰岛素类似物。

临床试验证明，胰岛素类似物与人胰岛素相比，控制血糖的能力相似，但在模拟生理性胰岛素分泌和减少低血糖反应发生风险方面，胰岛素类似物优于人胰岛素。

3. 根据浓度分类。

（1）U40胰岛素：40IU/mL，多用于一次性胰岛素注射器。

（2）U100胰岛素：100IU/mL，多用于胰岛素笔和胰岛素泵（胰岛素泵仅使用短效胰岛素或速效胰岛素）。

（五）胰岛素的储存

1. 2～8℃冷藏，切勿冷冻，或放在靠近冰柜的地方，勿放于冰箱门上，注意震荡受损。

2. 使用的胰岛素可放置在 25℃室内阴凉干燥的地方。

3. 运输过程中应尽量保持低温，避免光照和剧烈震荡。

4. 使用中的胰岛素可在室温中保存 1 个月。

（六）胰岛素的副作用

1. 胰岛素过敏：以局部过敏反应为主，处理措施包括更换高纯胰岛素，使用抗组胺药和糖皮质激素以及脱敏疗法，严重反应者应中断胰岛素治疗。

（1）局部过敏反应：病人偶有注射部位红肿、瘙痒，称为局部过敏反应，通常在几天或几周内消失，某些情况下，也可能由其他原因引起而与注射胰岛素无关，如皮肤消毒剂的刺激、注射技术不佳等。如有局部过敏反应发生，立即告知医师。

（2）全身过敏反应：发生较少，一旦发生则病情严重，症状包括全身皮疹、呼吸短促、气喘、血压下降、脉搏加快、多汗，严重者可危及生命。

2. 局部皮下脂肪萎缩：注射部位出现凹陷或硬结，这可能与胰岛素制剂中有杂质有关，当停止该部位的注射后缓慢自然恢复。处理措施包括勤更换注射部位，更换高纯度胰岛素，也可以局部理疗。

3. 低血糖反应：在胰岛素治疗过程中应密切观察血糖，尤其是有严重肝、肾病变的糖尿病病人。为了预防低血糖反应，护士必须教病人学会识别和处理低血糖反应，如果经常发生低血糖反应且症状不易察觉，必须就医，由医师讨论是否改变治疗方案、饮食和运动计划，以避免低血糖反应的发生。

4. 高胰岛素血症和胰岛素抗药性：在无酮症酸中毒的情况下，每日胰岛素用量超过 200IU，持续 48 小时以上，称为胰岛素抗药性。高胰岛素血症确实能使一些人的血糖在较长的时间内维持在不是太高的水平，但最终致人体胰腺组织分泌胰岛素的功能逐渐减弱以至衰竭。

5. 水肿：初用胰岛素的糖尿病病人，有的在数日内出现轻重不同的水肿，以颜面与四肢多见，数日内可自行吸收。轻者在数日内可自行消退，严重者可用利尿剂治疗。

6. 胰岛素性屈光不正：有的糖尿病病人在接受胰岛素治疗的早期出现一过性视物模糊，这可能与血糖迅速下降，引起眼晶体、玻璃体渗透压改变，晶体内水分外溢有关，一般 2～4 周自愈。

7. 体重增加：以老年 2 型糖尿病病人多见，在注射胰岛素后引起腹部肥胖，护士应指导病人配合饮食、运动治疗控制体重。

（七）胰岛素与其他药物的相互作用

1. 对抗胰岛素的药物：糖皮质激素、促肾上腺皮激素、胰高血糖素、维激素、口服避孕药、肾上腺素苯妥英钠、噻嗪类利尿剂、甲状腺素、某些钙通道剂、可乐定、丹那唑、二氮嗪、生长激素、肝素、大麻、吗啡、尼古丁等可不同程度升高血糖浓度。

2. 增强胰岛素作用的药物：抗凝血药、水盐、磺胺类药、奎尼丁、奎宁、血管紧张素酶抑制剂、溴隐亭、酮康唑、锂、甲苯达唑、维生素 B_6、茶碱、某些抗抑郁药、奥曲肽等可增强胰岛素降血糖作用。

（八）胰岛素吸收的影响因素

1. 胰岛素类型和剂量：
（1）中、长效胰岛素吸收慢，短效、速效胰岛素吸收快。
（2）大剂量高浓度的胰岛素吸收延缓，建议剂量大于 40IU 时分次给药。
2. 病人因素：
（1）运动、按摩注射部位、高温加快胰岛素吸收速度。
（2）低温、吸烟减慢胰岛素吸收速度。
3. 注射技术：确保胰岛素注射到皮下组织。
4. 注射部位：腹部吸收最快，其次为上臂、臀部、大腿外侧。
5. 胰岛素注入位置：皮下脂肪组织。

（九）胰岛素治疗的护理

1. 正确选择胰岛素的注射部位，掌握不同胰岛素的作用特点、副作用、使用方法和操作程序。
2. 对胰岛素自我注射病人的指导：
（1）严格按照医嘱用药，不能随意停止、更换药物，定期检查血糖。
（2）指导病人配合糖尿病饮食治疗、运动治疗。
（3）胰岛素注射部位的选择应考虑病人的运动情况，避免注射在运动所涉及的部位。
（4）经常保持足够的胰岛素以及注射器和针头，随身携带糖尿病病人识别证件以确保离家发生并发症时能得到适当的治疗。
（5）胰岛素应用中的任何改变都应由医师确认，每次使用胰岛素之前都应仔细检查胰岛素的注册商标、类型、种属（牛、猪、人）、生产方法。
（6）续购胰岛素时向医师讲清楚目前所使用的产品名称，最好带上在用药的包装。
（7）每次买药不能太多，保证用一支备一支，估计所购药品能否在效期内用完。
（8）取药前应仔细检查瓶盖是否完好，瓶签上的名称、字母标志是否清晰，是否与医师所开的处方一致，药物是否在有效期内，药品的物理性状等。
（9）在混合使用两种剂型的胰岛素时，必须在医师指导下进行。注意不要改变抽取胰岛素的顺序。
（10）强调胰岛素的储存条件，不要使用超过有效期的胰岛素。
（11）一次性使用的注射器不得重复使用，针头注射器不得与他人共用。
（12）病人伴有下列情况，胰岛素需要量减少：肝功能不正常、甲状腺功能减退、恶心、呕吐、肾功能不正常。
（13）病人伴有下列情况，胰岛素需要量增加：高热、甲状腺功能亢进、肢端肥大症、糖尿病酮症酸中毒、严重感染或外伤、重大手术等。
（14）用药期间应定期检查血糖变化，适时调整胰岛素剂量。
（15）糖尿病孕妇在妊娠期间或妊娠糖尿病病人需要量增加，分娩后需要量减少，甚至分娩后终止胰岛素治疗。随访其血糖，根据血糖情况决定治疗方案。

（16）儿童易产生低血糖反应，血糖波动幅度较大，调整剂量应为 0.5~1.0 单位，逐步增加或减少。青春期少年适当增加剂量，青春期后再逐渐减少。

（17）老年人易发生低血糖反应，需特别注意饮食、体力活动适量。

（18）吸烟可通过释放儿茶酚胺而拮抗胰岛素的降血糖作用，吸烟还能减少皮肤对胰岛素的吸收，所以正在使用胰岛素治疗的吸烟病人突然戒烟时，应观察血糖变化。

四、糖尿病病人的自我管理

糖尿病自我管理十分重要，在自我管理中，病人是主角，医师和护士则起协助和教育作用。

护士应帮助病人学会将糖尿病自我管理纳入日常生活之中，树立"管理"好糖尿病的信念，只有这样才能提高健康状况和生活质量，减少医疗费用，防止和延缓并发症的发生发展。

（一）糖尿病血糖自我管理

糖尿病治疗的近期目标是通过控制高血糖和相关代谢紊乱来消除糖尿病症状和防止出现急性代谢并发症。糖尿病治疗的远期目标是通过良好的代谢控制预防慢性并发症，提高糖尿病病人的生活质量和延长寿命。

血糖自我管理的意义：①通过血糖监测的结果可及时发现低血糖和血糖波动，为调整治疗方案提供依据。②使血糖控制在接近正常而又安全的范围内，减少并发症。

（二）评价血糖管理的指标

1. 糖尿病控制"金指标"——糖化血红蛋白：能反映检测前 2~3 个月的平均血糖水平。对于患有贫血和血红蛋白异常疾病的病人，糖化血红蛋白检测结果是不可靠的。糖化血红蛋白与血糖控制见表 3-3。

表 3-3　糖化血红蛋白与血糖控制

糖化血红蛋白（%）	平均血浆葡萄糖水平	
	mg/dL	mmol/L
6	126	7.0
7	154	8.6
8	183	10.2
9	212	11.8
10	240	13.4
11	269	14.9
12	298	16.5

（1）糖化血红蛋白与糖尿病并发症息息相关。英国著名的糖尿病前瞻性研究（UKPDS）证实，糖化血红蛋白下降 1% 可以使微血管并发症的风险降低 37%，周围血管疾病的风险降低 43%，糖尿病相关死亡风险降低 21%，心肌梗死风险降低 14%，脑

卒中风险降低 12%。

（2）我国糖尿病病人血糖达标率不容乐观。

2. 血糖波动：血糖波动对病人的血管内皮功能、脑功能和记忆力、糖尿病肾病等均有明显影响，尤其是老年糖尿病病人反复出现血糖波动或血糖长时间停留在低血糖范围内，更易导致心、脑血管病变。因此，血糖波动也作为判断血糖控制是否良好的一个指标。糖化血红蛋白并不能反映血糖波动的情况，当血糖波动大的时候，有可能出现病理性糖化血红蛋白趋于正常。护士应指导病人学会自我血糖监测，告知病人糖化血红蛋白不能代替血糖自我监测。

（三）不同时间段的血糖值的意义

1. 空腹血糖：空腹 8~12 小时、没有剧烈的身体活动和精神活动时所测得的血糖值。它可间接反映在没有应激因素存在的情况下，机体自身胰岛素的分泌水平。

2. 餐前血糖：吃饭前测得的血糖值，可指导病人的食量和餐前胰岛素的注射，还可发现餐前低血糖。

3. 餐后 2 小时血糖：进餐后 2 小时测得的血糖值，反映控制饮食及使用降糖药后的综合治疗效果，便于指导饮食和用药。测定的时间应从吃第一口饭开始计时到 2 小时。

4. 睡前和凌晨 3 点血糖：在睡觉前或凌晨 1—3 点测得的血糖值，发现低血糖反应以便及时处理，同时可区别"苏木杰现象"与"黎明现象"。

5. 其他时间段：出现低血糖症状或怀疑低血糖时，以及剧烈运动前后应监测血糖。

（四）自我血糖监测

自我血糖监测是近 10 年来糖尿病病人管理方法的主要进展之一，是糖尿病综合治疗方法中的一个重要组成部分。护士应加强对病人自我血糖监测认知的教育，让病人积极主动地参与糖尿病管理，提高自我管理能力，从而获得良好的病情控制，提高生活质量。自我血糖监测方案如下。

1. 自我血糖监测取决于病情、治疗目的和治疗方案。

2. 血糖控制非常差或病情危重而在院治疗者应每天监测 4~7 次血糖或根据治疗需要监测血糖，直到血糖得到控制。

3. 使用口服降糖药者可每周监测 2~4 次空腹或餐后血糖或在就诊前一周内连续监测 3 天，每天监测 7 点血糖（早餐前后、午餐前后、晚餐前后和睡前）。

4. 使用胰岛素治疗者可根据胰岛素治疗方案进行相应的血糖监测：

（1）使用基础胰岛素的病人应监测空腹血糖，根据空腹血糖调整睡前胰岛素的剂量。

（2）使用预混胰岛素的病人应监测空腹血糖和晚餐前血糖，根据空腹血糖调整晚餐前胰岛素剂量，根据晚餐前血糖调整早餐前胰岛素剂量。

（3）使用餐时胰岛素的病人应监测餐后血糖或餐前血糖，并根据餐后血糖和下一餐前血糖调整上一餐前的胰岛素剂量。

5. 对于儿童、老年人和妊娠期妇女来说，应该特别加强自我血糖监测。而在某些特殊情况下也应该特别加强监测，如调整药物期间、改变饮食和运动习惯时、外出旅行、情绪严重波动时、合并严重感染时、围术期等。

第二节　糖尿病急性并发症的护理

一、糖尿病酮症酸中毒病人的护理

糖尿病酮症酸中毒（diabetic ketoacidosis，DKA）是糖尿病常见的严重的急性并发症之一，临床上以高血糖、高血酮及代谢性酸中毒为主要表现，严重者导致昏迷甚至死亡。

（一）诱因和流行病学

1. 诱因：1 型糖尿病病人，特别是儿童及青少年，会自发糖尿病酮症酸中毒。2 型糖尿病病人在一定诱因下也可发生，常见诱因如下。

（1）感染：诱因中 50%～60% 为感染，以呼吸道、消化道、泌尿系统和皮肤的感染多见。

（2）胰岛素使用不当或突然中断。

（3）进食不合理。

（4）不合理服用口服药物。

（5）病人处于应激状态，如大手术、创伤、麻醉、分娩、严重的精神刺激等。

2. 流行病学：DKA 任何年龄均可发病，死亡率达 10% 左右。

（二）诊断要点

1. 临床表现：仅有酮症而无酸中毒称为糖尿病酮症。DKA 分为轻度、中度和重度，重度是指酸中毒伴有意识障碍，或虽无意识障碍，但血清碳酸氢根离子小于 10mmol/L。

（1）早期表现为多尿、烦渴多饮和乏力症状进一步加重。

（2）失代偿阶段出现食欲减退、烦躁、嗜睡等，呼吸浅快，呼气有烂苹果味（丙酮味）。

（3）病情进一步发展，出现严重失水，尿量减少，皮肤干燥，眼球下陷，脉快而弱，血压下降，厥冷。

（4）晚期出现各种反射迟钝甚至消失，终至昏迷。

2. 实验室检查。

（1）血糖：一般为 16.7～33.3mmol/L，超过 33.3mmol/L 时多伴有高血糖、高渗状态或肾功能障碍。血糖高的程度与酸中毒的程度是不一致的。

（2）血酮体：大于 3.0mmol/L。

（3）尿糖、尿酮：尿糖强阳性，尿酮阳性。

（4）血气分析：pH 值小于 7.35，严重者 pH 值小于 7.00。

（5）血清电解质：血钠、血钾在治疗前高低不定，与脱水的程度及肾功能的状况有关。

（三）治疗

1. 单有酮症病人的治疗：对单有酮症的病人，主要是去除诱因或病因后，补充液体和胰岛素治疗，持续到酮体消失，病人可恢复正常。

2. DKA 病人的治疗。

（1）补液：补液能纠正失水，恢复肾灌注，有助于降低血糖和清除酮体。

（2）胰岛素：一般采用小剂量胰岛素静脉滴注，开始用 0.1IU/（kg·h），如在第 1 个小时内血糖下降不明显，且脱水已基本纠正，胰岛素剂量可加倍。

（3）纠正电解质紊乱和酸中毒：在开始胰岛素治疗及补液后，病人的尿量正常，血钾低于 5.2mmol/L 即可。

3. 静脉补钾：治疗前已有低钾血症。尿量大于或等于 40m/h 时，在胰岛素治疗及补液治疗的同时需要补钾。严重低血钾者应立即补钾，当血钾升至 3.5mmol/L 时，再行胰岛素治疗，以免发生心律失常、心脏骤停等。血 pH 值在 6.9 以下，应考虑适当补碱直到血 pH 值上升至 7.0 以上。

（四）主要护理问题

1. 体液不足：与疾病所致的脱水相关。
2. 舒适度改变：与疾病所致的一系列临床表现相关。
3. 营养失调：与胰岛素分泌不足导致体内代谢紊乱相关。
4. 活动无耐力：与疾病所致的代谢紊乱、蛋白质消耗过多相关。
5. 焦虑：与担心疾病预后相关。
6. 知识缺乏：缺乏 DKA 相关预防知识。

（五）护理目标

1. DKA 得到纠正。
2. 病人能了解疾病的发展，维持正常的代谢。

（六）护理措施

1. 补液的护理：

（1）清醒病人可口服补液，昏迷者可通过胃管喂温开水。

（2）一般建立 2 个静脉通道补液，严重脱水时可以建立 3~4 条静脉通道。

（3）补液原则：先快后慢，先盐后糖。根据血压、心率、每小时尿量及周围循环情况决定输液量和输液速度。一般最初 2~3 小时输入 2000mL 生理盐水，待血液循环改善后每 6~8 小时静脉补液 1000mL，最初 24 小时补液总量为 4000~5000mL，个别可达 8000mL 左右。

（4）对于休克的病人，若血容量持续不恢复，可以输入血浆或代血浆以便提高有效血容量。

2. 胰岛素应用的护理：

（1）每 1~2 小时测定血糖，根据血糖水平调节胰岛素用量。降血糖速度不宜过快，以每 2 小时血糖值下降幅度不超过基础血糖值的 20％或 4 小时血糖下降值不超过基础血糖值的 30％为宜。

（2）血糖降到 13.9mmol/L 时，改为静脉输入糖胰比（2～4）：1 的糖水。

（3）对于重度脱水、休克者，主张先补充液体，待血容量改善后才使用胰岛素，否则在组织灌流枯竭的状态下胰岛素发挥的作用不明显。

3. 纠酸的护理：通常采用静脉补充 1.25％碳酸氢钠，4 小时内滴注完毕，同时注意监测血 pH 值变化，当 pH 值升至 7.2 时应停止补碱。

4. 病情观察：

（1）严密监测病人的生命体征，包括神志、瞳孔等，必要时安置床旁心电监护。

（2）严密监测血糖、血酮变化。

（3）严格记录 24 小时的出入量，特别是尿量。

（4）及时配合医师抽血检查病人的各项生化指标，如血糖、血钾、血酮，以及血气分析等。

5. 吸氧。

6. 做好各种管道护理，如胃管、尿管、氧气管及输液管等的护理。气管插管的病人注意保持呼吸道通畅，必要时吸痰等。

7. 协助病人进行口腔护理、皮肤护理。

8. 对烦躁病人加床挡保护，防坠床。

9. 给予清醒紧张病人心理护理，昏迷者做好家属的安慰、指导工作。

（七）预防

保持良好的血糖控制，教会病人自我血糖监测的方法。预防和及时治疗感染，消除其他诱因。加强糖尿病教育，教授糖尿病急、慢性并发症的相关知识。让病人了解此次发病的原因、DKA 的常见诱因及预防措施。告知病人定期门诊复查的重要性。

二、糖尿病高血糖高渗综合征病人的护理

糖尿病高血糖高渗综合征（hyperosmolar hypergly-cemic state，HHS）是糖尿病的急性严重并发症之一，临床上以严重的高血糖而无明显酮症酸中毒、血浆渗透压显著升高、脱水和意识障碍为特征。

（一）诱因和流行病学

1. 诱因：

（1）严重的急性应激状态。

（2）各种急性感染，约占 60％。

（3）急性全身性疾病，如急性胰腺炎、急性心肌梗死、尿毒症、大面积烧伤。

（4）运用了某些高渗状态诱发剂，如高渗葡萄糖、甘露醇及相关的利尿药物。

（5）使用了相关胰岛素抵抗药物，如糖皮质激素。

（6）病人饮水不足或失水过多、发热、腹泻、严重呕吐、短时间内摄入过多的含糖食物等。

2. 流行病学：HHS 的病死率为 DKA 的 10 倍以上，多见于老年 2 型糖尿病病人。

（二）诊断要点

1. 临床表现：HHS 起病比较隐匿。典型的 HHS 主要表现为严重失水和神经系统症状。脱水病人出现尿量增多、皮肤干燥、口渴明显等，严重时甚至出现外周循环衰竭的表现。神经精神症状病人表现为反应迟钝、嗜睡、幻觉、木僵甚至昏迷等。

2. 实验室检查：

（1）血糖大于或等于 33.3mmol/L。

（2）有效血浆渗透压大于或等于 320mOsm/L。

（3）血清碳酸氢根离子大于或等于 18mmol/L，或血 pH 值大于或等于 7.3。

（4）尿糖强阳性，尿酮、血酮多正常或弱阳性。

（三）治疗

迅速恢复病人有效循环血容量，改善脱水及电解质紊乱等情况。小剂量胰岛素静脉输注降低血糖浓度。纠正电解质紊乱。消除各种诱发因素，积极治疗相关并发症等。

（四）主要护理问题

1. 体液不足：与疾病所致的脱水相关。

2. 舒适度改变：与疾病所致的临床症状相关。

3. 营养失调：与疾病所致的机体代谢紊乱相关。

4. 生活自理能力下降：与疾病所致的活动无耐力相关。

5. 焦虑：与担心疾病预后相关。

6. 知识缺乏：缺乏相关疾病专业知识。

（五）护理目标

1. 纠正糖尿病非酮症高渗性昏迷。

2. 病人了解诱因及注意事项。

（六）护理措施

1. 充足补液：

（1）根据临床表现评估病人脱水的程度，对于重度脱水者，补液量可按照总体液量的 24% 计算。

（2）一般根据血清钠及血浆渗透压的情况决定补液种类，一般补充生理盐水。当血清钠大于 160mmol/L、血浆渗透压大于 350mOsm/L、病人无休克等时，可静脉输入 0.45% 低渗盐水。低渗盐水输入不宜过量，注意监测病人血压、电解质，防止输入过多低渗盐水引起溶血、低血压、脑水肿等。

（3）补液应循序渐进，一般失水量可在 12 小时内补入，在最初的 1～2 小时先输入 2000～3000mL，剩下的部分分别在 24 小时内补足。

（4）静脉补液时应特别注意防止液体进入过多过快引起肺水肿、脑水肿等。

（5）清醒病人可口服温开水，昏迷者可管喂温开水（200mL/h）。

2. 胰岛素使用的护理：参见 DKA 的护理。

3. 补钾的护理：在胰岛素应用 2 小时内输入，病人尿排出充分后可静脉补钾，临床上常采用口服或者静脉补钾。静脉补钾时随时监测血钾、尿量、补钾的速度及浓度等。24 小时病人补钾量可达 6～8g。

4. 病情观察：

（1）严密监测病人的生命体征变化，遵医嘱安置床旁心电监护。

（2）及时监测病人的血糖、血清电解质，特别是血钠、血浆渗透压的变化。及时做好各种基础护理，预防并发症的发生。

（3）及时判断治疗后病人病情恢复情况，对糖尿病非酮症高渗性昏迷病人抢救有效的指标包括病人神志恢复、皮肤弹性恢复、血压升高、尿量大于 50mL/h、脉搏充盈有力、血糖小于 14mmol/L、血浆渗透压下降至 320mOsm/L。

（4）吸氧。

（5）做好各种管道护理，如胃管、尿管、氧气管及输液管等。气管插管病人注意保持呼吸道通畅，必要时吸痰等。做好昏迷病人的常规护理，包括口腔护理、皮肤护理等。

（6）心理护理：应积极向病人及家属讲解本病相关的信息，减少病人的心理负担，使其积极配合治疗。

（七）预防

保持良好的血糖控制，教会病人自我血糖监测的方法。预防和及时治疗感染，消除其他诱因。加强糖尿病知识教育，让病人了解发病的原因、常见诱因及预防措施。告知病人定期门诊复查的重要性。

第三节　糖尿病慢性并发症的护理

糖尿病慢性并发症包括大血管病变、微血管病变、神经系统病变及骨关节病变等。由于血糖、血压及血脂等长期代谢紊乱，对全身各重要器官造成不同程度的损害。随着病程延长，这些损害缓慢发展，逐渐加重。糖尿病慢性并发症严重影响病人生存质量，已成为糖尿病致死、致残的主要原因。

一、糖尿病合并心血管疾病的护理

糖尿病合并心脏冠状动脉粥样硬化，即糖尿病冠心病。糖尿病病人心血管系统的发病率明显高于非糖尿病病人。而糖尿病冠心病是糖尿病致死的最主要原因，约占 80%。糖尿病病人患冠状动脉粥样硬化心脏病的概率是正常人的 2～4 倍。

（一）诊断要点

1. 确诊糖尿病。

2. 临床表现：

（1）慢性稳定性心绞痛。

（2）无痛性心绞痛。

（3）急性冠状动脉综合征。

3. 辅助检查：

（1）筛查心电图：糖尿病冠心病病人休息时心电图显示心肌缺血，ST 段可呈水平型或下斜型降低，且大于或等于 0.05mV，T 波低平，双相或倒置，可出现严重心律失常。

（2）心率：休息时每分钟心率大于 90 次，可疑为本病，若每分钟心率大于 130 次，基本可确诊。

（二）治疗

1. 降脂治疗。

2. 降压治疗。

3. 控制血糖。

4. 降低血液黏稠度，常用药为阿司匹林，对阿司匹林过敏者，可选用氯比雷格。

5. 伴急性心肌梗死者可进行溶栓治疗，发病 6 小时内治疗最佳。常用药为尿激酶注射液。

6. 合并心力衰竭时，采用扩血管、利尿、强心等治疗。

7. 介入治疗及外科治疗。

（三）主要护理问题

1. 舒适度改变：疼痛与心肌缺血有关。

2. 生活自理能力下降：与心绞痛导致病人活动耐力减弱有关。

（四）护理目标

1. 住院期间病人不发作心绞痛。

2. 病人心绞痛发作时能采用正确的处理办法。

（五）护理措施

1. 疼痛的护理：

（1）评估疼痛的部位、性质、程度、持续时间，严密观察血压、心率、心律变化，有无面色改变、大汗、恶心、呕吐等。

（2）绝对卧床休息，采取舒适卧位。

（3）心理护理：关注病人的情绪或精神改变，安慰和鼓励病人，稳定病人的情绪。

（4）必要时遵医嘱给予氧气吸入，4~6L/min。

（5）服用硝酸甘油的护理：

1）心绞痛发作时，遵医嘱协助病人将硝酸甘油置于舌下含服。对于心绞痛频繁发作或含服硝酸甘油无效者，可遵医嘱静脉滴注硝酸甘油注射液。

2）硝酸甘油易引起血压下降和直立性低血压，故需严密监测血压的变化及注意病人主诉，指导病人改变体位时注意动作要缓慢。

3）告知病人用药后可能会出现的药物不良反应，如面部潮红、头部胀痛、头昏、心动过速、心悸等，其为药物使血管扩张所致，缓解病人焦虑情绪。

4）首次用药时，病人应平卧。青光眼、低血压病人禁用。

5）病人疼痛缓解后，总结分析诱因，避免或减少诱因。

2. 活动指导：评估病人活动受限的程度，协助医师为病人提供个性化的运动方案，运动前指导病人进行运动负荷试验。

3. 急性心肌梗死的护理：

（1）绝对卧床休息，保持环境安静，限制探视。

（2）遵医嘱间断或持续吸氧。

（3）安置心电监护。

（4）给予病人心理安慰，做好解释工作，遵医嘱给予吗啡或哌替啶止痛，烦躁者可给予地西泮。

（5）溶栓的护理：

1）迅速建立静脉通路，遵医嘱进行溶栓治疗。

2）观察有无寒战、发热、过敏等不良反应，补充血容量，纠正酸中毒，控制休克。

4. 健康指导：

（1）指导病人提高自我监测及自我护理的能力，定期进行心电图、血糖、血压、血脂的检查，讲解心血管并发症的基本知识及处理原则。

（2）指导病人建立良好的生活方式：戒烟戒酒、控制体重、保证充足的睡眠、保持良好的情绪。

（3）推荐低糖、低脂、低盐、优质蛋白质、高维生素、低热量饮食，适当摄入高纤维素饮食以保持大便通畅，限制单糖类食物（如水果、蜂蜜），鼓励多吃粗粮，少吃多餐。

（4）运动时采用较低运动强度，每次 20~45 分钟，最长不超过 1 小时，每周 3~4 天为宜。应选用节律比较缓慢，能使上、下肢大组肌群适当活动的项目，如太极拳、步行、骑车等。在运动中如出现任何不适，应立即停止运动并就医。

（5）指导病人遵医嘱坚持用药，不能随意停药、换药和增减量，详细讲解药物的作用和不良反应。

（6）外出时最好有人陪同并随身携带硝酸甘油。

（7）指导病人定期门诊复诊。

二、糖尿病合并高血压的护理

高血压是导致糖尿病大血管和微血管病变的重要危险因素。高血压使血管进一步收缩变窄，很容易发生阻塞或出血，还能使尿蛋白增多，肾脏功能恶化。糖尿病合并高血压使脑卒中、肾病及视网膜病变等的发生发展风险明显增加，提高了糖尿病病人的死亡率。

（一）治疗要点

1. 血压：若超过 120/80mmHg，应开始生活方式干预。

（1）行为治疗。

1）量化饮食治疗：每日食盐摄入量小于 5g，限制所有含盐量高的食品。常见含盐量高的食品包括酱油、调味汁、所有腌制品、熏干制品、咸菜、酱菜、罐头制品、香肠、火腿等。严重者采用无盐饮食。

2）量化运动治疗：选用低至中等运动强度的运动，避免高强度的运动；每天运动时间不少于 30 分钟，或一天运动时间累加达到 30 分钟；每周运动不少于 4 天，以每天都运动为最佳。

（2）控制体重。

2. 药物治疗：血压大于或等于 140/80mmHg 的病人，应加用药物治疗。对于已经出现微量白蛋白尿的病人，也应该直接使用药物治疗。遵医嘱合理用药，尽早用药，定期监测病情，尽快控制病情。

（1）首先考虑使用血管紧张素转换酶抑制剂（ACEI）或血管紧张素 Ⅱ（ARB）类降压药。

（2）利尿剂、β 受体阻滞剂、钙拮抗剂（CCB）作为二级药物，或者联合用药。

（3）辅助药物：阿司匹林或其他抗血小板药物可减少脑卒中和心血管病的死亡危险。

（二）主要护理问题

1. 舒适度改变：头晕与血压高导致脑部灌注改变有关。

2. 有跌倒的危险：与头晕有关。

（三）护理目标

1. 病人血压控制在目标范围。

2. 住院期间病人未发生跌倒。

（四）护理措施

1. 重建良好的生活方式：

（1）3 个月合理的行为治疗可以使收缩压下降 0~15mmHg。要纠正病人不良生活方式，加强锻炼，生活规律，戒烟戒酒。

（2）控制体重：超重及肥胖者体重每减轻 1kg，可使平均动脉压降低 1mmHg，对轻、中度高血压病人有效。

（3）量化饮食：每日摄入钠盐不应超过 5g。推荐低脂、少盐、高纤维素饮食，限制所有含盐量高的食品。

（4）量化运动：每天运动时间不少于 30 分钟，每周坚持运动至少 4 天，运动后注意补充水分。

（5）保证充足的睡眠。

2. 用药的护理：

（1）遵医嘱正确用药。

（2）监测血压，观察药物不良反应。

（3）预防发生直立性低血压，预防跌倒等意外。

1）坐位或半卧位服药后，动作不宜过猛。

2）穿弹力袜促进下肢血液循环。

3）洗澡水温度不能太高，洗澡时间不能超过 15 分钟，禁止洗桑拿。

4）指导病人禁止突然转身、下蹲、起立、弯腰等动作，宜使用坐便器而避免采用蹲厕。

3. 健康教育：

（1）告知高血压的危害。

（2）宣教降压药知识。

1）ACEI 和 ARB 类降压药为治疗糖尿病高血压的首选药物。前者抑制血管紧张素的产生，阻止肾小球肥大，减少尿蛋白，降低肾小球滤过率，主要不良反应为咳嗽、升高血肌酐和血钾、过敏、皮疹、白细胞计数降低等。对 ACEI 有不良反应的病人可以选择 ARB 类降压药，但肌酐大于 3mg/dL 者慎用。当需要联合用药时，也应当以其中一种为基础。

2）利尿剂、β 受体阻滞剂、钙拮抗剂（CCB）为糖尿病高血压二级药物，或者联合用药。血压达标通常需要 2 种或 2 种以上的药物联合治疗。但利尿药氢氯噻嗪可以升高血糖，β 受体阻滞剂会掩盖低血糖早期症状，故使用过程中需注意。

3）阿司匹林或其他抗血小板药物可减少脑卒中和心血管疾病的死亡危险。

4）坚持按时、按量、规律用药，不能随便停药。

（3）指导病人定期自我监测血糖、血压，告知其方法和注意事项。

（4）指导病人定期门诊复诊。

（五）预防

1. 积极控制高血糖，预防低血糖，保持血糖稳定。

2. 纠正脂代谢紊乱。

3. 作息规律，情绪稳定。

4. 定期筛查心脏病变和高血压，及时发现和早期干预。

三、糖尿病合并感染的护理

糖尿病病人因免疫力低，易发生感染，在血糖控制差的病人中感染更常见且严重，同时感染也可能加重糖尿病的发展，或导致其他并发症，故控制感染是糖尿病治疗的任务之一。

（一）诊断要点

1. 确诊糖尿病。

2. 临床表现。

（1）皮肤感染：皮肤瘙痒、湿疹、皮肤化脓性感染、皮肤真菌感染等。

（2）口腔感染：牙周病和龋齿。

（3）呼吸道感染：肺炎、肺结核。

（4）泌尿生殖系统感染：阴道炎、女性外阴瘙痒、肾盂肾炎、膀胱炎、龟头炎等。

3. 辅助检查：血常规、胸片、分泌物涂片检查等。

（二）治疗要点

控制血糖，积极治疗糖尿病，对症治疗。

（三）主要护理问题

1. 舒适度改变：与疾病导致的疼痛、瘙痒等有关。

2. 体温异常：与感染有关。

（四）护理目标

1. 病人不适感减轻或消失。

2. 病人感染症状减轻。

（五）护理措施

1. 糖尿病合并皮肤感染的护理：

（1）指导病人使用刺激小的中性香皂和清洁剂，清洁后用软毛巾轻轻拍干，保持皮肤褶皱处如腋窝、乳房下等处干燥。

（2）指导病人洗澡时水温不宜过热，应轻轻搓揉。老年病人每次洗澡时间不宜过长，最好采用淋浴。

（3）指导病人涂抹保湿乳液，但不要在皮肤褶皱处如趾间或腋下使用乳膏。

（4）指导病人使用防晒霜和穿合适的衣服来保护皮肤，避免阳光、冷空气和风的刺激。

（5）卧床病人应予以定时翻身，减少局部组织受压，预防压力性损伤的发生。

（6）皮肤伤口局部不可随意用药，尤其是刺激性药物。不可随意破坏皮肤上的小水疱。每日观察伤口，如伤口长时间不愈合，及时就医。

2. 糖尿病合并泌尿生殖系统感染的护理：女性病人勤换内裤，内裤不宜过小过紧，避免松紧带和各种约束带，选用通气性能好的天然织物内衣，并消毒晾晒。月经期应使用消毒卫生纸或符合卫生要求的卫生巾。

3. 糖尿病合并口腔感染的护理：

（1）每日至少早晚各刷牙1次，使用软毛牙刷，每3个月更换1次牙刷。

（2）饭后要漱口，注意预防口腔疾病。

（3）每日仔细检查牙龈。

（4）指导龋齿病人及时治疗。

（5）重症病人给予特殊口腔护理。

4. 糖尿病合并呼吸道感染的护理：指导病人平时注意日常饮食及卫生，加强锻炼，必要时可进行免疫接种，同时避免与肺炎、感冒、肺结核的病人接触。

（六）预防

1. 良好控制血糖。

2. 加强锻炼，提高身体素质。

3. 做好个人卫生，避免接触感染源。

4. 正确处理皮肤伤口。

四、糖尿病足的预防与护理

糖尿病足是与局部神经异常和下肢远端外周血管病变相关的足部感染、溃疡和（或）深层组织破坏。病人从皮肤到骨与关节的各层组织均可受害，其主要临床表现为足溃疡和坏疽。糖尿病足是令糖尿病病人痛苦的一种慢性并发症，其治疗费用高昂，难以治愈，成为糖尿病病人致残、致死的重要原因。

（一）诊断要点

1. 足部表现：皮肤干而无汗、发凉、颜色变暗或苍白灼痛，肢端刺痛、麻木、感觉迟钝或消失，感觉异常，如袜套样、踩棉花感、鸭步等，足外形改变，如弓形足、槌状趾、鸡爪趾等，关节畸形，如夏科关节，骨质破坏发生病理性骨折、足溃疡等。

2. Wagner 分级法。

0 级：有发生足溃疡的高危因素，目前无溃疡。

Ⅰ级：足皮肤表面溃疡，临床上无感染。

Ⅱ级：较深的穿透性溃疡，常合并软组织感染，但无骨髓炎或深部脓肿，溃疡部位可存在一些特殊的细菌，如厌氧菌、产气菌。

Ⅲ级：深度感染，伴有骨组织病变或脓肿。

Ⅳ级：局限性坏疽（趾、足跟或前足背）。

Ⅴ级：坏疽影响到大部分或全足坏疽。

3. 辅助检查：

（1）10g 尼龙丝（Semmes－Weinstein monofilament）检查触觉。

（2）皮肤温度检查。

（3）足底压力测定专用仪器。

（4）周围血管检查。

1）足背动脉、胫后动脉、腘动脉搏动。

2）踝动脉－肱动脉血压比值（ABI）。

3）彩色多普勒超声检查。

4）血管造影：磁共振血管造影、DSA 血管造影。

（5）关节和骨的 X 线检查。

（二）治疗要点

1. 全身治疗：

（1）控制高血糖、血脂异常、高血压，改善全身营养不良状态和纠正水肿。

（2）处理周围神经病变，扩张血管和改善微循环。

（3）抗感染治疗。

2. 局部治疗：

（1）溃疡换药。

（2）手术治疗，如血管搭桥术、支架植入、截肢等。

（3）血管内超声消融术。

（三）主要护理问题

1. 舒适度改变：与皮肤受损和糖尿病神经病变有关。
2. 皮肤完整性受损。
3. 生活自理能力下降。
4. 有受伤的危险：与病人活动能力下降有关。
5. 预感性悲哀：与疾病疗效缓慢和治疗效果差有关。

（四）护理目标

1. 病人能积极配合治疗和护理，各项代谢紊乱得到纠正。
2. 溃疡逐渐愈合。

（五）护理措施

1. 加强足部日常护理：

（1）保证病室环境、床单及病人皮肤的清洁。

（2）改善局部血液循环，防止患部受压，抬高患肢，卧床时注意勤翻身，以减少局部受压时间，必要时使用支被架。对于因动脉供血不足而引起的溃疡，指导病人做患肢运动，这是促进患肢血液循环的有效方法。

（3）合理饮食，改善全身营养状况。鼓励病人进食高蛋白、高维生素饮食。轻症贫血者可进食含铁量高的食物，重症应间断输血。限制高脂饮食，荤素搭配，少食辛辣食物，饮食坚持清淡原则。

（4）运动前后应进行足部检查。

2. 日常预防：

（1）每天检查双足，观察是否有皮损、水疱，足趾是否有糜烂等，必要时可借助镜子。

（2）经常洗脚，用干布擦干，尤其是足趾间。洗脚时水温要合适，低于37℃，一般主张由家属先用手试温，手感到水温合适即可，病人本人可用手肘试温。

（3）不宜用热水袋、电热器等物品直接保暖足部。

（4）避免赤足行走或赤脚穿凉鞋、拖鞋行走。

（5）避免自行修剪胼胝或用化学剂来处理胼胝或趾甲。

（6）足部干燥时可使用油膏类护肤品，但避免用于足趾间。

（7）选择浅色、袜口松、吸水性好、透气性好、松软暖和的袜子，不穿破损或有补丁及高过膝盖的袜子。每天换袜子。

（8）选择鞋尖宽大、鞋面透气性好、系带、平跟厚鞋。穿鞋前先检查鞋内是否有异常情况，不穿过紧或有毛边的鞋或袜子。

（9）水平修剪趾甲，有视力障碍者，请他人帮助修剪。

（10）避免足部针灸、修脚等，防止意外感染。

（11）戒烟。

（12）每年至少进行1次足部的专科检查。

3. 糖尿病足病预防五大关键要点：

(1) Podiatric care——专科医护人员定期随访和检查。

(2) Protective shoes——具有保护功能的舒适鞋，须有特定足够的深度。

(3) Pressure reduction——有压力缓解作用的鞋垫，甚至制作个性化鞋垫。

(4) Prophylactic surgery——预防性外科矫形手术。

(5) Preventive education——病人和医务人员的预防知识教育。

4. 糖尿病足伤口的护理。

(1) 伤口的观察：大小，深度，潜行，组织形态，渗出液的量、颜色、气味和形状，伤口周围皮肤或组织状况等。

(2) 伤口的测量。

1) 伤口大小：伤口的长度应沿着身体长轴方向测量，宽度沿着与长轴垂直的方向测量，测量表面最长、最宽处。

2) 伤口深度：先用无菌棉签探查伤口基底的各个部位，选择在最凹的伤口基底部，用直血管钳水平于皮肤夹住棉签，棉签顶部至血管钳的距离为伤口深度。

(3) 局部创面的处理：

1) 根据不同的创面，选择换药方法。

2) 根据伤口选择换药敷料，敷料应透气、具有较好的吸收能力，更换时避免再次损伤。

3) 伤口的换药次数根据伤口的情况而定。

4) 溃疡创面周围的皮肤可用温水、中性肥皂清洗，然后用棉球拭干，避免挤压伤口和损伤创面周围皮肤。

5) 每次换药时观察伤口的动态变化情况。

6) 观察足部血液循环情况，防止局部受压，必要时改变卧位或使用支被架。

7) 必要时，请手足外科专科医生协助清创处理。

5. 心理护理：

(1) 尊重、接纳病人，注意倾听病人的主诉。

(2) 评估病人心理压力的来源和程度，给予疏导，必要时请心理治疗师会诊。

(3) 向病人讲解疾病和治疗的相关知识，取得病人合作。

(4) 取得家属的合作和支持。

(5) 成功病例现身说法。

6. 健康教育：

(1) 告知病人疾病相关知识和糖尿病足的发病进程。糖尿病足的发病进程一般可分为四期。

第一期，早期病变期：病人常有下肢发凉、麻木、腿部"抽筋"，易被误认为"老寒腿"或老年人缺钙，导致延误病情。

第二期，局部缺血期：间歇性跛行，即行走一段距离后出现下肢疼痛，被迫停止运动，休息一会儿后可缓解，再次行走一段距离后疼痛再次出现。随着病情的进展，病人行走的距离越来越短。此外还有足部感觉异常、动脉搏动消失。

第三期，营养障碍期：静息痛，即病人在不行走休息时出现下肢疼痛，呈剧烈烧灼样疼痛，以夜间为甚，动脉搏动消失。

第四期，坏疽期：持续剧烈疼痛、干性溃疡和湿性溃疡，组织缺血坏死，可合并感染，最终导致截肢，严重时还可危及生命。

（2）糖尿病足的高危因素。

1）以往有过足溃疡或截肢、视力差、老年、吸烟、肥胖、血糖控制差、合并肾病等。

2）感觉、运动功能障碍。

3）间歇性跛行、静息痛、足背动脉搏动明显减弱或消失。

4）皮肤呈暗红色、发紫，温度明显降低，指甲异常，胼胝，皮肤干燥，足趾间皮肤糜烂。

5）骨/关节畸形，如鹰爪趾、槌头趾、骨性突起、关节活动障碍。

6）鞋袜不合适、赤足走路、滑倒/意外事故、鞋内异物。

7）独居的生活状态，社会地位低，经济条件差，不能享受医疗保险，顺从性差，缺乏教育等。

（六）特别关注

1. 糖尿病慢性并发症的筛查。

2. 糖尿病足的预防。

3. 糖尿病的皮肤护理。

（七）前沿进展

1. 病人采用自己的骨髓干细胞注入肌内，促进肌肉神经细胞生长，建立侧支循环，改善症状。

2. 自体富血小板凝胶是富含血小板的血浆加凝血酶，氯化钙激活形成凝胶状物质，能明显促进溃疡组织修复和再生，促进溃疡愈合。

参考文献：

[1] 胡秀英，宁宁. 内分泌科护理手册［M］. 北京：科学出版社，2015.

[2] 王利芳，海洁，郝倩，等. 专科护士主导的多学科照顾团队在老年糖尿病病人院外延伸护理中的应用［J］. 中华现代护理杂志，2020，26（13）：1779−1783.

[3] 步红兵，罗平，尹卫. 合理使用糖尿病专科护士提升医院专项护理水平的做法与体会［J］. 护理管理杂志，2012，12（2）：133−134，140.

第四章　肿瘤专科护理

肿瘤是指人体正常细胞在不同因素长期作用下发生过度生长或异常分化所形成的新生物。因为这种新生物多呈占位性块状突起，也称赘生物。它不受机体生理调节，破坏正常组织与器官，人体正常细胞在基因水平上失去了对其生长的正常调控。

肿瘤的病因尚不完全清楚。目前认为其发生是由多种内、外源性致癌因素共同作用的结果。机体的内在因素在肿瘤的发生发展中起重要作用。据估计，80%以上的恶性肿瘤与环境因素有关。

肿瘤的预防如下。

1. 一级预防：病因预防。目的：消除或减少致癌因素，降低发病率，如改变不良生活方式及行为、养成良好的个人卫生及饮食习惯、保护环境、减少职业性致癌物暴露、早期治疗慢性炎症及溃疡等。

2. 二级预防：肿瘤的早期发现、早期诊断、早期治疗。目的：提高生存率，降低死亡率，如高危人群定期普查、及时发现和治疗癌前病变、定期进行体格检查和自我检查。

3. 三级预防：临床预防或康复预防。目的：防止病情恶化、防止残疾、提高生存质量、恢复体力、减轻痛苦、延长生命。

肿瘤的治疗有手术、放疗、化疗、中医药治疗和免疫治疗等多种方法，根据肿瘤的性质、临床分期和病人全身状况选择使用。

当病人被告之病情后，因各自的文化背景、心理特征、病情、认知程度不同会产生不同的心理反应。应解除病人的心理障碍，使其树立战胜疾病的信心，积极配合治疗。

一、肺癌

肺癌多数起源于支气管黏膜上皮，又称支气管肺癌。肺癌的发病年龄大多在 40 岁以上，以男性多见。肺癌常为原发性，部分为转移性。

（一）病因

肺癌的病因尚不完全明确，但其与长期大量吸烟、接触某些化学和放射性物质、某些基因表达变化及基因突变有密切的联系。

（二）临床表现

1. 早期：一般无症状，肿瘤增大后，出现刺激性咳嗽、血丝，或断续地少量咯血，痰中带血点，大量咯血很少见。少数肺癌病人，由于肿瘤造成较大的支气管不同程度阻塞，可出现哮鸣、气促、发热和胸痛等症状。

2. 晚期：当肺癌压迫、侵犯邻近器官组织或发生远处转移时，发生与受累器官组织相关的征象。

（1）压迫或侵犯喉返神经：声带麻痹、声音嘶哑。

（2）压迫上腔静脉：颈部、面部、上肢和上胸部静脉怒张，皮下组织水肿，上肢静脉压升高。

（3）压迫或侵犯膈神经：同侧肌麻痹。

（4）侵入纵隔、压迫食管：吞咽困难。

（5）侵犯胸膜：胸膜腔积液，常为血性，大量积液可引起气促。

（6）侵犯胸膜及胸壁：可引起持续性剧烈胸痛。

（7）上叶顶部肺癌，亦称 Pancoast 肿瘤，可以侵入纵隔和压迫位于胸廓上口的器官组织，如第 1 肋间，锁骨下动、静脉，臂丛神经，预交感神经等而产生剧烈胸肩痛、上肢静脉怒张、上肢水肿、手臂痛和运动障碍，以及同侧上睑下垂、瞳孔缩小、眼球内陷、面部无汗等颈交感神经综合征（Homer 征）。

3. 全身表现：肿瘤组织坏死可引起癌性发热，产生阻塞性肺炎或癌性脓肿时，体温更高。此外，病人可出现食欲减退、消瘦、乏力。

4. 肺外表现：与肺癌有关，但与肿瘤的压迫、转移以及肿瘤的治疗均无关的一组内分泌、神经肌肉或代谢异常综合征。

（三）治疗

以手术治疗为主，结合放疗、化疗、中医药治疗以及免疫治疗等。

1. 手术治疗：仍然是肺癌最重要和最有效的治疗手段。肺切除术的范围取决于病变的部位和大小。对中央型肺癌，一般施行肺叶或一侧全肺切除术；对于周围型肺癌，一般施行肺叶切除术。

2. 放疗：在各种类型的肺癌中，小细胞癌对放疗敏感性较高，鳞癌次之，腺癌和细支气管肺泡癌最低。

3. 化疗：对有些分化程度低的肺癌，特别是小细胞癌，疗效较好。

（四）护理措施

1. 术前护理。

（1）心理护理：应多与病人交谈，了解病人的心理反应。给予情绪支持，关心、同情、体贴病人，动员亲属给病人以心理和经济方面的全力支持，减轻病人的焦虑和恐惧。

（2）改善营养：①营养不良者，经肠内或肠外途径补充营养；②建立良好的进食环境，提供色香味齐全的均衡饮食，注意口腔清洁，促进食欲。

（3）呼吸道准备：改善肺泡的通气与换气功能，预防手术后感染。①吸烟的病人术前需严格禁烟 2 周；②有呼吸道感染症状者，应适当进行抗感染治疗、祛痰、雾化吸入及体位引流；③指导病人有效排痰、咳嗽、深呼吸以及坐起、翻身和床旁活动的方法，并说明活动对预防肺部并发症的重要意义。

2. 术后护理。

(1) 病情观察：生命体征、神志、意识、呼吸模式、引流管和伤口情况等。准确记录。

(2) 维持呼吸道通畅。①及时清除呼吸道分泌物：鼓励病人深呼吸，有效咳嗽、咳痰，对分泌物多或咳痰无力的病人应协助吸痰。定时雾化吸入，湿化气道，使分泌物易于咳出。②观察病人的呼吸情况：胸廓呼吸运动是否对称，呼吸频率、幅度及节律，以及双肺呼吸音，病人有无气促、发绀及呼吸困难等缺氧征象，若有异常及时报告医师，予以处理。③遵医嘱给予面罩或鼻导管吸氧，同时监测血氧饱和度，以了解氧疗效果。④稀释痰液：若呼吸道分泌物黏稠，可用地塞米松、氨茶碱、糜蛋白酶、抗生素等药物行超声雾化吸入，达到稀释痰液、抗炎、解痉、抗感染的目的。

(3) 维持液体平衡：肺切除术后的病人补液应在监测下进行，防止补液过多或过少。全肺切除24小时补液量控制在2000mL以内，速度不超过40滴/分钟。

(4) 减轻疼痛：病人深呼吸和咳嗽时，适当固定其胸部，以免伤口震动引发疼痛。病人活动时，适当保护胸腔引流管，避免牵拉造成不适。

(5) 体位与活动：①病人麻醉未醒时取平卧位，头偏向一侧，以免呕吐物、分泌物吸入而导致窒息或并发吸入性肺炎。②麻醉清醒后，血压稳定的病人，采用半坐卧位，以促进肺扩张和胸膜腔积液的排出。③肺叶切除者，采用平卧位或左右侧卧位。④肺切除术或楔形切除术者，应避免手术侧卧位，最好选择健侧卧位。⑤对于肺叶切除病人可允许完全侧卧位，并可翻向任一侧，但病情较重、呼吸功能较差者应避免躺在非手术侧，以免压迫健侧肺，限制其通气，全肺切除术后，不可完全侧卧，以免纵隔移位、心血管扭曲引起休克，可采取1/4侧卧位。⑥有血痰或支气管瘘者，取患侧卧位并通知医师。⑦避免采用垂头仰卧式，以防因横膈上升而妨碍通气。⑧若有休克现象，抬高下肢或穿弹性袜，促进下肢静脉血液回流。术后早期应协助病人翻身，以避免出现肺不张及深静脉血栓，注意应从非手术侧托扶病人正常手臂和头背部，并注意保护病人身上的各种管道。⑨鼓励病人早期下床活动，进行手和肩膀的功能锻炼。

(6) 胸腔引流管护理：①保持胸腔引流管引流通畅。②密切观察引流液的量、颜色及性状，若有异常应立即报告医师。③注意全肺切除术后的胸腔引流管一般呈夹闭状态，以保证患侧胸腔内有一定渗液，减轻或纠正纵隔移位。④严密观察有无皮下气肿、气管移位。如胸膜腔内压力增高有大量的积液、积气，气管、纵隔向健侧移位，应开放引流管，放出适量的引流液或气体维持气管、纵隔于中间位置。但每次放液量不超过100mL，速度宜慢，避免引起纵隔突然移位，导致心跳骤停。若无明显的纵隔移位及胸腔积液、积气征兆，病人病情平稳，可在术后4～5日拔除胸腔引流管。

(7) 伤口护理：检查敷料是否干燥，有无渗血，发现异常及时报告医师。

(8) 并发症的观察与处理。

1) 出血：需严密监测生命体征，定期检查切口敷料及引流管旁有无出血或渗血，严密观察胸腔引流液的颜色、性质、量并记录。术后3小时内每小时血性引流液大于100mL，鲜红色，有血凝块，同时伴有血压下降、脉搏增快、尿量减少等低血容量表现，应考虑活动性出血。需加快输血、补液速度，遵医嘱使用止血药，同时保持胸腔引流管通畅，定时挤压管道，使胸内积血得以完全排出，必要时做好剖胸探查的准备。

2）肺不张、肺炎：开胸手术切口深而大，术后伤口疼痛剧烈。全麻使病人膈肌受抑制，术后软弱无力或胸部包扎过紧等，均限制呼吸运动，使病人咳痰无力。术中肺受到牵拉，对支气管黏膜有刺激的吸入麻醉药使肺受刺激，引起支气管分泌物增多，纤毛运动减弱，也影响病人排痰。若术后病人不能有效排痰，易导致分泌物堵塞支气管，引起肺不张、肺炎。若病人出现呼吸困难、不能平卧、烦躁不安、体温增高、心动过速、哮鸣、发绀等症状。应立即协助医师行鼻导管深部吸痰或行支气管镜吸痰，病情严重者可行气管切开，以确保呼吸道通畅。

3）支气管胸膜瘘：多发生在术后1周。当有支气管胸膜瘘时，空气经瘘管进入胸膜腔，可造成张力性气胸、皮下气肿；支气管分泌物流入胸腔，继发感染可引起脓胸；当胸腔已有大量积液时，可经瘘口吸入支气管内，导致窒息。一旦发现异常，应立即报告医师，并将病人置于患侧卧位，以防漏出液流向健侧。已拔除胸腔引流管者，立即重新行胸腔闭式引流术，必要时再次开胸修补瘘孔。

（五）健康教育

1. 保持愉快心情，适当锻炼，参加社会活动。保持口腔卫生，避免居住或工作于布满灰尘、烟雾及化学刺激物品的环境，戒烟，避免出入公共场所或与上呼吸道感染者接近。

2. 保持良好的营养状况，每天保证充分的休息与活动以增加免疫力。

3. 告诉病人出院返家后数星期内仍需要进行呼吸运动及有效咳嗽。

4. 若有伤口疼痛、剧烈咳嗽及咯血等症状，或有进行性倦怠，应返院追踪治疗。

5. 化疗过程中注意血象变化，定期返院复查血细胞和肝功能等。

6. 按医嘱继续治疗，及早发现复发或转移，提高治愈率和生存率。

二、胃癌

胃癌是消化道常见的恶性肿瘤之一，发病男性多于女性，发病年龄以40～60岁多见。

（一）病因

幽门螺杆菌是胃癌发生的重要因素之一，遗传因素、饮食习惯、某些疾病等也与胃癌发生相关。

（二）临床表现

1. 早期无明显症状，当胃窦梗阻时有恶心、呕吐、宿食，贲门部癌可有进食梗阻感。少量出血时粪便隐血试验阳性。晚期病人出现恶病质。

2. 体检早期无明显体征，或仅有上腹部痛；晚期病人可扪及上腹部肿块。若出现肝脏等远处转移，可有腹水、肝大、锁骨上淋巴结肿大。发生直肠前凹转移时，直肠指诊可摸到肿块。

（三）治疗

早期发现、早期诊断和早期治疗是提高胃癌疗效的关键。手术是首选方法，辅以化疗、放疗及免疫治疗等以提高疗效。

（四）护理措施

1. 热情接待病人，耐心解答病人的问题，讲解有关疾病知识，消除病人不良心理，增强病人对手术的信心，使病人及家属能积极配合治疗。

2. 营养状况较差者，术前应予以纠正，必要时静脉补充血浆或全血，以提高病人手术耐受力。

3. 给予高蛋白、高热量、高维生素、易消化饮食，注意少量多餐。术前 1 日进流质饮食。

4. 术前 12 小时禁食、4 小时禁饮，术晨安置胃管，必要时放置尿管。

5. 术后护理：全切除者除采取大部分切除术后护理措施外，应注意肺部并发症的预防及营养支持。术后第 1 天应协助病人坐起，拍背，咳嗽，排痰，促进肺膨胀。经胸全胃切除者，要注意胸腔闭式引流管的护理。

6. 观察术后化疗期间出现的不良反应，如恶心、呕吐等消化道症状，也可出现脱发、口腔溃疡等，应给予对症处理。当白细胞计数低于 $3 \times 10^9 / L$，血小板计数低于 $100 \times 10^9 / L$ 时，停药，给予相应处理。当病人出现持续腹泻及便血时，及时处理。

（五）健康教育

1. 让病人及家属了解胃癌发生的相关因素，指导病人饮食，食物加工要得当，粮食和食物储存适当，防治与胃癌有关的疾病。

2. 告知化疗的必要性、不良反应及预防和处理方法、常用化疗药及疗程、化疗期间营养的重要性。

3. 告知病人术后并发症的表现及预防、术后饮食方法及注意事项。

4. 定期门诊随访。

三、食管癌

食管癌是常见的消化道癌瘤，是引起食管阻塞的常见原因之一，发病年龄多在 40 岁以上，男性多于女性。

（一）病因

食管癌的病因尚未明确，有多方面因素，如不良生活习惯、生物因素、缺乏维生素、缺乏某些微量元素、遗传因素、化学物质等。

（二）临床表现

1. 症状。

（1）早期：早期症状不明显，仅在吞咽粗硬食物时有不同程度的不适感觉，包括哽噎感，胸骨后烧灼样、针刺样或牵拉摩擦样疼痛。食物通过缓慢，并有停滞感或异物感。

（2）中、晚期：表现为进行性吞咽困难。

（3）晚期有恶病质，侵犯喉返神经、肋间神经和气管时引起声音嘶哑、胸痛和食管气管瘘。

2. 体征：中、晚期病例可有锁骨上淋巴结肿大，肝转移者可触及肝肿块，恶病质者有腹水。

（三）治疗

治疗以手术治疗为主，辅以放疗、化疗等综合治疗。

1. 手术治疗：可根据病人的具体情况采取根治性手术、姑息性手术。食管癌切除术后常用胃重建食管，有时利用结肠或空肠。这是治疗食管癌的首选方法。

2. 化疗：化疗与手术治疗相结合，或与放疗、中医药治疗相结合，可提高疗效，使食管癌病人症状缓解，延长存活期。

3. 放疗：食管癌对放疗不敏感，单独应用效果欠佳。

（四）护理措施

1. 术前护理。

（1）心理护理：充分评估病人后，根据病人具体情况，实施耐心的心理疏导。必要时使用安眠、镇静、镇痛类药物，保证病人充分休息。

（2）呼吸道准备：对吸烟者，术前应劝其严格戒烟。指导并训练病人有效咳痰和腹式呼吸，以利于术后减轻伤口疼痛，主动排痰，达到增加肺部通气量、改善缺氧、预防术后肺炎及肺不张的目的。

（3）胃肠道准备：

1）术晨常规置胃管，通过梗阻部位时不能强行进入，以免穿破食管。可置于梗阻部位上端，待手术中直视下再置入胃中。

2）结肠代食管手术病人：术前晚行清洁灌肠或全肠道灌洗后禁饮禁食；术前3~5天口服抗生素，如甲硝唑、庆大霉素或新霉素等；术前2天进食无渣流质饮食。

3）术前1天禁食，术前3天改流质饮食。

4）对进食后有滞留或反流者，术前1天晚遵医嘱予以生理盐水100mL加抗生素经鼻胃管冲洗食管及胃，减轻局部充血水肿，减少术中污染，防止吻合口瘘。

5）食管癌可导致不同程度的梗阻和炎症，术前1周遵医嘱给予病人分次口服抗生素溶液可起到局部抗炎作用。

（4）加强营养：维持水电解质和酸碱平衡，术前应保证病人的营养摄入，可提供肠内、肠外营养，补充液体、电解质。能口服者，指导病人合理进食高蛋白、高热量、含丰富维生素的流质或半流质饮食，密切观察病人进食反应。

（5）保持口腔卫生：口腔内细菌可随食物或唾液进入食管，在梗阻狭窄部位停留、繁殖，易造成局部感染，影响术后吻合口愈合，故应保持口腔清洁，进食后漱口并积极治疗口腔疾病。

2. 术后护理。

（1）密切监测生命体征：加强对血压、脉搏、心律、呼吸的监测。

（2）呼吸道护理：食管癌术后病人易发生缺氧、呼吸困难、肺炎、肺不张，引起呼吸衰竭。食管癌术后，密切观察呼吸状态、节律、频率，听诊双肺呼吸音是否清晰。气管插管拔除前吸痰，保持气道通畅。术后第1天每1~2小时鼓励病人深呼吸、吹气球、吸深呼吸训练器，促使肺膨胀。痰多、咳痰无力的病人若出现发绀、呼吸浅快、呼吸音减弱等痰阻塞现象，立即吸痰，必要时行纤维支气管镜吸痰或气管切开吸痰。

（3）维持胸腔闭式引流通畅，观察引流液的量、性状并记录：

1）当术后 3 小时内胸腔闭式引流量为每小时 100mL，呈鲜红色并有较多血凝块时，病人出现血压下降、烦躁不安、脉搏增快、尿少等血容量不足的表现，应考虑有活动性出血。

2）当引流液量多，由清亮渐转浑浊，则提示有乳糜胸，应及时报告医师，协助处理。

3）当引流液中有食物残渣时，提示有食管吻合口瘘。

4）术后 2～3 天胸腔闭式引流出的暗红色血性液逐渐变淡，量减少，24 小时量小于 50mL，病人无呼吸困难，听诊呼吸音恢复，X 线检查肺膨胀良好时，可拔除引流管。

5）拔管后注意伤口有无渗出，有无胸闷、气促，胸腔内是否有较多残留积液，若有异常及时报告医师，X 线胸片证实后行胸腔穿排液。

3. 饮食护理。

（1）禁饮禁食：

1）术后吻合口处于充血水肿期，需禁饮禁食。

2）禁食期间持续胃肠减压，注意经静脉补充水分和营养。

3）禁食期间不可下咽唾液，以免感染造成食管吻合口瘘。

4）术后 3～4 天待肛门排气、胃肠减压引流量减少后，拔除胃管。

（2）饮食护理：

1）停止胃肠减压 24 小时后，若无胸内剧痛、呼吸困难、患侧呼吸音减弱及高热等吻合口瘘的症状，可开始进食。先试饮少量水，术后 5～6 天可给予全量清流质，每 2 小时给 100mL，每天 6 次。术后 3 周后病人若无特殊不适可进普食，但仍应注意少食多餐，细嚼慢咽，防止进食量过多、速度过快。

2）进食量过多、过快或吻合口水肿可导致进食时呕吐，严重者应禁食，给予肠外营养，待 3～4 天水肿消退后再继续进食。

3）避免进食生、冷、硬食物（包括质硬的药片、带骨刺的肉类、花生、豆类等），以免导致后期吻合口瘘。

4）术后 3～4 周再次出现吞咽困难，应考虑吻合口狭窄，可行食管扩张术。指导病人少食多餐，1～2 个月后，此症状多可缓解。食管癌术后可发生胃液反流至食管，病人有反酸、呕吐等症状，平卧时加重，嘱病人饭后 2 小时内勿平卧，睡眠时将枕头垫高。

（3）胸腔闭式引流的护理：注意观察有无胸腔内出血、食管吻合口瘘、乳糜胸等迹象。

（4）胃肠造瘘术后的护理：观察造瘘周围的敷料有无渗出液或胃液漏出。

（5）结肠代食管术后护理：保持置入结肠袢内的减压管通畅。如从减压管内吸出大量血性液或呕吐大量咖啡样液，伴全身中毒症状，应考虑结肠袢坏死，应立即通知医师并配合抢救。因结肠液逆蠕动进入口腔，病人常嗅粪便气味，需向病人解释其原因，并指导注意口腔卫生，一般半年后能逐步缓解。

(6) 并发症的观察与处理：

1) 吻合口瘘：食管癌术后最严重的并发症。原因是多方面的：食管有其本身的解剖特点，如无浆膜覆盖，肌纤维呈纵形走向，易发生撕裂；手术缝合时吻合口张力太大，食管血液供应呈节段性，易致吻合口缺血；感染、营养不良、贫血、低蛋白血症等均易并发吻合口瘘。吻合口瘘多发生在术后 5～10 天，表现为胸膜腔积液、呼吸困难、全身中毒症状，包括高热、休克、白细胞计数升高。当出现上述症状时，应立即通知医师并配合处理。嘱病人立即禁食，行胸腔闭式引流；严密观察生命体征，当出现休克症状时，积极抗休克治疗；加强抗感染治疗及肠外营养支持；在吻合口瘘愈合之前坚持禁食，若发现病人出现吻合口瘘，应根据病人实际情况积极采取有效的处理措施。吻合口瘘需再次手术者，应积极配合医师完善术前准备。

2) 乳糜胸：比较严重的并发症，多因伤及胸导管所致。乳糜胸多发生在术后 2～10 天，少数病例可在 2～3 周后出现。术后早期由于禁食，乳糜液含脂肪甚少，胸腔闭式引流液为淡血性或淡黄色液，但量较多。恢复进食后，乳糜液漏出增多，大量积聚在胸腔内，可压迫肺及纵隔并向健侧移位。病人表现为气急、胸闷、心悸，甚至血压下降。由于乳糜液 95% 以上是水，并含大量蛋白质、脂肪、酶、胆固醇、抗体和电解质，如未及时治疗，可在短时期内造成全身消耗、衰竭死亡。因此应密切观察有无上述症状，若诊断成立，应立即行胸腔闭式引流，及时排出胸腔内乳糜液，使肺膨胀。采用负压持续吸引，有利于胸膜形成粘连，一般主张行胸导管结扎术，同时进行肠外营养支持治疗。

(五) 健康教育

1. 术后病人注意饮食成分的调配。每天摄取高营养饮食，以保持身体良好的营养状态。

2. 术后返流症状严重者，睡眠时最好取半卧位，并服用抑制胃酸分泌的药物。

3. 告知病人术后进干、硬食品时可能会出现轻微哽噎症状，这与吻合口扩张程度差有关。如进半流食仍有下咽困难，应来院复诊。

4. 嘱病人加强口腔卫生防护。结肠代食管术后病人可能嗅到粪便气味，该症状与结肠液逆蠕动进入口腔有关，一般半年后症状逐渐缓解。

四、原发性肝癌

原发性肝癌简称肝癌，是我国常见的恶性肿瘤之一，死亡率在消化系统恶性肿瘤中排第三位，发病男性多于女性。

(一) 病因

原发性肝癌的病因及发病机制未明，可能与病毒性肝炎，肝硬化，摄入黄曲霉毒素、亚硝胺类致癌物等密切相关。

（二）临床表现

1. 肝区疼痛：最常见的症状，多为持续性隐痛、刺痛或胀痛，夜间或劳累后加重，累及横膈时有右肩背部牵涉痛。

2. 肝肿大和肝区包块：中、晚期病人的肝脏呈进行性肿大，质地较硬，表面高低不平，有明显结节或肿块，边缘钝，不规则。

3. 全身和消化道症状：常伴有发热、腹胀、食欲减退、乏力、消瘦等。晚期可有腹水、下肢水肿、贫血、黄疸、皮下出血等。

4. 肝外转移及并发症：有肺、骨、脑等肝外转移。常见并发症有肝性脑病、上消化道出血、癌肿破裂出血及继发性感染等。

（三）治疗

早期诊断、早期治疗，采取以手术治疗为主的综合治疗。

1. 手术治疗：肝切除术是目前治疗肝癌最有效的方法。

2. 其他治疗：放疗、免疫治疗、基因治疗等。

3. 手术不能切除的肝癌，可视病情单独或联合应用肝动脉结扎、肝动脉插管、化疗、冷冻、激光、微波、射频等方法，有一定疗效。肝移植的远期疗效不理想。

（四）护理措施

1. 术前护理。

（1）心理护理：通过与病人沟通交流，鼓励其表达出自己的想法和担忧。鼓励家属与病人共同面对疾病，增强其应对能力，树立战胜疾病的信心，积极参与和配合治疗。

（2）遵医嘱给予止痛药控制疼痛。

（3）术前常规护理：加强营养调理，保护肝功能；合理休息，避免腹内压增高。

（4）全身支持疗法及保肝治疗：高热量、多种维生素饮食，以维持体重及适当的营养状态。适量补充白蛋白质及维生素 B、维生素 C、维生素 K，改善凝血功能。

（5）肠道准备：术前 2~3 天口服肠道抑菌药，减少肠道氨的产生，术前晚用酸性液灌肠。

2. 术后护理。

（1）一般护理：术后 24 小时内卧床休息，避免剧烈咳嗽。为防止术后出血，一般不鼓励病人早期活动。接受半肝以上切除者，间歇给氧 3~4 天。以含高蛋白质、热量、维生素和膳食纤维为原则，少量多餐。无法经口进食或进食量少的病人，可提供肠外营养支持。

（2）体液平衡的护理：对肝功能不良伴腹水者，积极进行保肝治疗。严格控制水和钠盐的摄入量，准确记录 24 小时出入量；监测血电解质和血清蛋白水平，观察记录体重、出入量、腹围及水肿程度；加强腹腔引流管观察及护理，应警惕腹腔内出血；严密观察病情，注意有无出血及肝性脑病发生。

（3）肝动脉插管化疗病人的护理：

1）向病人解释肝动脉插管化疗的目的及注意事项。

2）拔管后，加压压迫穿刺点 15 分钟且使病人卧床 24 小时，防止局部形成血肿。

3) 做好导管护理：①严格遵守无菌原则，防止细菌逆行性感染。②妥善固定和维护导管。③为防止导管堵塞，注药后用肝素稀释液（25U/mL）2～3mL 冲洗导管。④治疗期间病人可出现消化道反应及血白细胞计数减少，若症状严重，药物减量；血白细胞计数小于 $4 \times 10^9/L$，暂停化疗；当胃、胆、胰、脾动脉栓塞而出现上消化道出血及胆囊坏死等并发症时，须密切观察生命体征和腹部体征，及时通知医师处理。

3. 并发症的预防和护理。

（1）癌肿破裂出血：术后早期严重并发症之一。尽量避免腹内压骤升，以防肿瘤破裂；密切观察腹部症状与体征，及时发现出血。

（2）上消化道出血：是晚期肝癌、肝硬化伴食管－胃底静脉曲张者的并发症。病人饮食以少粗纤维的软食为主，忌浓茶、咖啡、辛辣刺激性食物，以免诱发出血。当上消化道大出血时，在补充血容量的同时使用双气囊三腔管压迫止血、经内镜或手术止血。

（3）肝性脑病：注意观察生命体征和意识情况，当出现性格行为变化，如欣快感、表情淡漠或扑翼样震颤等前驱症状时，及时通知医师，及时发现肝昏迷。

（五）健康教育

1. 向病人讲解肝癌的可能病因、症状、体征，尤其乙型肝炎、肝硬化病人和高发区的人群定期进行体格检查，做 AFP 和 B 超检查，以期早期发现、早期诊断。

2. 指导病人适宜摄取饮食，食物应清淡、易消化。多吃含蛋白质的食物和新鲜蔬菜、水果。有腹水、水肿者，应严格控制摄入水量，限制食盐摄入量。

3. 注意休息，在病情和体力允许的情况下可适量活动，但禁止过量、过度运动。

4. 保持大便通畅，为预防血氨升高，可适量服用缓泻剂。

5. 定期随访，坚持术后化疗，遇有呕血、黑便、鼻衄等出血现象时及时来院治疗。

五、大肠癌

大肠癌是消化道常见的恶性肿瘤，分为结肠癌和直肠癌，好发于 40～60 岁。

（一）病因

大肠癌的病因虽未明确，但与高脂肪、高蛋白、低纤维饮食有关。癌前病变（家族性结肠息肉、结肠腺瘤）、结肠良性病变（溃疡性结肠炎、血吸虫病肉芽肿）与结肠癌的发病有关。

（二）临床表现

1. 结肠癌：

（1）排便习惯及粪便性状的改变常为最早出现的症状，多表现为排便次数增加、腹泻、便秘、粪便中带脓血或黏液。

（2）腹痛也是早期症状之一，常为定位不确切的持续性隐痛，或腹部不适、腹胀感。

（3）腹部肿块。

（4）晚期出现肠梗阻、恶病质和转移症状。右半结肠肠腔较大，粪便稀薄，肿瘤以肿块型多见，以全身症状、贫血和腹部肿块等为主要表现。左半结肠肠腔较小，肿瘤多为浸润型，引起环状狭窄，临床上以肠梗阻、便秘、腹泻、便血等为主要表现。

2. 直肠癌：早期常无明显症状，肿瘤增大并发生溃疡时才出现症状。

（1）肿瘤破溃感染症状：大便表面带血及黏液，严重时出现脓血便，大便次数增多。

（2）直肠刺激征：排便习惯改变、便意频繁、便前肛门下坠感、里急后重、排便不尽感。

（3）肠管狭窄：肿瘤增大可使肠管狭窄，初时大便变形、变细，肿瘤导致肠管部分梗阻后，有腹胀、阵发性腹痛、肠鸣音亢进、排便困难。

3. 肿瘤侵犯膀胱、骶前神经时，有相应的症状。肝转移可引起肝大、黄疸、腹水等。

（三）治疗

采取以手术切除为主，配合放疗、化疗的综合治疗。手术方法包括根治性手术和姑息性手术两种。姑息性手术适用于不能根治的晚期病例，以缓解症状，延长病人生存时间。

（四）护理措施

1. 术前护理。

（1）一般护理：给予高蛋白、高热量、高维生素、易于消化的少渣饮食。对有不全肠梗阻的病人，给予流质饮食，静脉补液，纠正体液失衡和补充营养。必要时少量多次输入新鲜血，以增强手术耐受力。

（2）肠道准备：控制饮食、口服肠道抗生素和清洁肠道。目的是避免术中污染腹腔，减少伤口感染和吻合口瘘。常用方法如下：

1）术前2~3天进流质饮食，术前1天禁食；术前3天口服肠道抗生素，如新霉素或卡那霉素，同时给予口服维生素K；术前3天，每晚用番泻叶泡饮，或口服泻剂硫酸镁，术前2天晚用肥皂水灌肠，术前1天晚清洁灌肠。

2）全肠道灌洗法：于术前12~14小时开始服用37℃左右等渗平衡电解质溶液，产生容量性腹泻，达到清洁肠道的目的，总灌洗量不少于6000mL。也可采用口服5%~10%甘露醇1500mL，达到清洁肠道的目的，因甘露醇在肠道内被细菌酵解，可产生易爆的气体，因此手术中禁用电刀。以上两种方法对体弱、心肾等重要器官功能障碍和肠梗阻病人不适用。

（3）心理护理：关心和安慰病人，同时取得病人及家属的配合和支持，增强病人战胜疾病的信心。

（4）术晨放置和留置尿管，如肿瘤侵及女性病人的阴道后壁，木前3天每晚冲洗阴道。

2. 术后护理。

（1）一般护理：半卧位，有利于呼吸和腹腔引流。禁饮食，静脉输液补充营养，维持体液平衡。2~3天后肛门排气或造口开放后，拔除胃管，始进流质饮食，1周后改少渣饮食，2周左右方可进普食，选择易消化的少渣饮食。

（2）病情观察：观察腹部和会阴伤口敷料有无渗液、渗血，观察造瘘口处肠黏膜的血运情况。

（3）留置尿管的护理：尿管约放置 2 周，每天 2 次进行尿道口护理，术后 5～7 天起开始钳夹尿管，每 4～6 小时开放 1 次，训练膀胱收缩功能。

（4）引流管和切口护理：观察引流液的颜色、量和性质；保持腹腔及骶前引流管通畅，防止引流管堵塞；骶前引流管在术后 1 周可逐渐拔除，拔管后要填塞纱条，防止伤口封闭形成无效腔。

（5）结肠造口护理：观察造口情况，保护腹部切口，保护造口周围皮肤，并以复方氧化锌软膏涂抹周围皮肤。正确使用造口袋，造口袋内充满 1/3 排泄物时，应更换造口袋。

（6）并发症的预防：对于造口狭窄，待造口处拆线后，每日进行肛门扩张 1 次。对于切口感染，保持切口周围清洁干燥，及时应用抗生素，会阴部切口于术后 4～7 天开始给予 1∶5000 的高锰酸钾溶液坐浴，每天 2 次，以促进局部伤口愈合。对于吻合口瘘，术后 7～10 天不可灌肠，以免影响吻合口愈合。

（五）健康教育

1. 高危人群应定期行内镜检查，以便早期发现、早期诊断、早期治疗。

2. 预防大肠癌的知识：采取低脂肪、适量蛋白质及富含纤维素的均衡饮食；避免易引起产气的食物，如洋葱、豆类、啤酒等；避免生冷、辛辣刺激性食物；避免易引起便秘的食物；避免易引起腹泻的食物；不吃发霉变质的食物，少吃腌、熏、烧烤和油煎炸的食品，多吃新鲜蔬菜；防治慢性肠道疾病，如肠息肉、慢性结肠炎等。

3. 教会病人自我护理人工肛门，介绍造口护理方法和护理用品。

（1）病人每日定时结肠灌洗，训练定时排便习惯。

（2）术后 1～3 个月勿参加重体力劳动，掌握适当活动强度，保持心情舒畅。

（3）坚持术后化疗，3～6 个月门诊复查一次。

六、乳腺癌

乳腺癌是女性常见的恶性肿瘤。乳腺癌多发于 40～60 岁的妇女，其中以更年期和绝经期前后的妇女多见，男性很少见。

（一）病因

乳腺癌的病因尚不明确。乳腺癌的易感因素有乳腺癌家族史、部分乳房良性疾病、内分泌因素、环境因素和生活方式、营养过剩、肥胖、高脂饮食。

（二）临床表现

1. 早起表现：患侧乳房出现无痛性单发的小肿块，质硬，表面不甚光滑，与周围组织分界不清，且不易推动。病人常无自觉症状，多在无意中（洗澡、更衣）发现。随着肿块增大，乳房局部隆起，若肿瘤侵及 Cooper 韧带，可使其缩短而导致肿瘤表面皮肤凹陷，呈"酒窝征"。乳头深部肿瘤侵及乳管可使乳头内陷。肿瘤继续增大，若皮内和皮下淋巴管被癌细胞阻塞而引起淋巴回流障碍出现真皮水肿，皮肤呈"橘皮样"改变。邻近乳头或乳晕的肿瘤因侵及乳管使之收缩，可将乳头牵向肿瘤侧。

2. 乳腺癌发展至晚期全身呈恶病质表现：消瘦、乏力、贫血、发热等。

3. 乳腺癌淋巴转移常见部位为患侧腋窝淋巴结。先为少数、无痛、质硬、散在、可被推动，继之个数增多并融合成团，甚至与皮肤或深部组织粘连。有肺和胸膜转移者可出现呼吸困难、胸痛、咳嗽、气急，椎骨转移者常伴腰背痛，股骨转移则易引起病理性骨折，肝转移者可伴有肝大和黄疸。

（三）治疗

采取以手术治疗为主，辅以放疗、化疗、内分泌治疗、生物治疗等的综合治疗。

1. 手术治疗：乳腺癌根治术、乳腺癌扩大根治术、乳腺癌改良根治术、全乳房切除术、保留乳房的乳腺癌切除术5种手术方式均属治疗性手术。现力主缩小手术范围，加强术后综合辅助治疗。

2. 放疗：局部治疗的方法之一。在保留乳房的乳腺癌切除术后，放疗是重要治疗方法。目前根治术后不做常规放疗，对复发高危病例，放疗可减少腋淋巴结阳性病人的局部复发率，提高生存质量。

3. 化疗：一种必要的全身性辅助治疗，需在手术后近期内开始，联合化疗的效果优于单药化疗。

4. 内分泌治疗：肿瘤细胞中雌激素受体含量高者，称为激素依赖性肿瘤，可采用内分泌治疗。

（1）去势治疗：年轻妇女可采用卵巢去势治疗，包括药物（LHR类似物）、手术或X线去势。

（2）芳香化酶抑制药：这类药物能抑制肾上腺分泌的雄激素转变为雌激素过程中的芳香化环节，从而减少雌二醇，达到治疗乳腺癌的目的。

（3）抗雌激素治疗：常用他莫昔芬（三苯氧胺），该药可减少乳腺癌术后复发及转移，对雌激素受体、孕激素受体阳性的绝经后妇女效果尤为明显，同时可减少对侧乳腺癌的发生率。

5. 生物治疗：近年来逐渐推广使用曲妥珠单抗注射液，特别是对其他化疗药物无效者也有部分疗效。

（四）护理措施

1. 术前护理。

（1）乳腺癌具有双重威胁。除疾病带来的恐惧外，切除乳房还给病人带来痛苦、害怕。应加强心理疏导，介绍乳腺癌治疗成功病例，取得支持，鼓励夫妻双方坦诚以待，告知改善自身形象的方法（佩戴义乳）等。使病人相信术后不但不会影响工作与生活，而且切除的乳房可以重建。

（2）妊娠期及哺乳期病人应立即终止妊娠或停止哺乳，以免加快乳腺癌发展。

（3）晚期乳腺癌病人术前注意保持病灶局部清洁，应用抗生素控制感染，注意有无转移病灶。

2. 术后护理。

（1）病情观察：密切监测病人生命体征的变化。注意扩大根治术病人的呼吸，及时发现有无气胸，鼓励病人深呼吸防治肺部并发症。注意不可在患肢量血压、静脉注射及抽血。

（2）饮食护理：术后6小时无恶心、呕吐等麻醉反应者，可正常饮食，并保证足够热量和维生素，以便机体康复。

（3）体位护理：病人术后血压平稳后可取半卧位，有利于呼吸和引流。

（4）切口和引流护理。

1）皮瓣护理：观察皮瓣颜色及创面愈合情况并记录。注意伤口敷料，用胸带加压包扎，使皮瓣与胸壁贴合紧密，松紧度适宜以维持正常血运。观察患侧上肢远端血液循环，若包扎过紧，皮肤呈青紫色伴皮肤温度降低、脉搏不能扪及，提示腋部血管受压，应及时调整胸带的松紧度。若胸带松脱，应及时加压包扎。

2）引流管护理：术后留置引流管，以及时引流皮瓣下的渗液和积气，使皮瓣紧贴创面，避免坏死、感染，促进愈合。护理时应注意：①观察引流液的颜色、性质、量并记录，注意有无出血。②妥善固定引流管，病人卧床时固定于床旁，起床时固定于上衣。③保证引流通畅和有效的负压吸引，连接固定，定时挤压引流管或负压吸引器。④引流过程中若有局部积液、皮瓣不能紧贴胸壁且有波动感，应报告医师，及时处理。术后3~5天，皮瓣下无积液、创面与皮肤紧贴即可拔管。若拔管后仍有皮下积液，可在严格消毒后抽液并局部加压包扎。

（5）潜在并发症的预防。

1）患侧上肢肿胀：为乳腺癌根治术患侧腋窝淋巴结切除后，上肢淋巴回流不畅或头静脉被结扎、腋静脉栓塞、局部积液或感染等因素导致回流障碍所致。指导病人需他人扶持时只能扶健侧，以防腋窝皮瓣滑动而影响创面愈合；平卧时用软枕抬高患侧上肢，下床活动时用吊带托扶；按摩患侧上肢或进行握拳，屈、伸肘运动，以促进淋巴回流；肢体肿胀严重者，可戴弹力袖或使用弹力绷带以利于回流；肩部感染者，应用抗生素治疗。

2）气胸：乳腺癌扩大根治术有损伤胸膜的可能，术后应加强观察。病人若感胸闷、呼吸困难，应做肺部听诊、叩诊和X线检查，以尽早诊断和治疗。

（6）功能锻炼：为尽快恢复患肢功能，应鼓励和协助病人早期开始患侧上肢的功能锻炼。如无特殊情况，术后24小时内开始活动手部及腕部，术后3~5天活动肘部，术后1周，待皮瓣基本愈合后可进行肩部活动、手指爬墙运动（逐渐递增幅度），直至患侧手指能高举过头、自行梳理头发。患肢负重不宜过大或过久。

（7）心理护理：术后继续给予病人及家属心理支持。取得病人配偶的感情支持、理解与合作。引导病人尽早正视现实，鼓励其表述手术创伤对自己今后角色的影响，表达同情和提供改善自我形象的方法。注意保护病人隐私，操作时避免过度暴露，必要时用屏风遮挡。

（五）健康教育

1. 避孕：术后5年内应避免妊娠，以免促使乳腺癌复发。

2. 活动：术后近期避免用患侧上肢搬动、提取重物。

3. 化疗或放疗：化疗期间定期复查血常规，一旦出现骨髓抑制现象（血白细胞计数小于 $4\times10^9/L$），应暂停。放疗期间注意保护皮肤，出现放射性皮炎时及时就诊。

4. 义乳或假体：佩戴义乳和假体是病人改善自我形象的方法，介绍其作用和应用方法，如出院时暂佩戴无重量的义乳，有重量的义乳在治愈后佩戴。根治术后 3 个月行乳房再造术，但有肿瘤转移或乳腺炎者，严禁假体植入。

5. 自我检查：多数乳房疾病是由病人自己发现的，定期的乳房自查有助于及早发现乳房病变。检查最好在月经后的 4～7 天进行。自查方法：①站在镜前以各种姿势（双手撑腰、两臂放松垂于身体两侧、向前弯腰或双手高举枕于头后），比较双侧乳房是否对称、轮廓有无改变、乳头有无内陷及皮肤颜色。②于不同体位（平卧或侧卧），将手指平放于乳房，从外向乳头环形触摸，检查有无肿块。③检查两侧腋窝有无肿大淋巴结。④用拇指及示指轻轻挤压乳头检查有无溢液。疑有异常及时就医。

参考文献：

[1] 周清华，范亚光，王颖，等. 中国肺癌低剂量螺旋 CT 筛查指南（2018 年版）[J]. 中国肺癌杂志，2018，21（2）：67－75.

[2] Eggert J A，Palavanzadeh M，Blanton A. Screening and early detection of lung cancer [J]. Semin Oncol Nurs，2017，33（2）：129－140.

[3] 柳祎，王乐，刘继前，等. 食管贲门癌切除术后经逆行胃肠减压管的营养治疗 [J]. 癌症，2000，19（9）：949.

第五章 重症监护专科护理

第一节 常见监测

一、血流动力学监测

血流动力学监测是指根据物理学定律，结合病理和生理学的概念对循环系统中血液流动的规律进行定量、动态、连续的监测和分析，尤其是有创监测，可反映病人的循环状态，可根据测定的心排血量和其他参数计算出血流动力学的全套数据，为临床诊断、治疗和预后的评估提供可靠的依据。

1. 中心静脉压（CVP）：测定上、下腔静脉或右心房内的压力。正常值为 5~12mmH$_2$O。使用呼吸机时，胸腔内压力增高，可影响 CVP，测量时应暂停使用呼吸机。

2. 平均动脉压（MAP）：一个心动周期中的动脉血压的平均值。正常成人值为 70~105mmHg。

3. 心排血量（CO）：每分钟心脏的射出量，由心率和每搏输出量的乘积而得，是监测左心功能的重要指标。正常值为 4~6L/min。

4. 肺毛细血管楔压（PCWP）：在一般情况下，能较好地反映左心房平均压及左心房舒张末期压。该指标比较明确地反映整个循环的情况。

5. 肺动脉楔压（PAWP）：该指标能比较准确地反映整个循环情况，有助于判定左心室功能，反映血容量是否充足。正常值为 0.8~1.6kPa。

6. 平均肺动脉压（MPAP）：该指标能准确地反映整个循环的情况，有助于判定左心室功能，能反映血容量是否充足，正常值为 1.47~2.00kPa。

7. 心脏指数（CI）：每分钟每平方米体表面积的心排血量。正常值为 2.5~3.5 L/（min·m^2）。

8. 每博输出量（SV）：一次心搏由一侧心室射出的血量。成人在安静、平卧时，SV 为 60~90mL/beat。

9. 体循环阻力指数（SVRI）：体循环阻力表示心室射血期作用于心室肌的负荷，是监测左心室后负荷的主要指标。

10. 肺循环阻力指数（PVRI）：监测右心室后负荷的重要指标。在正常情况下，肺循环阻力是 SVRI 的 1/6。

11. 左心室做功指数（LVSWI）：左心室每次心搏所做的功，反映左心室收缩功能，正常值为 45~60 （g·m）/m²。

12. 右心室做功指数（RVSWI）：右心室每次心搏所做的功，反映右心室收缩功能。正常值为 5~10 （g·m）/m²。

二、呼吸功能监测

主要监测肺通气功能、氧合功能和呼吸机械功能，来判断肺功能的损害程度、治疗效果以及组织器官对氧气的输送和利用状态。

1. 潮气量（V_T）：呼吸时，每次吸入或呼出呼吸器官的气量。正常成人潮气量为 400~500mL（5~7mL/kg）。

2. 肺活量（V_C）：呼气末吸气至不能吸为止，然后呼气至不能呼出时所能呼出的所有气体容量。正常成人为 65~75mL/kg。肺活量的主要临床意义是判断肺和胸廓的膨胀度。它与呼吸肌力、肺弹性、性别、年龄、呼吸道通畅程度密切相关。

3. 肺内分流量（Q_S/Q_T）：插入右心漂浮导管后，吸纯氧 15~20 分钟，同时插入肺动脉和周围动脉血测定氧含量。正常值为 3%~5%。

4. 无效腔气量/潮气量（V_D/V_T）：判断肺泡的无效腔通气（即换气功能）的指标。正常值为 0.25~0.40。

5. 每分通气量（MV 或 V_E）：静息时，每分钟吸入或排出呼吸器官的总气量。MV=潮气量（V_T）×呼吸频率（f）。正常成人每分通气量为 8~10L，呼吸频率为 12~18 次/分钟。

6. 生理无效腔（V_D）：肺泡无效腔与解剖无效腔之和。肺泡无效腔是指每次呼吸进出肺泡但未进行交换的气量，正常人可忽略不计。故临床上常以解剖无效腔表示生理无效腔量。$V_A = (V_T - V_D) \times f$，它是维持动脉血二氧化碳分压（$PaCO_2$）正常的基本条件。

7. 最大通气量（MBC 或 MMV）：以最快的速度和尽可能深的幅度进行呼吸时所测得的每分通气量。一般测试 15 秒，将所测值乘以 4。MMV 和 MV 可以反映机体的通气贮备能力，以通气贮备百分比表示：$(MMV - MV)/MMV \times 100\%$。正常值大于或等于 93%。比预计值降低 20% 以上为不正常。

三、常用血气分析指标

1. 血 pH 值：氢离子活性的负对数，表示血浆酸碱度，取决于血浆中的 H^+。成人动脉血 pH 值正常为 7.35~7.45。pH 值大于 7.45 为碱中毒。但 pH 值正常并不一定是无酸碱平衡紊乱。pH 值小于 7.35 为酸中毒。

2. 动脉血氧分压（PaO_2）：动脉血浆中物理溶解的氧分子所产生的压力，是临床上判断呼吸性酸碱紊乱的指标。正常值为 4.53~6.00kPa（80~100mmHg）。当 PaO_2 增高时，表示呼吸性酸中毒或代谢性碱中毒时呼吸代偿。当 PaO_2 降低时，表示呼吸性碱中毒或代谢性酸中毒时呼吸代偿。

3. 血氧饱和度（SaO_2）：动脉血中血红蛋白实际结合的氧量与所能结合的最大氧量之比，是反映肺功能状况的指标。正常值为 96%~100%。SaO_2 取决于血红蛋白的含量。

4. 标准碳酸氢盐（SB）和实际碳酸氢盐（AB）：SB 是指全血在标准条件下（血氧饱和度 100%，体温 $37℃$，PaO_2 $5.33kPa$）测得的血浆 HCO_3^-。AB 是指在标准条件下隔绝空气状态，血标本中 HCO_3^- 的实际含量。SB 和 AB 的正常值均为 $22\sim27mmol/L$。

5. 全血缓冲碱（BB）：血液中缓冲碱的总和。正常值为 $44\sim55mmHg$。当 BB 增高时，表示代谢性碱中毒或呼吸性酸中毒肾脏代偿；当 BB 降低时，表示代谢性酸中毒或呼吸性碱中毒肾脏代偿。

6. 剩余碱（BE）：标准条件下将 1 升全血滴定至 pH 值为 7.40 所消耗碱或者酸的量。正常值为 $-3\sim3mmol/L$。当 BE 负值增加时，表示代谢性酸中毒；当 BE 正值增加时，表示代谢性碱中毒。

7. 阴离子间隙（AG）：非测定的阴离子（UA）和非测定的阳离子（UC）浓度之差。正常值为 16。当 AG 增高时，提示体内有酸性物质堆积。

四、其他器官功能监测

1. 肾功能监测：注意密切观察尿的颜色、性状，准确记录每小时尿量和尿比重。若尿液呈粉红色或深茶色，提示病人有不同程度的溶血现象。创伤性血尿一般为鲜红色，离心后颜色变浅，有红细胞沉淀，溶血所致血尿，离心后无变化，若尿液混浊，常常提示尿路感染或尿中蛋白含量较高。肾功能监测还包括尿常规及各项血、尿生化指标检查，如血、尿中尿素氮、肌酐、血肌酐清除率和血钾、尿钠的变化等。若尿素氮、肌酐持续增高，血肌酐清除率下降，尿钠浓度降低，提示有肾衰竭。若血清钾大于 $5.5mmol/L$，应观察病人有无肾衰竭所致的高钾血症。

2. 中枢神经系统功能监测：重在观察病人意识状态、病理生理反射及瞳孔变化等。对于颅内疾病、颅脑损伤或手术后的病人，需要监测病人的脑血流图、脑电图或诱发电位、颅内压、脑氧监测等的变化。

3. 肝功能监测：除注意观察皮肤巩膜有无黄疸、病人的神志改变外，还需要监测血清白蛋白、黄疸指数、凝血因子、胆红素、血清及酶谱等的变化。若病人出现皮肤、巩膜黄染，腹水，嗜睡，烦躁，神志恍惚甚至昏迷等临床症状和体征，应注意病人有肝脏功能障碍或肝昏迷，注意加强保肝治疗，避免使用损害肝细胞的药物。

第二节　常见重症病人的监测和护理

一、休克病人的监测与护理

休克是机体在各种有害因素侵袭下引起的以有效循环血容量骤减，组织灌注不足，细胞代谢紊乱、受损，微循环障碍为特点的病理过程。任何能阻止细胞接受足够血液量的情况，都可能干扰细胞代谢，导致休克发生。休克发病急，进展快，若未能及时发现和治疗，则可发展至不可逆阶段而导致死亡。

（一）病因

病因包括感染、失血和失液、神经或精神因素、过敏、心脏疾病、冷热损伤及创伤。各类休克的共同病理生理基础是有效循环血量锐减和组织灌注不足，导致微循环、代谢改变和内脏器官继发性损伤等。

（二）分类

1. 按病理生理分类。

（1）低血容量性休克（hypovolemic shock）：外科最常见的休克，主要由各种原因引起短时间内大量出血液及体液丢失，使有效循环血量降低所致，多见于腹部损伤引起的肝、脾破裂，胃底曲张静脉破裂出血，门静脉高压所致食管、大血管破裂，消化性溃疡出血及宫外孕出血等。治疗应及时补充血容量，治疗病因及阻止继续失血、失液。

（2）创伤性休克（traumatic shock）：由严重创伤使血液和血浆同时丢失所引起的休克，多见于各种严重创伤，如大范围组织挫伤、挤压伤、大面积撕脱伤、大血管破裂、骨折或大手术等。根据损伤的性质和种类决定手术与否。需手术治疗者，一般在血压回升或稳定后进行。

（3）感染性休克（septic shock）：亦称内毒素性休克，常继发于以革兰阴性杆菌为主的感染，如急性化脓性腹膜炎、绞窄性肠梗阻、泌尿系感染、胆管化脓性感染及败血症等。在休克未纠正以前，以抗休克为主，控制后，治疗感染。

2. 按血流动力学特点分类。

（1）低排低阻性休克：心排血量降低，外周阻力也降低，导致收缩压、舒张压和平均动脉压均明显降低，是失代偿的表现，常见于各种类型休克的晚期。

（2）低排高阻性休克：心排血量降低，外周阻力增高，血容量减少使皮肤温度降低，又称冷休克，常见于低血容量性休克和心源性休克。

（3）高排低阻性休克：总外周阻力降低，心排血量增高，血流增多使皮肤温度升高，称为暖休克，多见于感染性休克早期。

（三）临床表现

1. 血压与脉压：休克最重要、最基本的监测标指，但并不是反映休克程度最敏感的指标，应结合其他参数综合、连续地判断分析。

2. 意识和表情：脑血流灌注和身体循环状况的反映。休克早期病人表现为烦躁不安、焦虑或激动。当休克加重时，病人表现为表情淡漠、反应迟钝、意识障碍甚至昏迷。

3. 脉搏：休克早期脉率增快，休克加重时脉细弱，甚至摸不到。

4. 呼吸：注意呼吸次数及节律。休克早期，呼吸浅而快，多有代偿性通气。出现代偿性呼吸性酸中毒时，呼吸深而快。严重代谢性酸中毒时，呼吸深而慢。休克晚期发生心功能衰竭时，可出现潮式呼吸。

5. 皮肤温度：应注意病人面颊部及甲床的皮肤颜色、口唇黏膜是否苍白、四肢是否湿凉。休克晚期可出现发绀，皮肤呈现花斑状。补充血容量后，若四肢转暖、皮肤干燥，说明末梢循环恢复，休克有好转。但暖休克时皮肤表现为干燥潮红、手足温暖。

6. 尿量及尿比重：反映肾灌注的有效指标。每小时尿量少于 25mL，尿比重增高，血管收缩或血容量不足。尿量大于 30mL/h 时，表明休克有改善。

7. 体温：皮肤温度也可反映外周循环血液灌注情况。可监测中心温度和外周温度差，正常情况下相差 0.5~1.0℃，如大于 2.0℃提示外周循环收缩，皮肤循环灌注量不足。但感染性休克病人有高热，若体温突升至 40.0℃以上或骤降至 36.0℃以下，则病情危重。

（四）治疗

治疗的关键是尽早去除病因，迅速恢复有效循环血量，纠正微循环障碍，增强心肌功能，恢复人体正常代谢。

1. 一般紧急措施：止血、采取休克体位、保温、给氧、维持呼吸功能等。采取休克体位有利于血液回流；保持呼吸道通畅；止血、包扎、使用休克裤，以减少出血，克服有效循环血容量不足；保暖。

2. 补充血容量：应迅速梳理静脉通道；一般先快速输入扩容作用迅速的晶体液，再输入扩容作用持久的胶体液。

3. 积极处理原发病：由外科疾病引起的休克，在恢复有效循环血量后，需手术治疗原发病。有时需在抗休克的同时施行手术。

4. 纠正酸碱平衡：休克早期轻度酸中毒者无需应用药物。但休克严重、酸中毒明显、扩容治疗效果不佳时，需应用碱性药物纠正。

5. 应用血管活性药物：血管收缩药、扩张药及强心药物。

6. 改善微循环：休克发展至弥散性血管内凝血（DIC）阶段，需应用肝素抗凝治疗。DIC 晚期，纤维蛋白溶解系统亢进，可使用抗纤维蛋白溶解药。

7. 糖皮质激素和其他药物：对严重休克及感染性休克病人可使用糖皮质激素。

（五）护理措施

1. 补充血容量，恢复有效循环血量。

（1）专人护理。

（2）建立静脉通路：迅速建立 1~2 条静脉输液通道，必要时行中心静脉置管。

（3）合理补液：一般先快速输入晶体液，再输胶体液。根据血压及血流动力学监测情况调整输液速度（表 5-1）。

表 5-1　中心静脉压、血压与补液的关系

CVP	BP	原因	处理原则
低	低	血容量严重不足	应充分补液
低	正常	血容量不足	应适当补液
高	低	血容量相对过多或心功能不全	应给予强心药，纠正酸中毒，舒张血管
高	正常	容量血管过度收缩	舒张血管

CVP	BP	原因	处理原则
正常	低	血容量不足或心功能不全	补液试验

（4）记录出入量：记录 24 小时出入量作为治疗的依据。

（5）严密观察病情变化：每 15～30 分钟测体温、脉搏、呼吸、血压 1 次。观察意识表情、面唇色泽、皮肤肢端温度、瞳孔及尿量。当病人从烦躁转为平静，淡漠迟钝转为对答自如，唇色、肢体转暖，尿量大于 30m/h 时，提示休克好转。

2. 改善组织灌注。

（1）将病人头和躯干抬高 20°～30°，下肢抬高 15°～20°。

（2）使用抗休克裤。

（3）应用血管活性药物，监测血压的变化，及时调整输液速度。

3. 使用增强心肌功能的药物，在用药过程中，注意观察心率变化及药物的不良反应。

4. 保持呼吸道通畅。

（1）观察呼吸形态，监测动脉血气，了解缺氧程度。

（2）避免误吸、窒息。昏迷病人，头应偏向一侧或置入通气管，以免舌后坠或呕吐物误吸。有气道分泌物时及时清除。

（3）协助病人咳嗽、咳痰。痰液及分泌物堵塞呼吸道时，及时清除，必要时给予雾化吸入。

5. 预防感染，严格执行无菌技术操作规程，遵医嘱应用抗生素。

6. 调节体温，一般室温以 20℃左右为宜。切忌应用热水袋、电热毯等进行体表加温。输血前应将库存血复温后再输入。高热时，应物理降温，必要时采用药物降温。

7. 预防意外损伤。对于烦躁或神志不清的病人，应加床旁护栏以防坠床。必要时，四肢以约束带固定于床旁。

（六）健康教育

1. 鼓励病人自我照顾，增加自信心，保持良好心态。

2. 指导病人摄取适宜的饮食，记录出入水量，防止水电解质失调。

3. 引导家属科学照顾病人，给予心理支持。

二、呼吸衰竭病人的监测与护理

呼吸衰竭是指各种原因引起的肺通气和（或）换气功能严重障碍，在静息状态下亦不能维持足够的气体交换，而导致缺氧伴（或不伴）二氧化碳潴留，引起一系列生理功能和代谢紊乱的临床综合征。在静息状态、呼吸空气条件下，PaO_2 低于 60mmHg，伴或不伴有 $PaCO_2$ 高于 50mmHg，即为呼吸衰竭。动脉血气分析可作为诊断的依据。

（一）病因

引起呼吸衰竭的原因很多，以支气管、肺组织疾病所引起的呼吸系统疾病常见，其他包括重症肌无力、胸廓畸形、胸部手术、外伤、广泛胸膜增厚等。

（二）发病机制及分类

发病机制为肺泡通气量不足、通气/血流比例（V/Q）失调、弥散障碍及氧耗量增加。肺泡通气不足可引起缺氧和二氧化碳潴留。通气与血流比例失调和弥散障碍常引起低氧血症。

1. 按动脉血气分析分类：Ⅰ型呼吸衰竭，仅有缺氧（PaO_2 小于 60mmHg），无二氧化碳潴留，$PaCO_2$ 降低或正常，见于换气功能障碍；Ⅱ型呼吸衰竭，既有缺氧，又有二氧化碳潴留（PaO_2 小于 60mmHg，$PaCO_2$ 大于 50mmHg），由肺泡通气不足所致。

2. 按病程分类：肺呼吸功能正常，因多种突发因素引起通气或换气功能严重损害，在短时间内导致呼吸衰竭，称为急性呼吸衰竭，因机体不能很快代偿，如不及时抢救，将危及病人生命。原有慢性病导致呼吸功能损害逐渐加重，经过较长时间才发展为呼吸衰竭，称为慢性呼吸衰竭。由于缺氧和二氧化碳潴留逐渐加重，机体可代偿适应，多能胜任轻工作或从事日常活动，称为代偿性慢性呼吸衰竭。若在此基础上并发呼吸系统感染或气道痉挛等，出现急性加重。在短时间内 $PaCO_2$ 明显上升和 PaO_2 明显下降，则称为慢性呼吸衰竭急性加重。

3. 按病理生理分类：由神经肌肉病变引起则为泵衰竭，由气道、肺或胸膜病变引起则为肺衰竭。

（三）临床表现

1. 呼吸系统：呼吸费力、喘息等是病人最常见的症状。早期表现为呼吸困难，呼吸频率、幅度、节律变化。

2. 血液循环系统：早期心率增快、血压升高，因脑血管扩张产生搏动性头痛。晚期严重缺氧，中毒时，引起循环衰竭、血压下降、心律失常、心脏停搏。二氧化碳潴留导致皮肤潮红、湿暖多汗。慢性缺氧和二氧化碳潴留引起肺动脉高压，可导致右心力衰竭，出现体循环淤血体征。

3. 中枢神经系统：急性缺氧可导致精神错乱、抽搐、躁狂、昏迷等症状，产生意识、智力、定向力障碍。重者可因肺水肿、脑疝、累及脑干抑制呼吸而死亡。

4. 其他器官、系统损害：严重呼吸衰竭对肝、肾功能和消化系统都有影响。

（四）治疗

呼吸衰竭主要根据病史，结合临床表现和动脉血气分析结果诊断。呼吸衰竭的治疗原则是在保持呼吸道通畅的前提下，及时改善缺氧和纠正二氧化碳潴留、纠正低氧血症、纠正酸碱失衡和代谢紊乱，加强营养支持，积极治疗原发病，消除诱因，维护脑、心、肾等重要器官的功能，预防和治疗并发症。

（五）护理措施

1. 一般护理。

（1）休息与活动：根据病情，安排适当的活动量；做好基础护理，防止压力性损伤、摔伤等。

（2）指导和协助病人取半卧位或取坐位，指导病人进行有效呼吸。

（3）防止低氧血症，降低氧耗。

（4）环境应安静、安全、整洁、舒适，温度保持在 18～22℃，湿度 50％～60％，定期进行空气消毒，防止交叉感染。

2. 病情观察。

（1）评估病人的呼呼吸频率、深度和节律，使用辅助呼吸机的情况。

（2）监测动脉血气，评估意识状况及神经精神症状，观察缺氧及二氧化碳潴留的症状和体征。

（3）评估有无异常呼吸音、有无咳嗽以及能否有效咳痰，并记录痰的颜色、性质、量；正确留取痰液标本，检查痰液有无特殊气味，痰液量、色及黏稠度等的变化。

（4）观察有无肺性脑病，如有异常应及时与医师联系。昏迷病人还要检查瞳孔大小及对光反射、肌张力、腱反射病理征。

（5）发现病情变化及时抢救，迅速准备好抢救用品，及时准确地做好各项抢救配合工作，提高抢救成功率。预测病人是否需要面罩、气管插管或气管切开行机械辅助呼吸。

3. 现场急救：急性呼吸衰竭多突然发生，应在现场立即采取抢救措施，防止和缓解严重缺氧和二氧化碳潴留，保护重要器官组织的功能。

4. 体位护理：呼吸衰竭病人的体位取决于肺损伤的类型和引起低氧血症的原因。通气/血流比例失调所致低氧血症，合理的体位有助于改善通气/血流比例，促进气体交换。

5. 促进气道分泌物排出：维持气道通畅和促进气体交换的重要措施。

6. 心理护理：呼吸衰竭的病人常对病情和预后有顾虑，心情忧郁，对治疗丧失信心。应多了解和关心病人的心理状况。

7. 用药护理：正确给药，使用抗生素以控制肺部感染。密切观察疗效与不良反应。指导并教会病人正确使用支管解痉气雾剂，减轻支气管痉挛。Ⅱ型呼吸衰竭病人禁用对呼吸有抑制作用的药物，如吗啡等；慎用其他镇静剂，如地西泮等。

（六）健康教育

呼吸衰竭急性起病，病情危重，治疗护理复杂，病人及家属对病情不了解，病人和家属常出现焦虑、紧张或不合作等，因此应做好有关疾病的健康宣教和心理疏导工作，使病人和家属配合治疗护理，促进早日康复和出院后能较好地维持健康状态。

三、急性呼吸窘迫综合征病人的监测与护理

急性呼吸窘迫综合征（acute respiratory distress syndrome，ARDS）是指原心肺功能正常，由严重感染、创伤、休克等引起的以进行性呼吸窘迫、顽固性低氧血症、肺顺应性下降、肺广泛严重渗出、肺水肿等为特征的临床综合征。ARDS 是 ICU 最常见的呼吸衰竭，是一种严重的并发症。

（一）病因及发病机制

以感染性休克为最常见，其次为创伤、肺局部感染或全身感染。

1. 间接因素：严重肺外感染、严重的非胸部创伤、休克、药物或麻醉品中毒、过量输液或输血、体外循环、胰腺炎等。

2. 直接因素：反流误吸；各种病原体，如真菌、病毒、细菌、卡氏肺囊虫等引起的弥漫性肺部感染；吸入有毒气体，如长时间吸入臭氧、纯氧、二氧化氮、烟雾等；肺挫伤。

发病机制：上述病因通过多种作用，最终引起肺毛细血管内皮细胞损伤，使微血栓形成，水电解质紊乱，液体渗到肺间质和肺泡腔，引起肺水肿。肺水肿刺激肺毛细血管旁感受器，引起反射性呼吸增快，肺泡上皮损伤，表面活性物质减少或消失，导致小气道闭陷，肺泡萎陷不张，肺顺应性降低，功能残气量减少，肺泡内透明膜形成，肺不张，通气/血流比例失调，肺内动-静脉样分流增加。最终引起肺的氧合功能障碍，造成严重的低氧血症和呼吸窘迫。

（二）临床表现

除原发病的相应症状和体征外，在基础疾病救治过程中，可在数小时或数日的相对稳定期后，突然出现进行性呼吸窘迫、气促、发绀，且通常的吸氧疗法不能改善。早期两肺多无明显干、湿啰音，表现为呼吸费力、呼吸频率增快。中期呼吸频率越来越快，三凹征明显，呼吸机辅助呼吸，甲床、口唇发绀，进行性加重。肺部听诊两肺呼吸音降低。后期闻及明显湿啰音及支气管呼吸音，病人先可出现兴奋、焦虑，后出现意识模糊、嗜睡等。

（三）治疗

ARDS 的治疗原则是纠正缺氧、改善肺微循环、消除肺水肿、纠正肺泡萎陷及控制原发病。

1. 机械通气治疗：目的是维持适当的气体交换，从而避免严重并发症。机械通气是治疗 ARDS 的主要方法。

2. 吸氧治疗：及时纠正缺氧是抢救 ARDS 病人最重要的措施。常见鼻塞或面罩吸氧，一般需高浓度（大于 50%）给氧，使 PaO_2 大于 60mmHg 或 SaO_2 大于 90%。

3. 维持体液平衡：

（1）在保证足够血容量、血压稳定的前提下，要求出入液量呈轻度负平衡，以促进水肿消退，减轻肺水肿。

（2）适当使用利尿剂，如呋塞米，加速水肿液排出，一旦出现血容量过度负荷，可改善心肺功能，也可进行 PCWP 监测。注意治疗过程中应随时纠正电解质紊乱。

（3）ARDS 早期不宜输胶体液，因毛细血管通透性增加，内皮细胞受损，胶体液可渗入肺间质加重肺水肿。

4. 肾上腺糖皮质激素：常用甲泼尼龙或地塞米松。

5. 积极治疗原发病：原发病是 ARDS 发生发展的最重要原因。对病原体未明确的感染宜选用强效广谱抗生素。

6. 补充营养：可通过鼻饲、鼻肠管、三腔喂养或全胃肠外营养予以补充。

7. 其他特殊治疗：外源性表面活性物质治疗、体外/体内气体交换技术、氧化氮吸入及全氟化碳肺内灌注等。

（四）护理措施

ARDS 的护理措施可参见急性呼吸衰竭部分。保证充足的氧合和通气，促进气道分泌物排出，防止低氧血症，降低氧耗。病人采取适当体位促进通气和换气，防止并发症发生等。

1. 监测呼吸：有无自主呼吸，自主呼吸与呼吸机是否同步，呼吸的频率、节律、类型及两侧呼吸运动的对称性。

2. 监测心律、脉搏、血压：严密的监测和记录可早期识别心排血量降低。缺氧并发心排血量降低可加重组织损害，出现尿量减少、心律失常等。

3. 维持液体平衡：按医嘱严格控制静脉输入液体的量和速度，并防止脱水。

4. 药物护理：按医嘱使用镇痛、镇静药物和肌松剂，降低心脏负荷。

5. 监测意识状态：心排血量降低引起脑缺血缺氧，导致意识障碍。

6. 记录小时尿量：心排血量降低直接反映在尿量改变上，小时尿量低于 30mL 常常是心排血量降低的第一症状。

7. 心脏和肺听诊：肺部啰音和异常心音可能提示心力衰竭。

8. 监测体重：体重改变可反映液体容量状态。

9. 预防皮肤破损和感染：由于缺氧和心排血量降低，皮肤破损危险性增加，容易导致感染和败血症，因此应保持皮肤清洁干燥，保护受压部位，防止压力性损伤发生。

10. 心理护理：ICU 的环境及各种治疗对病人都造成刺激，人工气道导致病人语言沟通障碍。应缓解病人紧张情绪。

（五）健康教育

1. 绝对禁烟、禁酒。

2. 活动与休息：根据病人具体情况制订合理的活动与休息计划，避免耗氧量较大的活动。

3. 合理膳食，加强营养：应给予营养丰富、易消化、高热量、高蛋白、高维生素饮食，鼓励病人多饮水及应用化痰药物稀释痰液，多吃新鲜蔬菜和水果，控制糖类的摄入，预防便秘。

4. 预防感染：保证充足睡眠，加强锻炼，增强免疫力，远离危险因素，积极预防上呼吸道感染。

5. 用药指导：出院时将使用的药物剂量、用法和注意事项告知病人。

6. 向病人及家属讲解呼吸衰竭的征象及紧急处理方法，如有气急、发绀等不适，应及时就医。

7. 教会病人缩唇呼吸、体位引流及有效咳嗽、咳痰的方法。

四、重症胰腺炎病人的监测与护理

胰腺炎是指胰腺分泌的消化酶引起胰腺组织自身消化的化学性炎症。临床主要表现为急性上腹痛、发热、恶心、呕吐、血和尿淀粉酶增高，重症伴有腹膜炎、休克等并发症。重症急性胰腺炎（severe acute pancreatitis，SAP）占整个急性胰腺炎的 10%～20%，特点是出现局部并发症或全身并发症，病情复杂而严重，常合并严重感染和多器官功能衰竭，病死率高达 30%～50%。在重症急性胰腺炎病人中，凡在起病 72 小时内经正规非手术治疗（包括充分液体复苏）仍出现器官功能障碍者，可诊断为暴发性急性胰腺炎。

（一）病因

本病由胰腺组织受胰蛋白酶的自身消化作用而引起。胰酶被激活的原因主要包括通道梗阻因素、暴饮暴食、乙醇因素、血管因素、外伤和手术、感染因素、代谢性疾病、某些药物、遗传因素、精神因素、甲状旁腺功能亢进等。重症急性胰腺炎以广泛的胰腺坏死、出血为特征，伴轻微炎症反应。

（二）临床表现

1. 症状。

（1）腹痛：为本病主要表现和首发症状，多为突发性上腹或左上腹持续性剧痛或刀割样疼痛，可向背部放射，常在饱餐或饮酒后发生，伴有阵发性加剧，可因进食而增强，可波及脐周或全腹。

（2）恶心、呕吐及腹胀：早期为反射性，呕吐物为食物、胆汁。晚期是由麻痹性肠梗阻引起，呕吐物为粪样。重型者恶心、呕吐由腹腔内渗出液的刺激和腹膜后出血引起，麻痹性肠梗阻导致肠道积气、积液引起腹胀。

（3）发热：轻度急性胰腺炎可不发热或轻度发热。当合并胆管感染时，病人有寒战、高热。持续发热提示胰腺感染或脓肿形成，并出现中毒症状，严重者可体温不升。

（4）水电解质失衡、休克：由于呕吐、渗出和发热，病人可有轻重不等的脱水和代谢性酸中毒，加上继发感染，严重者出现休克症状。

（5）其他表现：黄疸、胰性脑病、胃肠出血（有呕血和便血）、心力衰竭与心律失常、肾缺血缺氧。

2. 体征。

（1）腹部压痛及腹肌紧张：其范围在上腹或左上腹部，一般较轻；当重型者腹内渗出液多时，则压痛、反跳痛及肌紧张明显，范围亦较广泛，但不及溃疡穿孔那样呈"板状腹"。

（2）腹胀：重型者因腹膜后出血刺激迷走神经引起麻痹性肠梗阻，使腹胀明显，肠鸣音消失，呈现"安静腹"，渗出液多时可有移动性浊音，腹腔穿刺可抽出血性液体，其淀粉酶含量甚高，对诊断很有意义。

（3）腹部包块：由于炎症包裹粘连，渗出物积聚在小网膜腔等部位，导致脓肿形成或发生假性胰腺囊肿，在上腹可扪及界限不清的压痛性包块。

（4）皮肤瘀斑：部分病人脐周皮肤出现蓝紫色瘀斑（Cullen 征）或两侧腰皮肤出现棕黄色瘀斑（Grey－Turner 征），此类瘀斑在日光下方能见到，故易被忽视。

（三）治疗

大多数急性胰腺炎属轻症，经 3～5 天积极治疗可治愈。

1. 非手术治疗：

（1）抑制或减少胰液分泌，如禁食及胃肠减压、抗胆碱能药及止痛治疗、H_2受体拮抗剂。

（2）抑制胰酶活性。

（3）抗休克及纠正水电解质失衡。

（4）营养支持。

（5）处理并发症，对于重症胰腺炎病人要密切观察病情变化，及时发现并发症并采取积极抢救措施。

2. 手术治疗：出现坏死感染者应手术治疗。手术方法为胰腺感染坏死组织清除术及小网膜腔引流加灌洗。暴发性胰腺炎和腹腔间隔室综合征病人应争取早期手术引流。对于有胆管感染者，做胆总管引流。

3. 全身感染期的治疗：

（1）继续加强全身支持治疗，维护器官功能和内环境稳定。

（2）积极防治感染，根据细菌培养及药敏结果，选择敏感的抗生素。对感染病灶进行积极的手术处理。对深部真菌感染选用抗真菌药物。防治各类导管相关性感染。

（3）抗休克：重型者常早期即出现休克，依据中心静脉压、血压、尿量、血细胞比容和电解质的监测补给平衡盐液、血浆、新鲜全血、人体白蛋白、右旋糖酐等血浆增量剂及电解质溶液，以恢复有效循环量和电解质平衡，同时应维持酸碱平衡。在上述情况改善后，在排除心功能不全引起的低血压后，可应用升压的血管活性药物，多巴胺为首选。同时应保护肾功能，应用利尿药，必要时行腹膜透析。呼吸衰竭时，应进行动脉血气分析，予以高流量吸氧，必要时应行气管切开和加压呼吸。若有心功能不全，应及时给予强心药。抢救时，均应与有关内科医师协作。

（4）空肠营养支持，病情缓解后逐步恢复饮食。

4. 残余感染期的治疗：

（1）继续强化全身支持治疗，加强营养支持。

（2）及时做残腔扩创引流，对不同消化道瘘做相应的处理。

（四）护理措施

1. 病情观察：密切观察病人神志、生命体征、腹部体征、主诉及腹腔压力的变化；监测无创血流动力学、尿量、出入量、血细胞比容、尿量和尿比重、血肌酐和尿素氮、凝血功能、CVP、淀粉酶和脂肪酶、内生肌酐清除率、电解质及酸碱平衡等；动态监测血气分析指标、血氧饱和度，以及早发现呼吸窘迫；关注影像学检查结果；动态评估病人营养状况，包括体重、血浆白蛋白等。

2. 镇静止痛：卧床休息，禁食，胃肠减压，给予抗胰酶药物，协助病人变换体位。遵医嘱给予丙泊酚、力月西、芬太尼等镇静止痛药，不单独使用吗啡，烦躁者给予必要的保护性约束。

3. 防治休克，维持水电解质平衡。

4. 营养支持。

（1）肠外营养：选择中心静脉置管或经外周中心静脉置管匀速泵入。做好导管护理、营养液管理。观察有无感染、堵塞、空气栓塞、水电解质紊乱、血糖紊乱、器官功能损害等肠外营养并发症。监测肝功能、血电解质、血糖情况。

（2）肠内营养：根据病人胃肠功能情况选择适宜的肠内营养制剂和喂养途径；管喂前应检查喂养管的位置，测量潴留量，应抬高床头 30°～45°，喂养后尽量让病人保持安静状态，避免病人呕吐、误吸；注意控制营养液的浓度、温度和速度，空肠喂养者速度不超过 125mL/h；监测病人有无腹痛、腹胀、呕吐、腹泻等肠道不耐受情况，及时查找原因并调整，定期监测病人营养状况。

5. 体温监测：若病人体温超过 39℃。遵医嘱送检血培养，进行物理降温或药物降温。

6. 引流管护理：分清每根引流管放置部位及作用，保持引流通畅。对于腹腔双套管灌洗引流的病人，应持续腹腔灌洗，引流管负压吸引，有效控制腹腔感染。

7. 严密观察并及时处理并发症。常见并发症有急性肾衰竭、术后出血、ARDS、休克、胰性脑病、胰腺或腹腔脓肿、胰瘘、肠瘘。

8. 中药灌肠、管喂的护理：中药温度 38～42℃，观察大便的颜色和性状，有无残留的粪渣。注意腹胀、腹痛症状是否减轻。如腹胀仍然明显，或灌肠后大便未排出，应适当按摩病人腹部，促使大便排出。如仍无大便排出，应通知医师。

（五）健康教育

1. 因胰腺内分泌功能不足而表现为糖尿病的病人，应遵医嘱服用降糖药物，如果行胰腺全切，则需终身注射胰岛素。要定时监测血糖和尿。此外，还要严格控制主食的摄入量，不吃或少吃含糖量较高的水果，多进食蔬菜，注意适度锻炼等。

2. 有胰腺外分泌功能不足的病人，应戒酒戒烟，不要暴饮暴食，少进食脂肪，多进食蔬菜、水果，少食多餐。必要时加用各种胰酶制剂。

3. 定期随访，防止并发症。如果病人发现腹部肿块不断增大，并出现腹痛、腹胀、呕血、呕吐等症状，则需及时就医。

五、上消化道出血病人的监测与护理

上消化道出血是指屈氏韧带以上的消化道，包括食管、胃、十二指肠、胰、胆管的病变引起的出血，以及胃空肠吻合术后空肠病变的出血。急性上消化道出血（acute upper gastrointestinal hemorrhage）一般指在数小时内失血量超过 1000mL 或病人循环血容量 20％的出血。

（一）病因

引起上消化道出血的病因很多：消化性溃疡为最常见的病因；其次为门静脉高压引起的食管胃底静脉曲张破裂、急性胃黏膜损害和胃癌等；胃肠道邻近器官组织（如胆管、胰腺）的疾病，全身性疾病如血液病、应激性溃疡、尿毒症、流行性出血热、系统性红斑狼疮等也可引起上消化道出血。

（二）临床表现

1. 呕血与便血：上消化道出血的特征性表现。因病变部位和性质、出血量与速度不同而有不同的临床表现。出血部位在幽门以下者多有黑便，在幽门以上者多有呕血与黑便。呕血与黑便的颜色与出血量和速度有关。呕血多为棕褐色，呈咖啡渣样，如呕血呈鲜红色或有血块，提示出血量大、速度快，在胃内停留时间短，未经胃酸充分混合即呕出。黑便呈柏油样，黏稠而发亮，是血红蛋白的铁经肠内硫化物作用形成硫化铁所致。当出血量大，血液在肠内推进较快时，粪便可呈暗红色或鲜红色。若空肠或回肠出血量小，在肠道停留时间较长，也可表现为黑便。

2. 失血性周围循环衰竭：急性周围循环衰竭程度与出血量和出血速度有关。若出血量较大（大于 1000mL）且速度快，易发生周围循环衰竭，病人常有烦躁、晕厥、口渴、心悸、心率增快、血压降低、脉压减小、尿量减少、面色苍白、皮肤湿冷等休克症状。

3. 发热：多数病人在休克被控制后出现低热，体温一般不超过 38.5℃，可持续3~5天。

4. 氮质血症：血尿素氮常增高，称为肠源性氮质血症，其原因主要是大量血液进入肠道，血液中蛋白质被消化吸收。

5. 血象变化：大量出血后出现失血性贫血。

（三）治疗

1. 非手术治疗：卧床休息，保持气道通畅，避免误吸。扩容、止血、抗休克，再针对病因进行治疗。止血方法：内镜下止血，起效迅速、疗效确切，应作为治疗的首选。常用的制酸剂包括质子泵抑制剂奥美拉唑、泮托拉唑及埃索美拉唑，组胺 H_2 受体拮抗剂西咪替丁、雷尼替丁及法莫替丁。抑酸药能提高胃内 pH 值，从而促进血小板聚集和纤维蛋白凝块形成，避免血凝块过早溶解，有利于止血和预防再出血。生长抑素可抑制胃酸分泌。血管加压素可收缩内脏小动脉，使门静脉血流量减少，减少内脏出血。选择性血管造影及栓塞治疗也可止血。压迫食管胃底曲张静脉，可用双囊三腔管压迫止血，控制出血。

2. 手术治疗：经内科积极处理后出血不能控制或反复出血者可考虑手术治疗。食管胃底静脉曲张出血者可行脾切除加门静脉断流术，缓解门静脉高动力循环状态并有利于肝功能恢复。

（四）护理措施

1. 一般护理：禁食、吸氧、卧床、镇静、注意保暖。呕吐时病人取侧卧位或头偏向一侧；休克病人取中凹卧位，防止误吸或窒息。关心、安慰病人，大出血时陪伴病人，协助全部生活护理从而消除病人的紧张恐惧心理。肝病病人忌用吗啡、巴比妥类药物，密切观察病情变化，及时配合抢救处理。

2. 积极补充血容量：

（1）立即建立大的静脉双通道或进行中心静脉置管，尽快合血。

（2）迅速补充血容量：配合医师迅速、准确地实施输血、输液、各种止血治疗及给药等抢救措施，观察效果及不良反应。失血性休克不宜单靠血管活性药物维持血压，以免加重组织缺氧。血管加压素可引起高血压、心律失常或心肌缺血，故滴注速度宜缓慢。监测中心静脉压，调整输液量和速度，避免因输液、输血过多过快而引起急性肺水肿，老年病人尤应注意。大量输血时应注意补充钙剂，以防发生枸橼酸钠中毒，肝硬化者输新鲜血。

（3）严密观察病情变化：记录呕血、便血的频度、颜色、性质、次数和总量；监测意识状态、脉搏和血压、中心静脉压、周围静脉特别是颈静脉充盈情况、尿量；定期复查血红蛋白、红细胞压积、红细胞计数、血小板计数与血尿素氮等，大量输入库存血时应注意监测血钾浓度。

体液复苏有效的指标：意识恢复；脉搏由快弱转为正常有力，收缩压接近正常，脉压差大于 30mmHg；中心静脉压好转；四肢末端由湿冷、青紫转为温暖、红润，肛温与皮温差减小（1℃）；尿量大于 0.5mL/（kg·h）。

3. 出血停止的征象：呕血、便血停止，症状明显好转，血压恢复正常；胃镜证实出血已止，溃疡面无新鲜出血征象；大便转黄，大便潜血转阴；胃管引流液无血液且变清。

4. 三（四）腔气囊管的护理：熟练的操作和插管后的密切观察及细致护理是达到预期止血效果的关键。目前已不推荐气囊压迫止血作为首选止血措施。其限于药物不能控制出血时暂时止血用，以赢得时间去准备其他更有效的治疗措施。

5. 饮食护理：食管胃底静脉曲张破裂出血的病人，急性期应禁食，止血后 1~2 天逐渐进食高热量、高维生素流食，限制钠和蛋白质摄入，避免诱发肝性脑病和加重腹水。大量呕血伴恶心、呕吐者应禁食。少量出血无呕吐者，可进温凉、清淡流食。出血停止后可逐渐改为营养丰富、易消化、无刺激性半流质、软食，开始少量多餐，以后改为正常饮食。禁食期间应保证充足热量供给，静脉补充液体和营养、电解质，维持水电解质平衡，积极预防和纠正体液不足。饮食不当是诱发再出血的主要原因之一，避免粗糙、坚硬、刺激性食物，且应细嚼慢咽，防止损伤曲张静脉而再次出血，这对消化性溃疡病人尤为重要。进食可中和胃酸，促进溃疡愈合，有利于止血。

（五）健康教育

1. 注意饮食卫生和饮食规律，戒烟戒酒，选择营养丰富、易消化的食物，避免过饥或暴饮暴食，避免粗糙、刺激性食物，或过冷、过热、产气多的食物、饮料等。合理饮食可避免诱发上消化道出血。遵医嘱服药。

2. 生活规律，避免剧烈运动，保持愉快心情，注意休息，避免长期精神紧张、过度劳累。

3. 病人及家属应学会早期识别出血征象及应急措施。病人出现头晕、心悸、呕血、黑便时，立即卧床休息，保持安静，减少身体活动，呕吐时取侧卧位以免误吸，立即送医院治疗。

4. 帮助病人和家属掌握病因和诱因、预防、治疗和护理知识，以减少再度出血的危险。慢性病病人应定期门诊随访。

六、重症烧伤病人的监测与护理

烧伤是指由各种热力（火焰、热蒸汽、热液、固体）、光源、化学物质及放射线等因素所致的组织损伤。不同面积、深度及部位的烧伤对病人局部及全身的影响有所不同。烧伤面积的估算法有中国九分法、十分法、手掌法，烧伤深度判断常用三度四分法。

（一）病因

烧伤的致伤原因很多，90％左右的烧伤是可以避免的。最常见的是热力烧伤，如沸水、火焰、热金属、水蒸气等；其次为化学烧伤，如强酸、强碱；再次为电伤；其他还有放射性烧伤，闪电烧伤。

（二）分期

1. 休克期（急性体液渗出期）：严重烧伤后，最早的反应是体液渗出。热力作用下组织间毛细血管通透性增加，血浆样渗液聚积至细胞间隙，形成水肿、水疱或直接丢失于体表，使体液减少、水电解质失衡、酸碱紊乱、血液浓缩。烧伤后48小时内，最大的危险是低血容量性休克，这是导致病人死亡的主要原因。

2. 感染期：创面从渗出为主逐渐转化为吸收为主，创面及组织中的毒素和坏死组织分解产物吸收入血，引起中毒症状。烧伤后皮肤生理屏障损坏，创面成为致病菌的"培养基"，感染的威胁将持续至创面完全愈合。

3. 修复期：浅度烧伤多能自行修复。Ⅲ°烧伤或严重感染的深Ⅱ°烧伤均需皮肤移植修复。

（三）临床表现

1. 烧伤面积：我国统一使用的烧伤面积计算法如下。

（1）手掌法：伤员本人五指并拢的手掌面积约为体表总面积的1％，五指自然分开的手掌面积约为体表总面积的1.25％。此法较简易，亦可辅助中国新九分法评估。

（2）中国新九分法：将人体按体表面积划分为11个9％的等份，另加1％，构成100％，适用于较大面积烧伤的评估。可简单记为：3、3、3（头、面、颈），5、6、7（双手、双前臂、双上臂），5、7、13、21（双臂、双足、双小腿、双大腿），13、13（躯干前、躯干后），1（会阴）（见表5-2）。

表5-2 中国新九分法

部位		占成人体表面积（％）	占儿童体表面积（％）
头颈	发部	3	9×1
	面部	3	9+（12-年龄）
	颈部	3	
双上肢	双上臂	7	9×2
	双前臂	6	9×2
	双手	5	

部位		占成人体表面积（％）	占儿童体表面积（％）
躯干	躯干前	13	
	躯干后	13	9×3
	会阴	1	
双下肢	双臀	男：5　女：6	
	双大腿	21	9×5+1
	双小腿	13	9×5+1-（12-年龄）
	双足	男：7　女：6	

2. 烧伤深度：通常采用三度四分法，即分为Ⅰ°、浅Ⅱ°、深Ⅱ°和Ⅲ°。Ⅰ°和浅Ⅱ°为浅度烧伤，深Ⅱ°和Ⅲ°为深度烧伤。

（1）Ⅰ°烧伤：又称红斑烧伤，仅伤及表皮浅层，再生能力强。表面皮肤灼红、干燥，有烧灼感，痛觉敏感，无水疱，3～7天痊愈，短期内有色素沉着。

（2）浅Ⅱ°烧伤：伤及表皮的生发层及真皮浅层。局部红肿明显，大小不一的水疱形成，水疱皮如剥脱，创面红润、潮湿，疼痛剧烈，水肿明显。2周左右愈合，有色素沉着，无瘢痕形成。

（3）深Ⅱ°烧伤：伤及真皮层，可有小水疱，疱壁较厚，基底苍白与潮红相间，湿润，痛觉迟钝，有拔毛痛，3～4周愈合，有瘢痕。

（4）Ⅲ°烧伤：伤及皮肤全层，累及皮下、肌肉及骨骼。痛觉消失，创面无水疱，无弹性，皮肤干燥呈蜡白或焦黄色甚至炭化成焦痂，痂下水肿并可见树枝状栓塞的血管。必须靠植皮愈合。

3. 烧伤严重程度：

（1）成人烧伤严重程度分类。

1）轻度烧伤：Ⅱ°烧伤面积小于或等于9％。

2）中度烧伤：Ⅱ°烧伤面积为10％～29％或Ⅲ°烧伤面积小于10％。

3）重度烧伤：总烧伤面积达30％～49％或Ⅲ°烧伤面积10％～19％，或虽然Ⅱ°、Ⅲ°烧伤面积不足其百分比，但病人已发生休克、吸入性损伤或合并较重的复合伤。

4）特重烧伤：烧伤总面积大于50％或Ⅲ°烧伤面积大于20％，或已有严重并发症。

（2）小儿烧伤严重程度分类。

1）轻度烧伤：烧伤总面积小于10％，无Ⅲ°烧伤。

2）中度烧伤：烧伤总面积10％～29％，Ⅲ°烧伤面积小于5％。

3）重度烧伤：烧伤总面积30％～49％，Ⅲ°烧伤面积5％～14％。

4）特重烧伤：烧伤总面积大于50％，Ⅲ°烧伤面积大于15％。

4. 吸入性损伤（呼吸道烧伤）：常与头面部烧伤同时发生，由吸入浓烟、火焰、水蒸气、热气或吸入有毒、刺激性气体所致。病人可有呛咳、声嘶、吞咽疼痛、呼吸困难、发绀、肺部哮鸣音等表现，易发生窒息或肺部感染。若吸入支气管和肺泡，具有局部腐蚀和全身毒性作用，导致吸入性窒息，有些甚至无体表烧伤已死亡。

（四）治疗

1. 小面积浅表烧伤应清创，保护创面，防治感染，促进愈合。深度烧伤组织应早期切除、植皮，大面积深度烧伤病人应早期及时输液，维持呼吸道通畅。及时纠正休克，控制感染，防治多器官衰竭。

2. 现场救护。

（1）迅速脱离热原：若为火焰烧伤，应尽快灭火，切忌用手扑打火焰、奔跑呼叫，烧伤创面立即用清水连续冲洗或浸泡；若为电击伤，迅速使病人脱离电源；若为碱、酸烧伤，即刻脱去或剪开沾有碱、酸的衣服，以大量清水冲洗，冲洗时间适当延长。

（2）抢救生命：首先处理窒息、心跳骤停、大出血、开放性气胸等危急情况。疑有呼吸道烧伤时，应保持口、鼻腔通畅，必要时行气管切开。

（3）预防休克：合并呼吸道烧伤或颅脑损伤者忌用吗啡。伤后应尽早实施补液方案，尽量避免口服补液。必要时可口服淡盐水。

（4）尽快转送：休克期最好待病情平稳后再转运。途中应建立静脉输液通道，保持呼吸道通畅。抬病人上下楼时，头朝下方；用汽车转运时，病人应横卧或取头在后、足在前的卧位，以防脑缺血。

（5）保护创面和保温：暴露的体表和创面，应立即用无菌敷料或干净床单覆盖包裹，避免创面受压。

（五）护理措施

1. 吸入性损伤的护理。

（1）保持呼吸通畅：鼓励病人深呼吸，用力咳嗽、咳痰，翻身拍背。对咳痰困难、衰弱无力、有坏死组织脱落、气道内分泌物多者，及时吸净口鼻及气管插管分泌物，必要时行机械辅助通气。

（2）吸氧：氧浓度一般不超过 40%，采用雾化吸入，一氧化碳中毒者给予纯氧吸入。

（3）掌握并观察记录输液量及速度，少输库存血，防止急性肺水肿等发生。

2. 休克护理。

（1）密切观察病情，以使病人尽早恢复体液平衡，保证有效的循环血量。专人护理按各项评估要求至少每 2 小时监测一次生命体征、血氧饱和度、尿量及尿比重、pH 值及有无肌红、血红蛋白尿。

（2）液体疗法：

1）准确输液和保证输液途径通畅，按补液方案尽早实施，加强监测，一般始于烧伤后 1 小时内。测每小时尿量是评估休克是否纠正的重要指征之一。根据伤情合理分配液体量、确定液体性质和决定输入速度等。一般为"先晶后胶，先盐后糖，先快后慢"。若病情平稳，口渴较重，在严密观察下，适量服用每升含氯化钠 0.3g、碳酸氢钠 0.15g 的烧伤饮料，但要防止急性胃扩张、胃出血的发生。

2）液体疗法有效的评估标准：病人神志清楚。尿量成人为 30～50mL/h，儿童为

20mL/h，婴儿为 1m/（kg·h），CVP 为 6~12cmH$_2$O，血清电解质，如 K$^+$、Na$^+$ 值正常。注意动态观察小便，记录输入液量，评估出入量及监测血电解质和尿生化，为静脉补液的量和质提供依据，避免盲目补液导致水电解质失衡。

3. 创面护理。

（1）包扎疗法护理：包扎疗法适用于小面积或肢体部位创面，可用生理盐水、1%苯扎溴铵、0.5%氯己定或碘伏等消毒后，涂以烧伤软膏，覆盖厚层纱布后包扎。Ⅱ°烧伤者的水疱可保留或用空针抽出内液，破裂的水疱囊及异物应清除，创面用 1%磺胺嘧啶银糊等涂抹。

（2）暴露疗法护理。

1）特殊部位：头、面、颈、会阴部等不便包扎的创面可用暴露疗法或半暴露疗法，趋于愈合或小片植皮的创面亦可半暴露。会阴部烧伤者应尽早剃除阴毛清创，采用暴露疗法，留置尿管，保持创面清洁干燥，避免大小便污染创面。

2）暴露疗法护理重点：保持创面干燥，促使焦痂或痂皮早日形成且完整；创面不应覆盖任何敷料或被单；随时用无菌吸水敷料或棉签吸净创面渗液，尤其是头面部创面；适当约束肢体，防止抓伤；焦痂可用 2%碘酊涂抹 2~4 天，每天 4~6 次；用翻身床或定时翻身，避免创面因受压而加深；环形焦痂者，应注意呼吸和肢体远端血运；控制室温为 28~32℃，湿度为 70%左右。

（3）半暴露疗法护理：用单层抗生素或薄油纱布紧密覆盖创面，保持创面干燥，预防感染。

4. 肢体护理：肢体烧伤后，在抬高的同时，密切观察指（趾）端循环，置肢体于功能位，必要时行被动运动；对意识障碍或烦躁病人给予保护性约束，避免自伤或坠床。

5. 五官护理：对于头面部烧伤者，眼部使用无菌棉签清除分泌物，白天滴氯霉素眼药水，夜间涂红霉素眼膏，防止眼内感染，若眼睑不能闭合，可用眼膏涂抹在角膜处或缝合上下眼睑，避免暴露性角膜溃疡；若耳部烧伤创面渗出液常引流不畅，可在患侧外耳道口放置无菌干棉球，浸湿后及时更换，或使用无菌纱布垫于引流部，避免渗出液流入耳内和耳廓受压，防止中耳炎或耳软骨膜炎发生；若口唇肿胀外翻导致口腔黏膜外露，可涂抗菌软膏并行口腔护理，保持口腔清洁舒适；若合并有颅脑损伤，注意观察有无脑脊液耳漏的发生；及时清除鼻腔异物或分泌物，使用生理盐水棉签清洁鼻腔，保持鼻腔湿润，防止干燥出血；若面部肿胀，抬高床头，有人工气道的病人，保持人工气道固定良好和通畅，及时抽吸痰液，气管切开的病人做好切口护理，防止感染。

6. 心理护理：由于意外伤害，病人缺乏心理准备，对所遭受的痛苦难以接受。应同情安慰病人，稳定其情绪。帮助病人面对烧伤的事实，尤其对于需多次植皮的病人，应耐心解释，消除其疑虑和恐惧，鼓励其树立信心，配合治疗。

7. 疼痛护理：由于心理压力以及烧伤创面感觉神经末梢的暴露和反复受到刺激，病人疼痛严重。减轻痛苦的非药物性方法有精神放松、引导和转移注意力等。药物性止痛应选用多种剂型、多种途径给药。

8. 并发症处理及护理。

（1）感染：

1）严格执行消毒隔离制度，减少人员流动，医务人员注意手卫生，做好环境管理和空气消毒，防止院内交叉感染的发生。

2）加强创面的护理和病情观察。病人如出现高热寒战、心率加快，创面有脓性分泌物或坏死、异味，白细胞计数和中性粒细胞计数明显升高，提示可能有感染发生，遵医嘱合理使用敏感抗生素。

3）通过肠内、肠外营养，增强机体免疫力，尽可能采用肠内营养，保护肠道屏障。注意肠内营养液的温度、浓度和输入速度，保持营养管路固定和通畅，避免误入气道引发吸入性肺炎，观察有无胃潴留、腹胀、腹泻，监测血糖和营养指标，并做好深静脉置管护理，防止导管相关性血流感染。

（2）应激性溃疡：大面积烧伤病人由于应激反应易导致消化道黏膜水肿、糜烂、出血，可通过胃肠减压器引出或由病人呕吐出咖啡样物或血性液，病人也可能排出柏油样大便，可通过隐血试验判断有无出血。应激性溃疡致胃出血病人暂禁食，行胃肠减压，通过胃管管喂冰盐水或云南白药。呕吐者取半卧位，头偏向一侧，防止误吸。遵医嘱使用抑酸药和止血药，以减少胃酸分泌，保护胃黏膜，防止再次出血。

（六）健康教育

普及防火、灭火、自救常识，预防烧伤事件的发生。维持并固定肢体于功能位。在烧伤早期即注意维持各部位的功能位，病人及家属共同制订康复计划，加强肢体的功能锻炼。若肢体烧伤采用包扎疗法，予以适当加压。防止紫外线和红外线过多照射，瘢痕创面避免机械性刺激，以免加重瘢痕增生。颈部烧伤应取后伸位，四肢烧伤取伸直位，手部固定在半握拳的姿势且指间垫油纱以防粘连。创面愈合后尽早下床活动，逐渐进行肢体和关节的锻炼，以恢复功能。

参考文献：

[1] 季蓉. 慢性阻塞性肺病呼吸功能衰竭病人呼吸功能及其他遗传学研究 [J]. 国外医学·呼吸系统分册，2000，20（1）：25－27.

[2] Cancio L C. Initial Assessment and Fluid Resuscitation of Burn Patients [J]. Surg Clin N Am, 2014（94）：741－754.

[3] 林春荣，姚晓敏，陈肖平. 消化内镜治疗上消化道出血的临床研究 [J]. 深圳中西医结合杂志，2019，29（15）：151－152.

第六章 静脉输液治疗专科护理

第一节 理念和发展历程

静脉输液治疗是利用液体静压的作用原理，将一定量的无菌溶液（药液）或血液直接滴入静脉的方法，是临床抢救和治疗病人的重要措施之一。

一、静脉输液治疗理念

（一）形成阶段

17 世纪，随着《血液循环论》的出版，人们开始尝试静脉输注各种液体、血液，静脉输液治疗逐渐开始在临床上尝试。

19 世纪 60 年代，随着细菌学理论的出现和抗感染剂、致热源的发现，安全输液理念逐渐受到重视。静脉输液治疗实现了历史性突破。

（二）发展阶段

1940 年以前，静脉输液治疗被认为是一项医疗行为。20 世纪 40 年代后，护士被允许进行静脉输液操作。美国波士顿麻省总医院的 Ada Plumer 护士是第一位被允许进行静脉输液治疗的护士，之后她建立了第一个静脉输液治疗团队。此后静脉输液的执行者逐渐由医师转为护士，使得静脉输液治疗得到广泛开展。静脉输液治疗范围也从最初的重大疾病治疗扩大到营养支持、常规疾病用药治疗，静脉输液治疗理念扩展到血管的选择、静脉输液工具的选择及对病人的舒适性进行探索。

（三）成熟阶段

随着医学及护理学技术的飞速发展，静脉输液治疗理念随之发展成熟。

1. 被动静脉输液治疗：带有完成任务性质，习惯性使用静脉输液器材（如一次性静脉输液钢针），事先没有对病人做系统、准确的评估就开始静脉输液治疗。其结果是反复的外周静脉穿刺，可能由于药物特性引发严重并发症，使中心静脉穿刺变得更费时、费力。

2. 主动静脉输液治疗：对病人病情、治疗需要和血管通道器材等主动进行评估，从而选择合适的血管通道、器材为病人进行静脉输液治疗，主动地完成护理评估程序。

2012 年，临床护理提出了安全输液及舒适护理的新理念，强调安全输液不仅包括病人安全，也要注意护士安全。一次性静脉输液钢针是临床最主要的输液器材。2014 年推出全疗程"一针治疗"，建立"无钢针"病房的静脉输液治疗最新理念，减少病人血管损伤。

目前静脉输液治疗最佳实践标准：程序化操作，减少穿刺次数、并发症、住院费用、针刺伤及劳动强度，为病人提供高质量的静脉输液治疗护理服务，提高病人满意度。

二、中国静脉输液治疗发展历程

（一）发展初期

在 1940 年以前，静脉输液治疗只是危重疾病的一种额外治疗手段，仅仅由医师操作，护士只能协助做相关物品准备工作。1940 年以后，静脉输液技术迅速发展，护理责任范围扩展。

20 世纪 50 年代，国内只能生产少量墨菲滴管，这些滴管质量差，导致输液反应频繁出现。20 世纪 70 年代中期，人们开始尝试使用注射长钢针、静脉切开的方法进行输液。20 世纪 80 年代初，一次性静脉输液钢针被引入，成为临床常用的输液工具。20 世纪 80 年代中期，输液器开始采用一次性塑料输液管，输液反应减少。这为静脉输液的广泛应用创造了基本条件。

20 世纪 90 年代，我国的静脉输液技术开始快速发展与革新。同期，静脉输液工具的选择更加多样化。我国开始在临床上广泛应用静脉留置针。20 世纪 90 年代中后期，我国经外周静脉置入中心静脉导管（PICC）引入，主要应用于胃肠外营养和肿瘤化疗。1998 年，我国批准全密闭式软袋输液系统，全密闭式安全输液理念被引入我国并开始受到关注，使静脉输液治疗安全性得到提升。

（二）走向成熟

1999 年，中华护理学会静脉输液治疗专业委员会在北京成立，代表我国静脉输液技术逐渐走向成熟。2001 年后，各种材质和形式的 PICC 和输液港开始广泛应用于临床。2005 年，《一次性使用输液器　重力输液式》（GB 8368—2005）的正式颁布，标志着我国静脉输液工具的应用标准正式与国际接轨。随着塑化剂对人体的危害及避免各种静脉输液安全隐患越来越受到关注和重视，非 PVC 全密闭输液软袋越来越被我国医护人员接受。2009 年王建荣主编的《输液治疗护理实践指南与实施细则》为临床护士提供了静脉输液参考，标志着我国静脉输液逐渐规范成熟。

第二节　静脉输液护理技术

一、药物性质

药物性质包括物理性质和化学性质。药物的物理性质包括药物分子大小、溶解度、解离度、pH 值、挥发性、熔点及密度等，化学性质包括氧化、还原、分子化学反应特征等。pH 值、渗透压、药物间的配伍作用对血管和局部组织的影响较大。如果药物使用不当，会给病人带来较大伤害。

（一）药物 pH 值

溶液酸碱度是表示溶液酸性或碱性程度的数值，即水溶液中氢离子浓度的负对数，用 pH 值表示。生理情况下，正常人体血浆 pH 值为 7.35～7.45。

溶液和药物的 pH 值过高或过低都会刺激静脉。输注药物 pH 值应保持在 6～8，尽量减少对静脉内膜的破坏。pH 值高于 9 或低于 5 时，均可导致酸碱平衡失调，影响上皮细胞吸收水分，增加血管通透性，出现局部红肿、血液循环障碍、组织缺血缺氧，干扰血管内膜的正常代谢及正常功能，并诱发血小板聚集和继发血栓性静脉炎。改变药物 pH 值而不影响药物效果是困难的。血液能将药物的 pH 值缓冲到正常范围，输注越慢，缓冲得越好。临床常用药物 pH 值及渗透压见表 6－1。

表 6－1　临床常用药物 pH 值及渗透压

药物名称	稀释药物	酸碱度（pH 值）	渗透压（mmol/L）	危险度
5％葡萄糖	/	3.8～4.0	250	低度危险
葡萄糖氯化钠注射液	/	3.5～5.5	/	/
10％葡萄糖	/	3.2～6.5	500	中度危险
50％葡萄糖	/	3.2～6.5	2526	高度危险
氯化钠注射液	/	4.5～7.5	260～320	
乳酸钠林格注射液	/	6.5～7.5	240～270	
20％甘露醇	/	5.0～7.0	1098	高度危险
灭菌注射用水	/	5.0～6.8	/	
右旋糖酐	NS@50mg/mL	5.2～6.5	2000	高度危险
5％碳酸氢钠	/	8.9～9.0	1190	高度危险
TPN	/	/	1400	高度危险
静脉营养液	/	5.3～6.3	1100～1400	高度危险
中长链脂肪乳 C_{6-24}	/	6.5～8.8	10％（272）20％（273）	高度危险
复方氨基酸 18AA－Ⅱ	/	5.6	8.5％（810）11.4％（1130）	高度危险
丙谷酰谷氨酰胺注射液	/	5.4～6.0	921	高度危险
顺铂	/	3.5～6.0	300	中度危险
长春新碱	/	3.5～5.5	610	高度危险
环磷酰胺	/	3.9～9.0	352	低度危险
多柔比星（阿霉素）	/	3.0	280	中度危险
表柔比星	/	3.0	/	高度危险
紫杉醇	/	4.4～6.5	/	中度危险

药物名称	稀释药物	酸碱度(pH值)	渗透压（mmol/L）	危险度
丝裂霉素	/	6.8～8.0	/	低度危险
阿昔洛韦	NS@5mg/mL	10.5～11.6	316	高度危险
更昔洛韦	NS100mL	11.0	320	高度危险
头孢呋辛	D5W50mL	6.8～8.5	270～330	低度危险
头孢唑肟	D5W50mL	6.7～8.0	270～330	低度危险
头孢他啶	SWI10mL	6.0～8.0	240	低度危险
环丙沙星	D5W@100mL	3.9～4.5	285	中度危险
加替沙星	D5W@10mg/mL	3.5～5.5	/	中度危险
万古霉素	/	3.5～4.5	/	中度危险
甲硝唑注射液		4.8～7.0	/	低度危险
去甲肾上腺素	/	3.0～4.5	/	中度危险
盐酸多巴酚丁胺	NS@4mg/mL	3.5	280	中度危险
多巴胺	D5W	2.5～4.5	277	中度危险
呋塞米	/	8.5～9.5	/	中度危险
胺碘酮	/	4	700～800	高度危险
苯妥英钠	NS@5mg/mL	9.5～11.5	312	高危险度
吗啡	NS 10mg/mL	2.0～6.0	295	中度危险
氨茶碱	NS@5mg/mL	9.6	349	低度危险
异丙嗪	/	4.0～5.5	/	中度危险
硝酸甘油	/	3.0～6.5	/	中度危险
七叶皂苷钠		4.6	/	中度危险

注：1. D5W 表示"用 5％GS 稀释"，D10W 表示"用 10％GS 稀释"，SW 表示"用盐水、糖水稀释"，@表示"使用"，SWI 表示"用糖水、盐水、注射用水稀释"。

2. 以上 pH 值均为药物或溶媒在未混合前的自身 pH 值。

（二）药物渗透压

在两个相邻体液腔隙中，若两个腔隙静水压相等，而体液中溶质浓度不同，则溶质浓度低的腔隙中的水会向溶质浓度高的腔隙中转移，溶质浓度高的腔隙的静水压增高，这种水的转移称为渗透，增高静水压叫作渗透压。溶液的渗透压与溶液中溶质的浓度成正比，而与溶液中溶质颗粒的种类无关。这些溶质颗粒，既可以是分子，也可以是离子；既可以是阳离子，也可以是阴离子。

正常人血浆渗透压是 280～310mmol/L，小于 280mmol/L 为低渗，大于 310mmol/L 为高渗。渗透压与血浆渗透压相等，即称为等渗溶液。把红细胞放在比红细胞内溶质浓度低的溶质溶液中，水从细胞外向细胞内转移，因而红细胞会膨胀，甚至破裂，使红细胞膨胀的溶液称为低渗溶液。把红细胞放在比红细胞内溶质浓度高的溶质溶液中，水从细胞内向细胞外转移，因而红细胞会皱缩，这样的溶液称为高渗溶液。

静脉输注液体其渗透压应与人体相等或偏高。根据药物化学成分利用稀释剂，药物的渗透压浓度是可以改变的，可将最终渗透压浓度稀释为等渗溶液。如果不能改变最终渗透压浓度，应缓慢给药，以增加血液的稀释。相关研究证实，静脉输注时间越长，外周静脉内皮细胞可耐受的渗透压越低；若降低溶液的渗透压，即使增加输液量也不会引起静脉炎。在静脉输注高渗溶液时，注意控制适宜的速度和用量，若输注速度太快，用量太大，易造成局部高渗状态而引起红细胞皱缩。如果给药渗透压浓度在 900mmol/L 或以上（2016-INS 指南），应采用中心静脉导管。

（三）药物配伍禁忌

临床用药过程中，将两种或两种以上药物混合在一起称为配伍。配伍禁忌，指两种以上药物混合使用或药物制成制剂时，出现使药物中和、水解、破坏失效的理化反应，这时可能药物发生浑浊、沉淀、变色及产生气体等外观异常的现象，也可能发生肉眼观察不到的理化改变。有些药品配伍使药物的治疗作用减弱，导致治疗失败；有些药品配伍使毒性增强，引起严重不良反应；还有些药品配伍使治疗作用过度增强，超出了机体耐受力，也可引起不良反应。这些配伍均属配伍禁忌。

1. 配伍禁忌的种类。

（1）物理性配伍禁忌：某些药物配合在一起会发生物理变化，即改变了原先药物的溶解度、外观形状等物理性状，影响药物使用。物理性配伍禁忌常见的外观有 4 种，即分离、沉淀、潮解、液化。

（2）化学性配伍禁忌：某些药物配合在一起会发生化学反应，不但改变了药物的性状，更重要的是使药物减效、失效或毒性增强，甚至引起燃烧或爆炸等。化学性配伍禁忌常见的外观现象有变色、产气、沉淀、水解、燃烧或爆炸等。

（3）药理性配伍禁忌：两种或两种以上药物互相配伍后，由于药理作用相反，使药效降低甚至抵消。属于本类配伍禁忌的药物很多，如中枢神经兴奋药与中枢神经抑制药、氧化剂与还原剂、泻药与止泻药、胆碱药与抗胆碱药等。本类药在发挥其防治作用时是配伍禁忌，而当某一药物中毒时应用药理作用相反的药物进行解救，不属于配伍禁忌。

2. 药物相互配伍应用，因受许多因素的影响，会产生物理或化学的配伍禁忌，情况复杂多样，但基本规律如下：

（1）静脉注射的非解离性药物很少产生配伍禁忌，但应注意其溶液的 pH 值。

（2）无机离子中的钙和镁常常会形成难溶性沉淀，阴离子不能与生物碱配伍。

（3）阴离子型有机化合物，如青霉素类的盐类，与 pH 值较低的溶液或具有较大缓冲容量的弱酸性溶液配合时会产生沉淀。

（4）阳离子型有机化合物，如生物碱类，与高 pH 值的溶液或具有大缓冲容量的弱碱性溶液配合时会产生沉淀。

（5）阴离子型有机化合物与阳离子型有机化合物溶液配合时，也可能出现沉淀。

（6）两种高分子化合物可能形成不溶性化合物。高分子化合物有抗生素类、水解蛋白、胰岛素、肝素等，如两种电荷相反的大分子物质相遇时会产生沉淀。

（7）使用某些抗生素如青霉素类、红霉素等时，要注意溶液的 pH 值，溶液 pH 值应与这些抗生素的 pH 值相近，差距越大，分解失效越快。

（8）不要忽视换药时输液器中的配伍禁忌。临床中序贯配伍时须在两组药物溶液转接过程中，用一定量的生理盐水或其他溶液隔离，将原药液冲洗干净后才进行更换。

3. 避免配伍禁忌发生的方法：

（1）加强学习，了解常用注射剂的配伍禁忌。对发生配伍禁忌较多的药物，如确实需要前后相接输液，应将输液器内的前种药物残液用生理盐水或其他可与其相配伍的注射液冲洗干净后再静脉滴注。如确实不清楚两种药物混合是否有配伍禁忌而必须混合时，可在用药前用注射器抽取少量等量的两种药物混合，观察 10～20 分钟，如有配伍禁忌再用液体将两者隔开。

（2）在用药中，除需注意药理作用互相对抗的药物（如升压药与降压药、止血药与抗凝血药等），还需注意其他药理性配伍禁忌，如吗啡与阿托品联合使用时会消除吗啡对呼吸中枢的抑制作用，使药效降低。理化性配伍禁忌须注意酸碱性药物的配伍问题，应使用不同输液器，避免直接配伍使用，如丹参酮与不少氟喹诺酮类药物存在配伍禁忌，可产生沉淀等。

（3）在新药使用前应认真阅读使用说明书，全面了解新药的特性，避免盲目配伍。在不了解其他药液对某药的影响时，可将该药单独使用。两种浓度不同的药物配伍时，应先加浓度高的药物至输液瓶中，后加浓度低的药物，以减少发生反应的速度。两种药物混合时，一次只加一种药物到输液瓶，待混合均匀后液体外观无异常变化再加另一种药物。

（4）慎重使用中药注射剂。中药注射剂由于成分复杂性、提取工艺局限性，很难保证与其他药物配伍时不发生反应。应尽量避免使用中药注射剂，严格掌握配伍禁忌，单独配制并避免与其他药物同管路连续输注，以保障用药安全。

（5）抗生素与其他药物配伍后发生配伍变化较多，原则上抗生素应单独应用。

（6）TPN 加药混合顺序：

1）电解质溶液（10％NaCl、10％KCl、钙制剂、磷制剂）、水溶性维生素、微量元素制剂等分别加入葡萄糖注射液或氨基酸溶液。

2）将脂溶性维生素注入脂肪乳剂，水溶性维生素也可用脂溶性维生素溶解后加入脂肪乳剂。

3）充分混合葡萄糖注射液与氨基酸溶液后，肉眼观察液体有无沉淀，再与配制好的脂肪乳剂混合。

4）轻轻摇匀混合物，排气后封闭备用。

注意事项：钙和磷不能加入同一配制液内，需分别充分稀释后再混合；电解质不能直接加入脂肪乳剂中；避免在全营养混合液中加入其他药物（除非已经做过配伍验证），以免影响全营养混合液的稳定性及加入药物的药效。

（7）加强巡视，及时处理。护士应合理安排输液顺序，尽量避免有配伍禁忌的药物序贯使用。若两者确实需要序贯使用，可在两种药物之间输入生理盐水或葡萄糖注射液冲管，再进行序贯输注治疗。输液过程中安排人员加强巡视，要密切观察液体有无浑浊、变色等现象，以便及时发现药物间的配伍变化。若输液过程中出现明显的配伍变化，应立即夹管，及时更换输液器及液体并再次检查输液瓶及输液管内有无异常，避免药液输入病人体内而出现不良反应。同时不要过度惊慌，做好病人和家属的思想解释工作，密切观察病人，一旦病人出现不良反应，立即采取有效措施对症处理。

（8）更新知识。权威部门或者专家可组织相关人员进行药物配伍禁忌的相关研究工作，及时对有关的药物配伍资料进行总结和标准实验验证后发布；同时在说明书上及时补充药物配伍相关内容，从而更好地指导临床工作。

（9）科室对本专业常用药物要专门列出配伍禁忌表，以便查阅。

（10）加强信息化建设。随着信息化建设的不断完善，有条件的医疗机构可以利用网络优势，将药物配伍禁忌资料编入计算机程序，方便医护人员查询或者进行配伍警示，最大限度地确保病人的用药安全。

二、抗菌药物输注

抗菌药物指治疗细菌、支原体、衣原体、立克次体、螺旋体、真菌等病原微生物所致感染性疾病的药物，不包括治疗结核病、寄生虫病和各种病毒所致感染性疾病的药物以及具有抗菌作用的中药制剂。抗菌药物的使用使许多致死性疾病得以控制，但同时也使微生物通过突变选择、代谢改变等多种方式产生耐药性。因此，合理正确输注抗菌药物是保证药物发挥最大疗效、保障用药安全、提高治疗水平及减少毒副反应的关键。

（一）抗菌药物的种类及特点

1. 青霉素类：

（1）天然窄谱青霉素类，如青霉素 G。

（2）耐青霉素酶窄谱青霉素类，如苯唑西林。

（3）广谱青霉素类，如氨苄西林、阿莫西林等。

（4）抗假单胞菌青霉素类，如哌拉西林、美洛西林等。

（5）青霉素类与 β 内酰胺酶抑制剂组合成的复方制剂，如阿莫西林克拉维酸钾等。

2. 头孢菌素类：根据抗菌谱、抗菌活性、对 β 内酰胺酶的稳定性以及肾毒性，目前头孢菌素分为四代。第一代头孢菌素主要作用于需氧革兰阳性球菌，如头孢唑林。第二代头孢菌素对革兰阳性球菌的活性与第一代头孢菌素相仿或略差，对部分肠杆菌科细菌亦具有抗菌活性，如头孢呋辛、头孢替安等。第三代头孢菌素对肠杆菌科细菌有良好抗菌作用，如头孢噻肟、头孢他啶、头孢哌酮等。第四代头孢菌素常用头孢吡肟，对产 AmpC 酶的阴沟肠杆菌、产气肠杆菌、柠檬酸杆菌和沙雷菌属的作用优于头孢他啶等第三代头孢菌素。

3. 其他 β 内酰胺酶类：

（1）头孢霉素类，如头孢西丁。

（2）碳青霉烯类，具有抗菌谱广、抗菌活性强和对 β 内酰胺酶高度稳定的特点，如亚胺培南。

（3）单酰胺菌素类，代表药物为氨曲南，仅对需氧格兰阴性菌具有良好抗菌活性，不良反应少，与其他 β 内酰胺酶类药物交叉过敏少。

（4）氧头孢烯类，如拉氧头孢和氟氧头孢等。

4. 氨基糖苷类：常用药物有链霉素、庆大霉素、阿米卡星等，其共同特点如下：

（1）抗菌谱广。

（2）主要作用机制为抑制细菌蛋白质的合成。

（3）细菌对不同品种间有部分或完全交叉耐药。

（4）具有不同程度的肾毒性和耳毒性。

5. 四环素类：目前仅适用于少数敏感细菌及衣原体属、立克次体等不典型病原体所致感染。四环素类主要包括四环素、金霉素、土霉素及半合成四环素、多西环素和米诺环素。

6. 大环内酯类：临床常用红霉素、螺旋霉素等，新品种有阿奇霉素、克拉霉罗红霉素等，其对流感嗜血杆菌、肺炎支原体、肺炎衣原体等的抗微生物活性增强，口服生物利用度提高，给药剂量减少，胃肠道及肝脏不良反应较少，临床适应证有所扩大。

7. 酰胺醇类：本类药包括氯霉素及甲砜霉素，但氯霉素可引起严重骨髓抑制、再生障碍性贫血及灰婴综合征等严重不良反应，使其在应用上受到很大限制，仅在某些中枢神经系统感染、伤寒、副伤寒、厌氧菌感染及立克次体感染时作为可选药物。

8. 林可霉素类：本类药包括林可霉素及克林霉素，对需氧革兰阳性菌及厌氧菌具有良好的抗菌作用，克林霉素的体外抗菌活性优于林可霉素。

9. 糖肽类：万古霉素、去甲万古霉素和替考拉宁分子中均含有糖及肽链结构。其特点为抗菌谱窄，抗菌作用强，属于杀菌药，主要适用于对其敏感的多重耐药的革兰阳性球菌所致的重症感染。

10. 磺胺类药及甲氧苄啶：常用的磺胺类药有磺胺甲噁唑和磺胺嘧啶。常制成复方制剂应用，如复方磺胺甲噁唑片。

（二）抗菌药物的输注原则

在自然界人与微生物之间、各种微生物之间，存在着相互拮抗又相互依存的关系，维持着相对平衡。只有合理应用抗菌药物对引起感染的病原菌进行干预，才能真正解除威胁。

1. 抗菌药物治疗性应用的基本原则：

（1）诊断为细菌性感染者有应用抗菌药物指征。

（2）尽早查明感染病原体，根据病原体种类及药敏结果选用抗菌药物。

（3）抗菌药物经验性治疗。

（4）按照药物的抗菌作用及其体内过程特点选用药。

（5）综合病人病情、病原菌种类及抗菌药物特点制订抗菌治疗方案。

2. 治疗方案制订：

（1）药物品种选择。

（2）给药剂量。

（3）给药途径。

（4）给药次数。

（5）疗程。

（6）抗菌药物联合应用。

3. 抗菌药物分级原则：根据安全性、疗效、细菌耐药性、价格等因素，抗菌药物分为三级。

（1）非限制使用级：经长期临床应用证明安全有效、对病原菌耐药性影响较小、价格相对较低的抗菌药物，已列入基本药物目录，《中国国家处方集》和《国家基本医疗保险、工伤保险和生育保险药品目录》收录。

（2）限制使用级：经长期临床应用证明安全有效、对病原菌耐药性影响较大，或者价格相对较高的抗菌药物。

（3）特殊使用级：具有明显或者严重不良反应，不宜随意使用；抗菌作用较强、抗菌谱广，经常或过度使用会使病原菌过快产生耐药性；疗效、安全性方面的临床资料较少，不优于现用药物；新上市的，在适应证、疗效或安全性方面尚需进一步考证的，价格昂贵的抗菌药物。

（三）抗菌药物输注的注意事项

静脉滴注抗菌药物是临床药物治疗的重要途径，因起效快、生物利用度高、便于血药浓度控制等优点备受临床重视。然而抗菌药物发挥作用受许多因素的影响，如用药剂量、浓度、溶剂、给药方法、药物配伍、联合用药、滴注速度及储存条件等，并且抗菌药物注射剂直接输入血液循环，不经过机体的防御组织（肝脏），因此，合理正确输注抗菌药物十分重要。

1. 护士在抗菌药物应用过程中的作用。

（1）给药前评估：了解治疗目的，收集病人的基础资料，识别高危病人。

（2）给药：了解药物的适应证、给药途径，防止药物外渗。

（3）提升疗效：通过疗效评价，决定是否继续、停止或调整治疗方案。

（4）减少药物不良反应：护士应掌握药物不良反应相关知识，如分类、临床表现、禁忌证、预防及抢救等。

（5）减轻不利的药物相互作用：合理安排药物输注顺序，指导病人改变影响药物疗效的生活习惯等。

2. 临床抗菌药物应用监护要点。

（1）警惕术中可能导致严重出血反应的抗菌药物：如头孢菌素中的头孢孟多、头孢唑林、头孢唑肟等与抗凝血药合用，可导致大出血，应监测凝血功能，尤其是儿童。

（2）警惕饮酒可导致戒酒硫样反应的抗菌药物：为避免发生"双硫仑样反应"，在应用上述药品期间及停药 5 天内应禁酒。同时避免联合应用含有乙醇注射剂的药物，如氢化可的松、地西泮等。

（3）警惕高胆红素血症新生儿及儿童不能应用的抗菌药物：新生儿体内酶系统不成熟，代谢酶分泌及活性不足，某些抗菌药物可将胆红素从血清白蛋白中置换出来，患高胆红素血症的新生儿尤其是早产儿可能发展成黄疸或致死，应慎用或避免使用。

（4）警惕长期应用引起抗生素相关性腹泻的抗菌药物：长期大量应用广谱抗生素易发生严重球/杆菌比例失调，甚至发生二重感染。抗生素相关性肠炎也称为假膜性肠炎，严重者可致死。

（5）警惕葡萄糖－6－磷酸脱氢酶缺乏的病人，因抗菌药物对该疾病的病人易导致溶血性贫血。葡萄糖－6－磷酸脱氢酶缺乏时应用抗菌药物易引起红细胞被破坏而发生急性溶血反应。

（6）注意与含钙制剂有配伍禁忌的抗菌药物：如头孢曲松、四环素类、氟喹诺酮类等药物与钙离子螯合产生沉淀，由于毛细血管非常微小，不溶性颗粒进入人体内会阻塞毛细血管，在组织中大量堆积反复刺激可引起炎症并形成肉芽肿，如发生在心、脑、肾、肺等重要器官则可致死。

（7）警惕部分抗菌药物给药错误所致的不良反应：青霉素类药物静脉滴注给药时，由于剂量过大或滴速过快，可对大脑皮质产生直接刺激作用，出现"青霉素脑病"，表现为肌疼挛、惊厥、癫痫、昏迷等严重反应；快速静脉滴注万古霉素时，后颈部、上肢及全身出现皮肤潮红、红斑、荨麻疹，以及心动过速和低血压等特征性症状，称为"红人综合征"或"红颈综合征"。

3. 抗菌药物输注的注意事项：

（1）用药前仔细检查药物质量。

（2）根据输注途径、药物剂量、性质等选择合适的输液器及输液针头等。

（3）各项操作严格执行无菌技术操作原则。

（4）正确配制抗菌药物皮试液，向病人交代注意事项。

（5）正确进行皮试及评估试验结果，避免假阳性。

（6）严格按照溶剂的要求配制抗菌药物。

（7）正确选择抗菌药物配制后的储存条件。

（8）重视药物间相互作用，合理安排输注次序。

（9）严格执行给药频次，保证安全有效的血药浓度。

（10）选择合理的滴注速度，根据病人病情、液体性质等决定。

（11）掌握抗菌药物的配伍禁忌知识。

（12）重视妊娠及哺乳期妇女、老人、儿童、肝肾功能不全病人等的用药禁忌。

三、静脉药品管理

静脉药品的使用是静脉输液治疗护士的主要任务，静脉药品的分类管理是护理工作中非常重要的内容。

药品指用于预防、治疗疾病，调节生理功能，规定有适应证、用法和用量的物质，包括中草药、中药饮片、中成药、化疗药及其制剂、抗生素、生化药品、放射性药品、血清、疫苗、血液制品和诊断药品等。

药品分类管理是国际通行的药品管理办法，指根据药品的安全性、有效性原则，依据其品种、规格、适应证、剂量及给药途径等，将药品分为处方药和非处方药并做出相应的管理规定，其核心目的是有效地加强对处方药的监督管理，防止消费者因自我行为不当导致滥用药物和危及健康。我国药物管理主要依据《中华人民共和国药品管理法》和《中华人民共和国药品管理法实施条例》。

（一）普通静脉药物的管理

普通静脉药物：单纯用于静脉使用的常规药物，如西咪替丁注射液、地塞米松注射液、氨茶碱注射液等。

临床根据护理单元的实际需求，确定基数静脉药品种类、数量。

1. 药品的存放有标识，如通用名、商品名、规格。
2. 药品按说明书存放，如避光、冷藏。
3. 药品使用后及时补充。
4. 药品按有效期由远至近有序放置，按序使用。
5. 登记，每日清点（数量、有效期），专人管理。

（二）高危药物的管理

1. 管理要求。

（1）目的：加强高危药品管理，降低用药风险，保证临床安全用药。

（2）依据：根据《中华人民共和国药品管理法》《中华人民共和国药品管理法实施条例》《三级综合医院评审标准实施细则》等法律法规，结合医院用药实际情况。

（3）适用范围：医院供应、调剂、使用、监督管理高危药品的部门及人员。

（4）内容：

1）高危药品指若使用不当会对病人造成严重伤害或死亡的药物。高危药品的特点是高危害性，其出现差错可能并不常见，一旦发生则后果非常严重。

2）医院药事管理与药物治疗学委员会负责全院高危药品监督管理工作，日常工作由临床药学部（药剂科）负责。

3）高危药品按药理作用分类放置在专用的高危药品药柜，或与普通药品分开放置，按照说明书要求存放。

4）高危药品存放处应有标识醒目，设置专用警示标志。尽量减少在病区储存高浓度电解质（如10％氯化钾、10％氯化钠等）及其他高危药品。

5）高危药品使用前应进行充分的安全性论证，有确切适应证时才能使用。医师应严格按照说明书的用法用量开具高危药品，避免给药途径及给药剂量的错误。超说明书用药应符合规定，并在处方或医嘱上再次签名。如发生高危药品不良反应，应及时报告和处置。

6）高危药品调剂实行双人复核制度，确保调剂和使用准确无误。药师审核高危药品处方时，应严格按照药品说明书执行，对有配伍禁忌、用法用量不正确的处方，应拒绝调配，如因病情需要超说明书使用，按医院超说明书使用相关规定执行。在调剂药品时必须严格执行操作规程和处方管理制度。

7）高危药品在使用时，严格执行查对制度，核对病人姓名、床号、药品名称、药品浓度、药品剂量、给药时间及给药途径等内容。应有防止给药途径差错的措施，在给药前应双人独立核对处方/医嘱，避免执行错误医嘱。

8）加强高危药品的不良反应监测，临床应对已出现的不良反应及时采取措施。

9）新引进的高危药品需及时告知临床相关信息，确保用药安全。

10）医院信息系统在显示高危药品时，应有警示标识，有文字或颜色提示，起到警示作用。

11）加强病区高危药品的效期管理，保持先进先出，并建立盘点和交接班制度，病区护士站每日至少交接班两次，交接班记录应填写规范、完整。

12）定期检查医院内使用药品中与高危药品外观相似或发音相似的药品，采取防范措施避免因以上原因导致的错误。

13）对全院开展高危药品合理用药宣传，提高对高危药品及合理用药的认识。

（5）对于高危药品全院有统一警示标识（黄底黑字，图6-1）。

氯化钾注射液

高危药品
10%×10mL

图6-1 高危药品全院统一警示标识（黄底黑字）

（6）药品目录：根据中国药学会医院药学专业委员会发布的我国高危药品推荐目录（2015版）以及中国药学会医院药学专业委员会发布的高危药品金字塔分级管理原则，结合医院药品管理实际，制定医院高危药品目录。

（7）药品分级：高危药品分A、B、C三级。

1）A级：高危药品管理的最高级别，指使用频率高，一旦用药错误，病人死亡风险最高的药品。

2）B级：使用频率高，一旦用药错误，会给病人造成严重伤害，伤害的风险等级较A级低。

3）C级：使用频率高，一旦用药错误，会给病人造成伤害，伤害的风险等级较B级低。

2. 医院高危药品分级管理措施。

（1）A级高危药品管理措施：

1）应有专用药柜或专区储存，药品储存处贴有A级高危药品专用标识。定期检查储存和使用情况并做记录。

2）药房发放A级高危药品应使用高危药品专用袋（或有明显标识）。药品核发人、使用人须在领药单上签字。

3）护士执行A级高危药品医嘱时应注明高危，两人核对后给药。

4）A级高危药品应严格按照药品说明书的给药途径和标准给药浓度给药。超出标准给药浓度的医嘱医师须再次确认并两人签字。

5）医师、护士和药师工作站在处置 A 级高危药品时应有明显的警示信息。

（2）B 级高危药品管理措施：

1）药库、药房和病区小药柜储存处有明显专用标识。

2）护士执行 B 级高危药品医嘱时应注明高危，两人核对后给药。

3）B 级高危药品应严格按照药品说明书的给药途径和标准给药浓度给药，超出标准给药浓度的医嘱医师须加签字。

4）医师、护士和药师工作站在处置 B 级高危药品时应有明显的警示信息。

（3）C 级高危药品管理措施：

1）医师、护士和药师工作站在处置 C 级高危药品时应有明显的警示信息。

2）门诊药房药师和护士核发 C 级高危药品时应进行专门的用药交代。

（三）注意事项

1. 应制订药品突发事件应急预案。为加强医院特殊管理药品的监管，有效防范、控制和消除药品突发事件的危害，保障公众身体健康和生命安全，根据《中华人民共和国药品管理法》《中华人民共和国药品管理法实施条例》《麻醉药品和精神药品管理条例》《医疗用毒性药品管理办法》《易制毒化学品管理条例》，结合医院实际情况，制订应急预案。

2. 应制定各项药品管理制度。根据以上相应法律法规，结合医院实际情况，制定各项管理制度，如口服药品管理制度、贵重药品管理制度、医疗用毒性药品管理制度、冷藏保存药品管理制度、高危药品管理制度、生物靶向药品管理制度、血液制品管理制度、生物制品管理制度、放射性药品管理制度、抗肿瘤药品分级管理制度、麻醉药品和第一类精神药品管理制度、第二类精神药品管理制度、抗菌药品管理制度、药品质量管理和检查制度、药品报损和销毁制度、药品效期管理规定、药物不良反应检测及处理制度等。

易混淆药品包括看似药品（形似药品、包装相似药品）、听似药品（音似药品、读音相似药品）、多规格药品（多种规格或不同厂家）、多剂型药品，在标签前部分别设置听似、看似、多规格、多剂型标识，以示区分（图 6-2）。

麻醉药品　　精神药品
专用标志　　专用标志

图 6-2　易混淆药品警示图

参考文献：

［1］杨宝峰. 药理学［M］. 8 版. 北京：人民卫生出版社，2013.

［2］吴玉芬，陈利芬. 静脉输液并发症预防及处理指引［M］. 北京：人民卫生出版社，2016.

［3］刘圣，傅先明. 静脉用药物调配技术［M］. 合肥：安徽科学技术出版社，2015.

［4］张家栓，程鹏. 常用药物手册［M］. 4 版. 北京：人民卫生出版社，2015.

第七章　康复专科护理

第一节　脑出血的康复护理

脑出血（intracerebral hemorrhage，ICH）是指原发性非外伤性脑实质内出血，也称自发性脑出血，占急性脑血管疾病的 20%～30%。急性期病死率为 30%～40%，是病死率最高的脑卒中类型。80%为大脑半球出血，脑干和小脑出血占 20%。

一、护理评估

1. 病因评估：①评估病人的性格特点、生活习惯和饮食结构，如是否喜食高脂肪饮食。②评估病人是否有高血压、动脉粥样硬化、血液病及相关家族史。

2. 症状评估：①病人是否存在肢体瘫痪、失语等局灶定位症状和剧烈头痛、喷射性呕吐、意识障碍等全脑症状。②病人是否出现病灶对侧偏瘫、偏身感觉障碍和同向性偏盲（"三偏征"）。

3. 辅助检查：①头部 CT 是确诊脑出血的首选方法，可清晰准确地显示出血部位、出血量、血肿形态、脑水肿情况及是否破入脑室等。②头部 MRI 检出脑干、小脑的出血灶和监测脑出血的演进过程优于 CT，比 CT 更易发现脑血管畸形、血管瘤等病变。③脑脊液压力增高，血管破入脑室者脑脊液呈血性。④DSA 可显示脑血管的位置、形态及分布等。

4. 心理社会评估：①病人是否因突然发生肢体活动障碍或瘫痪卧床，生活需要依赖他人而产生焦虑、恐惧、绝望等心理反应。②病人及家属对疾病的病因和诱因、治疗护理、防治知识及预后的了解程度。③病人的家庭条件与经济状况及家属对病人的关心支持程度。

二、治疗

脱水降颅压，调整血压，防止继续出血，减轻血肿所致继发性损害，促进神经功能恢复，加强护理，防治并发症。

三、常见护理问题

1. 潜在并发症为脑疝、上消化道出血。
2. 躯体活动障碍。
3. 吞咽障碍。

4. 言语沟通以及生活自理能力缺乏。

5. 康复知识缺乏。

6. 有受伤的危险。

7. 焦虑。

四、护理措施

1. 一般护理：急性期注意卧床休息，密切观察生命体征，抬高床头 15°～30°，减轻脑水肿。病室环境安静，减少探视，各项护理操作集中进行，以减少刺激。躁动病人加保护性床挡，必要时用约束带适当约束。痰多病人宜头偏向一侧或取侧卧位，及时吸痰以清除鼻腔和口内分泌物，防止舌根后坠阻塞呼吸道、误吸和窒息。避免各种引起颅内压增高的因素，如剧烈咳嗽、打喷嚏、屏气、用力排便、大量快速输液和躁动不安等。过度烦躁不安的病人可遵医嘱适量应用镇静药，便秘者遵医嘱应用缓泻剂。

2. 饮食护理：给予高蛋白、高维生素、清淡、易消化、营养丰富的流质或半流质饮食，补充足够的水分（每天液体摄入量不少于 2500mL）和热量。昏迷或有吞咽障碍者，发病第 2～3 天遵医嘱予鼻饲饮食。食物应无刺激、温度适宜，少量多餐。

3. 康复护理：

（1）急性期应绝对卧床休息，注意良肢位摆放。尽量避免搬动病人，如需搬动，应在固定头部的情况下，出血情况已控制时。病人病情稳定、生命体征平衡、神经系统症状不再进一步加重，即可进行早期康复训练，如关节被动活动、床上桥式运动等，预防深静脉血栓、压力性损伤、关节挛缩、便秘、肺炎等并发症的发生。

（2）恢复期应指导和鼓励病人进行主动运动，指导进行上下肢活动、翻身、坐起等训练。康复运动应循序渐进。护士应根据病人情况及时调整康复计划，及时评估训练效果。

（3）教会病人使用各种辅助训练用具，指导病人进行日常生活功能训练。教会病人和家属自我护理的方法和康复训练技巧。

4. 心理护理：告知病人和家属疾病的基本病因、主要危险因素和防治原则。安慰和鼓励病人，消除其紧张情绪。

五、健康教育

1. 疾病预防指导：指导高血压病人避免使血压升高，如保持情绪稳定和心态平和，避免过分喜悦、愤怒、焦虑、恐惧、悲伤、惊吓等刺激；建立健康的生活方式，保证充足的睡眠，适当运动，避免过度劳累和突然用力；低盐、低脂、高蛋白、高维生素饮食；戒烟戒酒；养成定时排便的习惯，保持大便通畅。

2. 用药指导与病情监测：告知病人和家属疾病的基本病因、主要危险因素和防治原则。如遵医嘱正确服用降压药物，维持血压稳定。教会病人及家属测量血压的方法和识别疾病早期表现。发现血压异常波动或无诱因的剧烈头痛、头晕、晕厥、肢体麻木、乏力或言语交流困难等症状，应及时就医。

第二节　颅脑损伤的康复护理

颅脑损伤（traumatic brain injury，TB）是指头颅部特别是脑受到外来暴力打击所造成的脑部损伤，可导致意识障碍、记忆缺失及神经功能障碍。由于颅脑损伤具有损伤部位的多发性、损伤的复杂性等特点，其康复不仅涉及肢体运动功能的恢复，而且涉及记忆力、注意力、思维等高级中枢功能的恢复，因此更需要家庭成员了解和参与到病人的康复训练和护理中，使病人的功能得到最大限度的恢复。

一、护理评估

1. 病因评估：评估病人是否发生交通事故、工伤、运动损伤和头部撞击等。

2. 症状评估。

（1）创伤局部情况：伤口的部位、大小、数目、性质，伤口是否整齐，是否存在静脉窦破裂引起大量出血，穿通伤出入口的连线是否横过重要结构，有无脑脊液外漏、是否黏稠，有无头发、沙石及其他污物，有无骨折片外露，有无致伤物嵌顿于骨折处或颅内。

（2）有无意识障碍及其程度、持续时间：病人受伤当时无昏迷随后转入昏迷，或意识障碍进行性加重，反映病人存在急性脑损伤。

（3）生命体征是否平稳：重伤者多数伤后即出现呼吸、脉搏、血压的变化，大量失血可导致休克。

（4）有无头痛、恶心、呕吐及脑膨出等颅内压增高症状：早期常因颅内血肿、急性脑水肿和脑内感染引起，晚期主要由脑脓肿所致。

（5）有无头痛、呕吐、颈项强直、高热及脉速等颅内感染的毒性反应。

（6）有无偏瘫、失语、偏身感觉障碍及视野缺损等脑损伤症状：当损伤位于脑功能区累及脑神经时，可引起不同程度的脑神经损害。

3. 辅助检查。

（1）头部CT：判断有无脑出血、颅骨骨折等。

（2）腰椎穿刺：颅脑损伤病人的诊断方法之一，腰椎穿刺压力大于1.96kPa为颅内高压，腰椎穿刺压力小于0.78kPa为颅内压降低，脑脊液化验检查含有红细胞数4个/mL以上为蛛网膜下腔出血。

4. 心理社会评估：

（1）评估病人的心理状态，如应激性紧张、焦虑、恐惧、担心等心理反应。

（2）评估病人及家属对疾病知识及预后的了解程度，对病人的关心、支持程度。

二、治疗

1. 开放性颅脑损伤的治疗：及时清创治疗，用抗生素预防感染，防止脑水肿，对症支持治疗。

2. 闭合性颅脑损伤的治疗：

（1）卧床休息，严密观察生命体征及神经系统体征变化，对症治疗，注意继发性颅内病变。

（2）降低颅内高压。

（3）维持充分营养，保持水电解质平衡，合理应用神经营养药物。

（4）防治并发症。

（5）必要时采取开颅手术治疗。

三、常见护理问题

1. 躯体活动障碍。

2. 言语沟通障碍。

3. 焦虑。

4. 潜在并发症有脑疝、颅内感染、应激性溃疡、水电解质紊乱、压力性损伤。

四、护理措施

1. 一般护理：注意观察病情，一旦生命体征稳定、神志清醒，应尽早指导病人进行深呼吸、肢体主动运动、床上活动和坐位、站位练习，循序渐进。

2. 饮食护理：一般给予高蛋白、高维生素、清淡、易消化、营养丰富的饮食。昏迷病人鼻饲流质，所提供的热量宜根据功能状况和消化能力逐步增加，以维持正氮平衡。

3. 康复护理。

（1）生理功能康复：

1）营养、水电解质平衡。

2）改善脑组织代谢，促进神经细胞功能恢复。

3）保持关节功能位，进行关节活动度训练，防止关节挛缩、足下垂、肌萎缩、压力性损伤。

4）预防泌尿系统感染、呼吸道感染。

（2）运动功能障碍：

1）软瘫期，良肢位摆放、肢体被动活动、辅助主动运动、主动活动。

2）痉挛期，抗痉挛训练、坐位与平衡训练。

3）恢复期、后遗症期，平衡训练、步行训练、上下楼梯训练、下肢控制能力训练、改善手功能训练等。

（3）言语障碍训练：

1）针对失语症的训练，如听理解训练、阅读理解训练、语言表达训练、书写训练。

2）针对构音障碍的训练，如松弛训练、呼吸训练、发音训练、运动训练、语音训练。

（4）认知功能障碍训练：

1）记忆力训练，如 PQRST 法（预习、自问、再阅读、陈述、回答问题）、编故事法。

2）注意力训练，如猜测游戏、删除游戏、时间感训练。

3）反复认知和使用训练。

4）解决问题能力训练。

5）提取信息、排列数字、物品分类。

4. 心理护理：支持和鼓励病人学会面对现实，消除恐惧、焦虑、抑郁，鼓励生活自理。指导家属关心、体贴病人，多鼓励、少指责和念叨，为病人创造良好的亲情氛围，减轻他们的心理压力。

五、健康教育

1. 指导病人进行全面康复，既要选择适当的运动进行反复训练，又必须进行认知、心理的康复训练，并持之以恒。指导病人肢体训练：肢体按摩应从远端关节开始，应按肢体正常功能方向，先行被动运动。活动从短时间小运动开始，逐步增量。鼓励尽早自主活动。指导失语的病人坚持由易到难的语言训练：发音→单字咬字→语言纠正→读字。反复进行。

2. 提高家庭参与训练的意识与能力，指导家属或陪护人员掌握基本的训练方法与原则，使其了解训练的长期性、艰巨性及家庭康复的优点与意义，保证病人在家庭中得到长期、系统、合理的训练。

第三节　脊髓损伤的康复护理

脊髓损伤（spinal cord injury，SCI）是指由各种原因引起的脊髓结构、功能的损害，造成损伤水平以下的运动、感觉、自主神经功能障碍。脊髓损伤分为外伤性脊髓损伤和非外伤性脊髓损伤。颈脊髓损伤造成上肢、躯干、下肢及盆腔器官的功能损害，称为四肢瘫。胸段以下脊髓损伤造成躯干、下肢及盆腔器官的功能损害而未累及上肢，称为截瘫。截瘫包括马尾和圆锥的损伤，但不包括骶丛病变和椎管外周神经损伤。治疗原则：减轻脊髓损害，最大限度地恢复躯体功能，提高生活自理能力，有效防治并发症。

一、护理评估

1. 病因评估：

（1）评估病人是否有外伤。

（2）评估病人是否有病毒感染或接种疫苗后引起的机体自身免疫反应。

2. 症状评估：

（1）评估病人的脊髓损伤水平。

1）感觉水平检查及评估：脊髓损伤后保持正常感觉功能（痛觉、触觉）的最低脊髓节段，左右可以不同。检查身体两侧各自28个皮区的关键点，在每个关键点上检查两种感觉，即针刺觉和轻触觉，并按3个等级分别评定打分（0为缺失，1为障碍，2

为正常。不能区别钝性和锐性刺激的感觉应评为 0 级）。检查结果：每个皮区感觉有 4 种状况，即右侧针刺觉、右侧轻触觉，左侧针刺觉、左侧轻触觉。把身体每侧的皮区评分相加，即产生两个总的感觉评分，即针刺觉评分和轻触觉评分，用感觉评分表示感觉功能的变化。正常感觉功能总评分为 224 分。

2）运动水平检查及评估：脊髓损伤后保持正常运动功能（肌力 3 级以上）的最低脊髓节段，左右可以不同。检查身体两侧各自 10 对肌节中的关键肌。检查顺序从上到下，各肌肉的肌力均使用 0～5 临床分级法。这些肌肉与相应节段的神经支配相一致，并且便于临床做仰卧位检查（在脊髓损伤时其他体位常禁忌）。按检查结果将两侧肌节的评分集中，得出总的运动评分，用这一评分表示运动功能的变化。正常运动功能总评分为 100 分。

3）括约肌功能及反射检查：肛门指检、肛门反射、尿道球海绵体反射。

（2）评估病人的脊髓损伤程度：鞍区皮肤感觉的检查应环绕肛门皮肤黏膜交界区各个方向仔细检查，任何触觉或痛觉的残存均应诊断为不完全性损伤。临床医师需行肛门指检后才能做出完全性脊髓损伤的诊断。肛门指检应注意有无肛门深感觉和外括约肌有无自主收缩。

脊髓休克期确定完全性脊髓损伤是不可能的。即使脊髓休克期已结束，仍须对骶区功能仔细检查后才能确定是否为脊髓完全性损伤。

3. 辅助检查：

（1）对脊髓损伤的病人需要进行神经源性膀胱与神经源性直肠评定、性功能障碍评定、心肺功能评定。

（2）X 线检查评定脊柱损伤的水平和脱位情况。

（3）CT 可显示骨折部位，有无椎管内血肿。

（4）MRI 是目前检查脊柱、脊髓最理想的手段，不仅能直接看到脊髓是否有损伤，还能判断其损伤的程度、类型及估计预后。

4. 心理社会评估：

（1）评估病人及家属对疾病及康复的认知程度、心理状态。

（2）评估家庭及社会的支持程度。

二、常见护理问题

1. 疼痛。

2. 低效性呼吸形态。

3. 躯体活动障碍。

4. 体温调节无效。

5. 排尿异常。

6. 排便异常。

7. 有皮肤完整性受损的危险。

8. 潜在并发症有感染、自主神经调节障碍、异位骨化、呼吸困难。

三、护理措施

1. 一般护理：本病恢复时间长，指导病人及家属掌握疾病康复知识和自我护理的方法，帮助分析和去除对疾病治疗与康复不利的因素。避免受凉、感染等诱因。

2. 饮食护理：合理饮食，加强营养，给予高蛋白、高维生素且易消化的饮食，多食瘦肉、鱼、豆制品、新鲜蔬菜、水果等高蛋白、高纤维素食物，保持大便通畅。

3. 康复护理。

（1）急性期：

1）防治压力性损伤、深静脉血栓、便秘、肺炎等并发症，对残存肌力或受损平面以上的肢体进行肌力和耐力训练，为以后的康复治疗创造条件。

2）呼吸及排痰训练。急性高位脊髓损伤后呼吸功能不全，其严重程度受多种因素的影响，特别是损伤神经平面。应尽快对病人呼吸情况进行评估，训练病人腹式呼吸、咳嗽及咳痰能力，给予振动、叩击、辅助咳嗽和体位排痰。

3）关节训练。在生命体征稳定之后就应立即开始全身各关节的被动活动，每天1～2次，治疗时动作应轻柔、缓慢，尽可能在各轴向生理活动范围内进行，以防止关节挛缩和畸形的发生。髋关节外展要限制在45°以内，以免损伤内收肌群。对膝关节的内侧要加以保护，以免损伤内侧副韧带。在下胸段或腰椎骨折者进行屈髋、屈膝运动时，要注意控制在无痛范围内，不可造成腰椎活动。高位脊髓损伤病人为了防止肩关节脱位，可以使用支具。可以使用足支具，防止足下垂和跟腱挛缩。

4）坐起训练。逐步从卧位转向半卧位或坐位，倾斜的高度每天逐渐增加，以无头晕等低血压不适症状为度，循序渐进。下肢可使用弹性绷带，同时可使用腹带，以增加回心血量。

从平卧位到直立位需1周的适应期。时间与损伤平面有关，损伤平面高，适应时间长，损伤平面低，则适应时间短。有条件者可以采用起立床训练，训练原则同上。

5）排尿训练的目的是保持有规律的排尿，以减少残余尿量，从而减少结石及泌尿系统感染的发生，同时可以提高病人的生存质量。目前较为常用的方法有Turner－Warick分类法及Madersbacher分类法，可根据病人膀胱分型给予相应的护理措施。

6）物理因子治疗可以改善瘫痪肢体血液循环，减轻肢体水肿和炎症反应，延缓肌萎缩，改善神经功能。物理因子治疗包括空气波压力循环治疗、肌电反馈式电刺激治疗、蜡疗等。

（2）恢复期：

1）进一步改善病人残存功能，训练各种转移能力、姿势控制及平衡能力，尽可能使病人获得独立生活能力。

2）肌力训练：目标是使肌力达到3级以上，可根据病人残存肌力采用助力运动、主动运动和抗阻运动。

3）垫上运动训练：主要进行躯干四肢的灵活性训练、力量训练和功能动作训练。

A. 翻身训练：目的是改善床上活动度，实现独立翻身，以利于减压，其包括从仰卧到俯卧、从俯卧到仰卧的翻身训练。

B. 牵伸训练：目的是减轻肌痉挛以防止肌萎缩。牵伸训练主要牵伸腘绳肌、内收肌和跟腱。牵伸腘绳肌是为了使病人直腿抬高9°，以实现独立长腿坐。牵伸内收肌是为了避免病人内收肌痉挛造成会阴部清洁困难。牵伸跟腱是为了防止跟腱挛缩，以利于站立和步行训练。

C. 垫上支撑：双手支撑使臀部充分抬起。有效的支撑动作取决于支撑手的力量、位置和平衡能力。

D. 垫上移动：侧方支撑移动、前方支撑移动和瘫痪肢体移动。

E. 坐起训练：坐位可分为长腿坐位和端坐位。进行坐位训练前，病人的躯干需要有一定的肌力和控制能力，双下肢各个关节活动范围接近正常。坐位训练包括静态平衡训练，躯干向前、后、左、右侧和旋转时的动态平衡训练。

4）转移训练：帮助转移和独立转移。帮助转移有三人帮助、二人帮助和一人帮助。独立转移是由病人独立完成转移动作。转移训练包括床与轮椅之间的转移、轮椅与坐便器之间的转移、轮椅与汽车之间的转移，以及轮椅与地之间的转移。

5）轮椅训练：伤后2~3个月，病人脊柱稳定性良好，坐位训练已完成，能独立坐15分钟以上，则可开始进行轮椅训练。轮椅训练分为轮椅上的平衡训练和轮椅操作训练。轮椅操作训练包括向前驱动、向后驱动、左右转、前轮翘起行走及旋转、上下斜坡和跨越障碍的训练等。

6）站立和步行训练：站立和步行可以防止下肢关节挛缩，减少骨质疏松，促进血液循环。因此只要有可能，病人应尽早开始站立和步行训练。

7）日常生活活动能力训练：对于脊髓损伤病人而言，生活自理应包括床上活动、穿脱衣服、洗漱梳头、进食、淋浴、大小便、阅读、书写、使用电话、使用普通轮椅、穿脱矫形器具等。脊髓损伤水平对病人日后生活自理起着重要的作用。

8）矫形器的应用：佩戴适当的下肢矫形器对于截瘫病人重获站立及行走功能极为重要。

4. 心理护理：脊髓损伤病人一般要经历休克期、否认期、抑郁或焦虑反应期和依赖期。要根据病人的心理变化进行有针对性的心理康复治疗，以确保病人能顺利度过心理危机期，接受康复治疗，顺利回归家庭和社会。

四、健康教育

1. 卧床期间应定时翻身，帮助病人掌握大小便的管理方法。间歇性清洁导尿是目前脊髓损伤病人在家庭中最常用、最安全的方法。根据膀胱类型指导训练方法。病人必须定时定量饮水，每天饮水量不超过2000mL，保持尿量800~1000mL，根据残余尿量确定间歇性清洁导尿的时间及次数。残余尿少于100mL可停止导尿。定期复查尿常规，如有发热、腰痛、肉眼血尿等异常情况及时去医院检查。训练病人排便，应先确定病人患病前的排便习惯，并维持适当的高纤维素饮食与水分摄取，以病人的习惯选择一天中的一餐后进行排便训练，因病人饭后有胃结肠反射，可在病人臀下垫便盆，教导病人有效地以腹部压力来引发排便。如无效则可戴手套，伸入病人肛门口刺激排便或加甘油灌肠。每天固定时间训练，养成良好的卫生习惯，保持清洁舒适，预防压力性损伤。病人出现大便失禁应及时处理，保持肛周皮肤清洁、干燥、无破损，在肛门周围涂皮肤保护剂。

2. 预防直立性低血压。在伤情允许时采用坐位或坐上轮椅前，必须进行逐步抬高床头训练。在30°坐位耐受1.5小时后，可逐步抬高床头，每次可抬高5°，逐步过渡到90°，也可进行斜床站立训练。病人在体位变换前后应测量血压，收缩压不低于80mmHg，方可采取坐位或乘坐轮椅。可采用腰围、腹带、弹力绷带，亦可用弹力袜以预防直立性低血压。使用腹带、腰围时，必须注意低于肋骨水平，以免限制胸部活动而影响运动。

3. 肌力开始恢复后应加强肢体的被动与主动运动，鼓励进行日常生活活动训练，尽量利用残损功能代偿，独立完成各种生活活动和做力所能及的家务。

4. 指导病人实施适合个人生活的无障碍环境改造，如室内外留有充足的空间便于操纵轮椅或助行器，根据个体情况选择门的开启方向或选择推拉门，在适当的地方安装扶手及护栏等。创造有利于病人康复和生活的家庭氛围与条件。

第四节　周围神经病损的康复护理

周围神经病损（peripheral nerve injury）一般可分为周围神经损伤和神经病两大类。周围神经损伤是由周围神经丛、神经干或其分支受外力作用而发生的损伤，如挤压伤、拉伤、挫伤、撕裂伤、切割伤、火器伤、医源性损伤等，主要病理变化是损伤远端神经纤维发生 Waller 变性。神经病是指周围神经的某些部位由炎症、中毒、缺血、营养缺乏、代谢障碍等引起的病变，旧称神经炎，轴突变性是常见的病理改变之一，与Waller 变性基本相似。

一、护理评估

1. 病因评估：评估病人是否有炎症、压迫、外伤、变性、中毒、肿瘤，以及代谢因素、遗传因素、免疫因素。

2. 症状评估。

（1）运动障碍：出现迟缓性瘫痪、肌张力降低、肌萎缩。

（2）感觉障碍：表现为感觉减退或消失、感觉过敏，主观有麻木感、自发疼痛等。

（3）反射障碍：腱反射减弱或消失。

（4）自主神经功能障碍：皮肤发红或发绀，皮温低，无汗、少汗或多汗，指（趾）甲粗糙变脆等。

3. 辅助检查。

（1）运动障碍的评定：要根据病史和检查材料，做肌力测定、关节活动范围和日常生活能力的测定。

（2）感觉障碍的评定：评定有无感觉障碍及感觉障碍的分布、性质、程度。

（3）日常生活活动能力的评定：常用 Barthel 指数量表进行日常生活活动能力

评定。

（4）电生理学评定：评定神经肌电图，进行直流－感应电检查或强度－时间曲线检查，对周围神经病损做出客观准确的判断，指导康复并评估预后。

4. 心理社会评估：病人是否因肢体挛缩畸形、病损后经济困难、疾病恢复不佳出现心理问题，病人和家属对疾病的理解及治疗期望值如何。

二、治疗

1. 早期防治各种并发症。

2. 晚期促进受损神经再生，以促进运动功能和感觉功能的恢复，防止肢体发生萎缩畸形，消除心理障碍。

3. 改善病人的日常生活和工作能力，提高生活质量。

三、常见护理问题

1. 疼痛。
2. 躯体活动障碍。
3. 有受伤的危险。
4. 生活自理能力缺乏。
5. 焦虑。

四、护理措施

1. 一般护理：保持床单位整洁、干燥、无屑渣，减少对皮肤的机械性刺激。运动障碍者要防止跌倒，确保安全，床铺要有保护性床挡，走廊、厕所要装扶手，以方便病人起坐、行走。地面要保持平整、干燥，防湿、防滑，无门槛呼叫器和经常使用的物品应置于床头病人伸手可及处。运动场所要宽敞明亮。

2. 饮食护理：进食清淡饮食，避免粗糙、干硬、辛辣食物，有味觉障碍的病人应注意食物的冷热度，以防烫伤口腔黏膜。指导病人饭后及时漱口，清除口腔滞留的食物，保持口腔清洁，预防口腔感染。

3. 康复护理：

（1）早期康复护理。

1）根据病因应用适当药物治疗，及时控制外伤感染，以减少对神经的损害。

2）保持良好体位，防止挛缩变形。周围神经病损导致肢体运动障碍，早期由于局部水肿而有纤维素渗出到组织间隙，导致肌萎缩、肢体变形，手指、足趾发生挛缩，不易恢复。防止挛缩最好的方法是将肢体保持于良好体位，可以用夹板功能位固定，将肢体抬高，也可利用水的浮力将肢体浮起，以免肢体受压导致血液和淋巴回流受阻而加重水肿。

3）被动活动和推拿：麻痹后应被动活动，即使肿胀、疼痛及炎症反应严重，也应及早做轻微运动，再由被动活动逐渐转为辅助主动运动。防止肌肉萎缩变形，主要做被动活动，以保持肌肉正常张力和活动范围。在活动过程中，切忌肌肉疲劳，尤其麻痹肌不要过度伸展。

4）早期利用小剂量超短波、短波和微波疗法，可以消除炎症，促进水肿吸收，有利于神经再生。

5）温热疗法和水疗法：热敷、蜡疗、红外线照射等，借温热作用改善局部血液循环、缓解疼痛、松解粘连，帮助水肿和积液吸收。要注意温度适宜，以免烫伤。也可用温水浸浴、漩涡浴，利用水的浮力、温热作用缓解肌肉紧张，促进血液和淋巴回流。在水浴中可进行被动和主动活动，防止肌萎缩。

6）激光照射疗法：用氦氖激光沿神经走行的表浅部位选穴照射可以消除炎症，促进神经再生。

（2）恢复期的康复护理：急性期炎症水肿消退后，即进入恢复期。此期康复护理的目的是促进神经再生、促进运动和感觉功能恢复、改善关节活动度。

1）物理因子治疗：可继续选用早期康复的护理方法，如有粘连或瘢痕形成，可采用直流电离子导入疗法、超声波疗法等，亦可用新斯的明等药物和钙离子导入法，以提高肌肉收力及张力。对麻痹肌可根据电诊断检查结果，选用不同波形参数的低频脉冲电流刺激疗法产生节律性肌肉收缩，防止和延缓肌萎缩。氦氖激光沿神经走行表浅部位选穴照射和指数－曲线电流刺激疗法相结合，对促进神经再生效果显著。在出现轻微主动运动时，用肌电生物反馈疗法，可发挥病人主动活动的潜力。

2）运动治疗：根据病损神经和肌肉瘫痪程度，编排训练方法。运动应循序渐进，动作应缓慢，范围尽量大。蜡疗、泥疗、红外线、电光浴等温热疗法配合效果更佳。水中运动是体疗与温水浴相结合的较好方法，水的温度、浮力和压力有利于肢体的锻炼活动。

3）作业疗法：根据肌力及肌耐力的检查结果，进行有关作业疗法训练，如编织、打字、木工、雕刻、缝纫、刺绣、泥塑和修理仪器等。作业疗法可增加肌肉的灵活性和耐受力。注意逐渐增加作业难度和时间，在肌力未充分恢复之前，用不加阻力的作业疗法。要防止由感觉障碍引起机械摩擦性损伤。

4）矫形器的应用：神经麻痹后，肌力甚弱或完全消失，造成肢体不能保持功能位，可使用器械矫治。例如腕、手指可使用夹板固定；足部肌力不平衡所致足内翻、足外翻、足下垂，可用下肢短矫形器矫正；大腿肌群无力致膝关节支撑不稳以及小腿外翻、屈曲挛缩，可用下肢长矫形器矫正。

5）手术吻合和矫治：根据神经再生受阻的原因，可手术吻合断裂的神经，切除损伤神经的骨刺、骨痂，将神经从瘢痕中松解出来。对挛缩畸形肢体进行手术矫治。

6）指导日常生活活动能力训练：在进行肌力训练时，结合日常生活活动能力训练，如洗脸、梳头、穿衣等，以及踏自行车、踢球动作等。训练应逐渐增加强度和时间，以增强身体的灵活性和耐力。

4．心理护理：给病人提供有关疾病、治疗及预后的可靠信息；关心、尊重病人，鼓励病人表达自己的感受，使其消除焦虑、悲观情绪，适应角色转变；正确对待康复训练过程中病人所出现的注意力不集中、缺乏主动性、畏难情绪、悲观情绪、急于求成心理等问题，鼓励病人克服困难，摆脱对照顾者的依赖心理，增强自我照顾能力与自信心；营造一种和谐的亲情氛围和舒适的修养环境。

五、健康教育

1. 观察病人疼痛的部位、性质，了解疼痛的原因和诱因，与病人讨论减轻疼痛的方法。鼓励病人运用指导式想象、听轻音乐、阅读报纸杂志等分散注意力，以达到精神放松、减轻疼痛的目的。

2. 指导病人遵医嘱正确服用止痛药，并告知药物可能出现的不良反应。有些症状可于数天后自行消失，病人不要随意更换药物或自行停药；有些症状需立即停药处理，护士应观察、记录和及时报告医师。

3. 指导病人学会日常生活活动自理，肢体功能障碍较重者，应指导其改变生活方式，如单手穿衣、进食等。指导并鼓励病人在工作生活中尽可能多用患肢，将康复训练贯穿于日常生活，促进功能早日恢复。

第五节　帕金森病的康复护理

帕金森病（Parkinson disease，PD）又称震颤性麻痹（paralysis agitans），是中老年常见的神经系统变性疾病，以静止性震颤、运动减少、肌强直和体位不稳为临床特征，主要病理改变是黑质多巴胺（DA）能神经元变性和路易小体形成。

一、护理评估

1. 病因评估：
（1）评估病人的年龄，是否长期接触杀虫剂、除草剂或某些工业化学品等。
（2）评估本病是否有家族史。
2. 症状评估：评估病人是否有静止性震颤、肌强直、行动迟缓、姿势步态异常等。
3. 辅助检查。
（1）CT：可显示不同程度的脑萎缩。
（2）生化检测：采用高效率相色谱可检测脑脊液和尿中高香草酸（HVA）含量降低。

二、治疗

首选药物治疗，手术治疗是有效补充手段，康复治疗与心理治疗相结合。

三、常见护理问题

1. 躯体移动障碍。
2. 有外伤的危险。
3. 言语沟通障碍。
4. 知识缺乏。

5. 自尊低下。

6. 营养不足，低于机体需要量。

四、护理措施

1. 一般护理：督促病人坚持按时按量服药，发药到口，药片先溶解于水中，再用小勺送到舌根处，让病人自己吞咽。密切观察病人的血压、表情、步态等，及时发现药物不良反应，注意有无开关现象、便秘、尿潴留、失眠谵妄等，发现异常，及时请示医师停药或减量，特别对有幻觉、谵妄的病人，要专人守护和定时巡视，确保病人安全。

2. 饮食护理：可根据帕金森病病病人的年龄、活动量给予足够的总热量，膳食中注意蛋白质的供应，以植物油为主，少摄入动物脂肪。蛋白质摄入量限制在每天每千克体重 0.8g 以下，全日总量 40～50g。在限制范围内多选用乳、蛋、肉、豆制品等优质蛋白质。适量进食海鲜，海鲜能够提供优质蛋白质和不饱和脂肪酸，有利于防治动脉粥样硬化。饮食宜清淡、少盐。禁烟酒及刺激性食物，如咖啡、辣椒、芥末、咖喱等，应保证水分的充足供给。

3. 康复护理。

（1）生活中的指导和帮助：早期帕金森病病人运动功能无障碍，能坚持一定的活动，应指导病人尽量参与各种形式的活动。当病人运动功能发生一定程度的障碍后，其生活自理能力显著降低，要注意病人活动中的安全问题，走路时持拐杖助行。

（2）加强肢体功能锻炼：病人应坚持一定的体力活动，主动进行肢体功能锻炼，四肢各关节做最大范围的屈伸、旋转活动，以预防肢体挛缩、关节僵直的发生。晚期帕金森病病病人做被动肢体活动和肌肉、关节的按摩，以促进肢体的血液循环。

（3）预防并发症：注意居室的温度、湿度、通风及采光等。根据季节、气候、天气等增减衣服，决定室外活动的方式、强度。以上措施均能有效预防感冒。晚期卧床病人按时翻身，做好皮肤护理，防止尿便浸渍和压力性损伤的发生。被动活动肢体，加强肌肉、关节的按摩，对防止和延缓骨关节的并发症有意义。结合口腔护理，翻身、拍背，以预防吸入性肺炎和坠积性肺炎。

4. 心理护理：病人的劳动能力会逐渐丧失，生活自理能力显著下降，病人逐渐变得情绪低落，出现焦虑、抑郁等情绪，对工作、学习、家庭、前途丧失信心，常有自责和自卑观念。病情加重后，病人变得呆滞，精神冷漠，语调单一，谈吐断续，与人沟通能力下降。要关注病人这些情绪的波动，及时鼓励、安慰病人，用各种方法帮助他们树立战胜疾病的信心。

五、健康教育

1. 增强病人的自我价值观，鼓励病人参加适宜的文娱活动，多接触社会。为防止意外，这些活动需在监护下进行。指导病人养成良好的生活习惯并坚持进行有效的运动功能训练，每天有规律地进行体力活动，病人可采取自己喜爱的运动方式，如散步、慢跑、打太极拳等。康复训练是一项长期工作，通过康复训练，可改善病人的情绪状态，减少焦虑、抑郁的发生，增加肢体锻炼的顺应性。要求家属尽量陪同进行康复训练。

2. 有精神障碍者其衣服口袋内要放置写有姓名、住址和联系电话的安全卡，或佩戴手腕识别牌，以防走失。

第六节　阿尔茨海默病的康复护理

阿尔茨海默病（Alzheimer disease，AD）亦称老年性痴呆，是一种退行性神经病。阿尔茨海默病的病因至今未明，有学者认为与衰老、代谢障碍、内分泌功能减退、机体解毒功能减弱有关。新近丧偶、单身独居者患本病较多，提示不良心理因素可能引起本病。

一、护理评估

1. 病因评估：
（1）评估是否有家族史。
（2）评估病人的年龄，是否有甲状腺疾病、免疫系统疾病、癫痫等。
2. 症状评估：
（1）评估病人是否有记忆力衰退、计算力衰退、情感行为障碍、独立生活和工作能力丧失等。
（2）评估病人是否有言语障碍、运用障碍。
3. 心理社会评估：
（1）评估病人是否因为疾病而产生悲观情绪，不配合治疗。
（2）评估家属对疾病的认知程度和配合度。
（3）评估病人的经济承受能力。

二、治疗

对症治疗，控制伴发的精神病理症状，改善认知功能。

三、常见护理问题

1. 生活自理能力缺乏。
2. 认知功能障碍。
3. 行为情绪障碍

四、护理措施

1. 一般护理：阿尔茨海默病病人由各种原因引起脑部功能损害，记忆力减退，需要药物治疗，应保证足够的疗程和药物剂量。病人静脉输液时，穿刺处针头应妥善固定，防止脱落。病人的口服药要由护士妥善保管，送药到口，看着服下，并告知家属药已服下，注意观察药物不良反应，以便及时与医师取得联系，调整用药。
2. 饮食护理：阿尔茨海默病病人一日三餐应定时定量，保持平时的饮食习惯，餐具要安全，不要用刀叉之类的餐具，食物要简单方便，软滑一点比较合适，多吃水果、蔬菜，多吃富有卵磷脂的食物（主要有大豆、蛋黄、动物肝脏、鱼类、芝麻等）。卵磷脂可以改善思维能力，提高记忆力。对那些缺乏食欲、进食少甚至拒食的病人，要选择营养丰富、清淡宜口的食物，荤素搭配，温度适中，无刺、无骨、易咀嚼消化。每次吞咽后嘱病人反复做几次空咽动作，确保食物全部咽下，以防噎食及呛咳。对于少数食欲亢进者，要适当限制食量，以防止因消化吸收不良而出现呕吐、腹泻。进食时必须有家属照看，以免呛入气管而窒息死亡。

3. 康复护理：

（1）康复训练。

1）记忆力训练：给病人看几件物品，令其记忆；让病人回忆最近到家里来过的亲戚朋友的姓名、家中发生的事情；病人经常去的地方应有明显标志。

2）智力训练：根据病人的文化程度教他们一些数字游戏；让病人归纳实物、单词、语句等，锻炼其归纳综合能力；另外，还可以用摆放时钟和日历的方法来帮助病人保持时间定向力。

3）情感障碍康复训练：关心体贴病人，多与其交谈沟通，寻找其感兴趣的话题，使其保持情绪平稳；对妄想、幻听、幻视的病人，与其交谈时注意谈话技巧，不可贸然触及妄想的内容，分散注意力，尽快将其引导到正常的情境中。

（2）使病人保持良好的生理平衡。身体锻炼对病人的身心是有利的，不仅可以使病人保持情绪平稳，而且能延长病人的睡眠时间，提高睡眠质量，有益于生理平衡。运动量的增加要循序渐进。鼓励病人参加娱乐活动如下棋、垂钓、看报、绘画，以强化大脑的思维活动，使其保持良好状态。不断地为病人寻找新的活动方式。

4. 心理护理：要关心、爱护病人，尊重病人的人格，加强与病人的沟通，同时对家属进行针对性的心理指导，关心、安慰家属，向家属解释病情，使家属对病症有积极、正确的态度，配合治疗。医护人员及家属要经常与病人对话、交流思想，提高病人的言语能力和思维能力，对于不善言辞或言语障碍者，可言行并用，语速缓和，态度和蔼，让病人感到亲切，打消顾虑，用真诚赢得病人的信任。当病人对陌生的环境产生恐惧、不安，出现不稳定情绪与紊乱行为时，护士应耐心、亲切，通过语言、动作、情景等信息交流手段给予病人鼓励与安慰，满足其合理要求，使病人接受并改变原有的观念、认识，使其感受到关爱，尽快适应环境。当病人言语、行为出现错误时，护士应仔细听取病人的诉说，观察其行为，并表示理解，给予认真解释，同时分析并找出诱因，制定应对措施。也可以用转变话题的方法，分散其注意力。对病人的进步要及时加以肯定和鼓励，增强其战胜疾病的信心。

五、健康教育

病人感觉迟钝，行动不便，故平时要防止烫伤、跌伤、砸伤等意外伤害，也要预防自伤，保证病人安全。

1. 进食：餐具最好选择不易破损的不锈钢制品。对于自己能进食的病人，最好把几种菜肴放到一个盘里，吃鱼肉时要把骨刺提前剔除。不要让病人用尖锐的餐具进食。

如病人视力较差，要把餐桌放在明亮显眼的地方。食物要切成小块，方便病人入口。不要让病人吃黏性食物，液体和固体食物要分开。盛有过烫食物的器皿一定要远离病人，以免烫伤。

2. 居住：居室要宽敞、整洁，设施简单，光线充足，室内无障碍物，以免绊倒病人。地面要防滑，床边有护栏，刀、剪、药品、杀虫剂等要收藏好，煤气、电源开关要有安全装置，不要让病人随意打开。

3. 衣着：为病人准备的衣服质地要好，同时衣服要宽松，外衣最好选用无需熨烫的面料，尽量不使用拉链，最好用按扣或布带代替拉链，防止拉链划伤病人。

4. 行为：对病情重者做到24小时有人陪伴，对轻者在其活动最多的时间里加强看护，嘱病人不要单独外出，以免迷路走失。给病人口袋里放一张有病人和家属姓名、家庭住址、联系电话以及病人所患疾病的安全卡，防止意外发生。

参考文献：

[1] 龚放华，谢家兴. 实用专科护士丛书　康复科分册 [M]. 长沙：湖南科学技术出版社，2015.

[2] 邢晓丽，杨喆，田瑞瑞. 专科护士主导的康复护理干预模式对胫骨平台骨折病人膝关节功能的影响 [J]. 中华现代护理杂志，2020，26（24）：3338－3343.

[3] 王霞，孟玲，李秀云. 康复护理专科护士培训实践 [J]. 护理学杂志，2018，33（20）：65－66.

第八章　麻醉专科护理

麻醉护理学是现代麻醉学的重要组成部分，是适应麻醉学科发展而建立的，对麻醉学发展起到举足轻重的作用。但麻醉护理学发展在国际上并不平衡，发达国家起步早，早已广泛开展麻醉护理工作，麻醉专科护士发展已有150多年历史。国际麻醉护士基金会设立了条例和标准，在许多国家实施。而我国麻醉护理工作及麻醉专科护士的培养处于起步阶段。为适应21世纪我国高等医学教育发展的新形势，进一步满足社会和医疗卫生事业发展的需要，我们应规范麻醉科诊疗管理，加强麻醉学二级学科内涵建设，吸取国际上麻醉护理工作的成功经验和教训，培养具有中国特色的麻醉专科护士，建立符合中国国情的麻醉护理学体系。

麻醉护理学是麻醉学和护理学相结合的交叉学科，是研究围术期，尤其是围麻醉期使护理病人处于最佳状态的学科。

麻醉护士是指取得护士执业证书，从事麻醉护理工作的护士。麻醉护士必须受过专业培训和教育，能够迅速配合麻醉医师在手术期间提供麻醉服务，可以由注册护士和登记护士担任。目前我国部分医院麻醉科有麻醉护士，并开展了不同程度的麻醉护理工作。麻醉专科护士是指取得护士证书和麻醉专科护士认证资格证书，从事特定的麻醉护理工作的护士。

第一节　麻醉前访视与护理准备

麻醉前对病人的访视和评估是完善术前准备和制订麻醉方案的基础。麻醉护理工作涉及整个围术期，要求护士能配合麻醉医师充分了解病人的全身情况和重要器官生理功能，并做出正确的评估。这有利于消除或减轻病人的恐惧、紧张心理，建立良好的护患关系，使其配合和完成手术，减少并发症和加快康复，是保障围术期安全的重要环节。

一、麻醉前访视和病情评估

麻醉护士应与麻醉医师一起在手术前一日对病人进行访视，其目的：①详细了解病人的有关病史、检查结果和精神状态；②指导病人熟悉有关的麻醉问题，消除病人的焦虑心理；③通过病史复习和体格检查，评估病人的麻醉及手术耐受性，以采取有效措施积极预防术中术后可能的并发症。

（一）病史复习

详细阅读病历，了解全部病历资料，有目的地追问有关麻醉的病史，主要了解以下几个方面。

1. 个人史：病人的活动能力，能否胜任较重的体力劳动或剧烈活动，是否有心慌气短的症状，有无长期饮酒、吸烟史。

2. 过去史：①了解既往疾病史，特别是与麻醉有关的疾病，如高血压、冠心病、脑血管疾病、哮喘及相应的治疗情况；②既往手术麻醉史，做过何种手术，采取何种麻醉方式，有无不良反应；③既往长期用药史，了解药名、药量，有无过敏史，有无长期服用安眠药、抗凝药、降压药、降糖药及麻醉药品成瘾史等。

3. 现病史：查看化验结果、用药情况及治疗效果。

（二）体格检查

1. 全身状况：观察有无发育不全、营养障碍、贫血、脱水、水肿、发热及意识障碍等，测身高、体重，了解近期体重变化。

2. 器官功能。

（1）呼吸系统：询问有无咳嗽、咳痰，每日痰量及痰的性状，是否咯血及咯血量。观察呼吸频率、呼吸深度及呼吸形式，评估呼吸道的通畅程度，听诊双肺呼吸音是否对称，有无干、湿啰音。参阅胸部 X 线和 CT 检查结果。必要时应有肺功能检查结果。

（2）心血管系统：测血压、脉搏，注意皮肤黏膜颜色及温度，叩诊心界，听诊心音，检查有无心脏扩大、心律失常以及心力衰竭发作。术前应常规检查心电图。

（3）其他：检查脊柱有无畸形或病变，穿刺部位有无感染，下颌关节和脊柱活动度；检查四肢浅表静脉，选定输血输液穿刺点，估计有无静脉穿刺困难。

3. 了解拟施行手术的部位、切口、切除范围、难易程度、出血程度、时间长短和危险程度等，了解是否需要特殊的麻醉技术（如低温、控制性低血压等）和特殊的手术体位配合，此外还需了解手术的急缓程度。

4. 了解病人是否紧张和焦虑，评估病人的精神状况及其合作程度。询问病人和家属对手术有何顾虑和具体要求，并进行相应的解释和心理护理，进行术前教育。发现明显精神状态异常者应请专科医师会诊。

（三）术期病情评估

根据麻醉前访视结果，将病史、体格检查和实验室检查结果结合手术麻醉的风险，进行综合分析，最终对病人的全身情况和麻醉耐受力做出比较全面的评估。这对提高麻醉安全性、减少麻醉意外事件发生具有十分重要的作用。

美国麻醉医师协会（American Society of Anesthesiologists，ASA）颁布了全身体格健康状况 5 级分类法。ASA 分级和围术期死亡率关系见表 8-1。

表 8-1　ASA 分级和围术期死亡率关系

分级	标准	死亡率（%）
1	体格健康，发育良好，各器官功能正常	0.06~0.08
2	除外科疾病外，有轻度并存病，功能代偿健全	0.27~0.40
3	并存病较严重，体力活动受限，但尚能应付日常活动	1.82~4.30

分级	标准	死亡率（%）
4	并存病严重，丧失日常活动能力，经常面临生命威胁	7.80～23.00
5	无论手术与否，生命难以维持24小时的濒死病人	9.40～50.70

1级：病人的重要器官、系统功能正常，对麻醉和手术耐受良好，正常情况下基本无风险。

2级：有轻微系统性疾病，重要器官有轻度病变，但代偿功能健全，对一般麻醉和手术可以耐受，风险较小。

3级：有严重系统性疾病，重要器官功能受损，但仍在代偿范围内。行动受限，但未丧失工作能力。施行麻醉和手术有一定顾虑和风险。

4级：有严重系统性疾病，重要器官病变严重，功能代偿不全，已丧失工作能力，经常面临生命威胁。施行麻醉和手术均有风险，风险很大。

5级：病情严重、濒临死亡。麻醉和手术异常危险。

这种分级也适用于急症手术。在评定的级别旁加"E"或"急"。

美国心脏病学院（ACC）、美国心脏学会（AHA）2007年9月制定了新的非心脏手术病人围术期心血管危险评估与治疗指南，提出心脏危险性分层和手术危险性分层，用于指导非心脏手术病人的评估与治疗（表8-2、表8-3）。

表8-2　心脏危险性分层

分层	危险因素
高危	不稳定性冠状动脉综合征
	不稳定性或严重的心绞痛（ACC心绞痛分级Ⅰ～Ⅳ级）
	急性心肌梗死（1周以内）或近期心肌梗死（发生心肌梗死1周到1个月），同时伴有心肌缺血的危险因素，失代偿的心力衰竭（NYHA Ⅳ级）
	显著的心律失常
	高位房室传导阻滞
	莫氏Ⅱ型房室传导阻滞
	Ⅲ°房室传导阻滞
	有症状的室性心律失常
	室上性心律失常（包括房颤），伴有无法控制的室性心率（静息状态下室性心率大于100次/分钟），有症状的心动过缓

分层	危险因素
高危	新出现的室性心动过速
	严重的瓣膜疾病
	严重的主动脉瓣狭窄（平均压力梯度大于 40mmHg，主动脉瓣口面积小于 $1cm^2$ 或有明显的临床症状）
	严重的二尖瓣狭窄（进行性加重的劳累性呼吸困难、劳累性晕厥或心力衰竭）
中危	心脏病史
	代偿或以前出现过心力衰竭
	脑血管疾病史
	糖尿病
	肾功能不全
低危	高龄（大于或等于 70 岁）
	异常心电图（左心室肥大、束支传导阻滞、ST−T 改变）
	非窦性心律（房颤、起搏心律）
	低运动耐量（小于 4 METS）
	脑卒中史
	未控制的高血压（SBP 大于或等于 180mmHg，DBP 大于或等于 110mmHg）

表 8−3　手术危险性分层

分层	手术类型
高危 （风险大于 5%）	主动脉或其他大血管手术
	外周血管手术
中危 （风险在 1%～5%）	腹部或胸腔手术
	颈动脉内膜剥离术
	头颈部手术
	矫形外科手术
	前列腺手术
低危 （风险小于 1%）	内镜手术
	浅表部手术
	白内障手术
	乳房手术
	门诊手术

二、麻醉前的准备和护理

（一）麻醉前常规准备和护理

1. 正确评估病人：评估 ASA 分级和营养状况，对病人的饮食加以合理指导，尽可能在术前纠正营养缺乏，以提高病人对手术麻醉的耐受力。

2. 胃肠道准备与护理：需常规排空胃内容物，目的是防止术中或术后反流、呕吐，避免误吸、肺部感染或窒息等意外的发生。胃排空时间正常人为 4～6 小时，情绪激动、恐惧、焦虑或疼痛不适等可导致胃排空显著减慢。因此，成人一般术前禁食 8～12 小时，禁饮 4 小时；小儿术前应禁食（奶）4～8 小时，禁水 2～3 小时。有关禁饮、禁食的重要意义，必须向家属交代清楚，以取得配合。另外，胃肠道手术要常规进行胃肠减压和清洁灌肠。

3. 膀胱的准备与护理：病人送入手术室前应嘱其排空膀胱，以防止术中尿床和术后尿潴留。对盆腔或疝手术，排空膀胱有利于手术野显露和预防膀胱损伤。危重病人或复杂大手术，需留置尿管，以利于观察尿量。

4. 口腔准备与护理：麻醉后上呼吸道的一般性细菌容易被带入下呼吸道，在术后免疫力低下的情况下，可能引起肺部感染等并发症。为此，病人住院后即应嘱病人早晚刷牙、饭后漱口，有松动龋齿或牙周炎者，需经口腔科诊治。进手术室前应将活动义齿摘下，以防麻醉时脱落，造成误吸入气管或嵌顿于食管。

5. 输液输血准备：中等以上手术，术前应检查病人的血型，准备一定数量血液制品，做好交叉配血试验。凡有水电解质或酸碱失衡者，术前均应常规输液，尽可能补充和纠正。

6. 治疗药物的检查：病情复杂的病人，术前常已接受一系列药物治疗。麻醉前除要求全面检查药物治疗的效果外，还应重点考虑某些药物与麻醉药物之间存在的相互作用，有些药物容易导致麻醉中的不良反应。

（1）洋地黄、胰岛素、皮质激素和抗癫痫药，一般都需要继续使用至术前。

（2）1 个月以前曾较长时间应用皮质激素而术前已经停服者，手术中有可能发生急性肾上腺皮质激素功能不全危象，术前必须恢复使用外源性皮质激素，直至术后数天。

（3）正在施行抗凝治疗的病人，手术前应停止使用，并需设法拮抗其残余抗凝作用。

（4）长期服用某些中枢神经抑制药，如巴比妥、阿片类、单胺氧化酶抑制药、三环抗抑郁药等，可影响对麻醉药的耐受性，或于麻醉中易诱发呼吸和循环意外，应于术前停止使用。

（5）安定类药、抗高血压药、抗心绞痛药等，可能导致麻醉中出现低血压、心动过缓，甚至心缩无力，故术前均应考虑是继续使用、调整剂量使用还是暂停使用。

（6）发现问题，应向麻醉医师报告，请其做出适当处理。

7. 术后适应性训练和护理：要告知病人术后饮食、体位、大小便、切口疼痛或其他不适，以及可能需要较长时间输液、吸氧、胃肠减压、胸腔引流、导尿及各种引流等情况，术前可酌情将其临床意义向病人讲明，以争取配合。多数病人不习惯在床上大小便，术前需进行锻炼。术后深呼吸、咳嗽、咳痰的重要性必须向病人讲解清楚，并训练正确执行的方法。

8. **手术前晚复查**：术前应对全部准备工作进行复查。如临时发现病人感冒、发热，妇女月经来潮等情况，除非急症，手术应推迟。手术前晚一般应给病人服用安定镇静药，以保证其有充足的睡眠。对于特别紧张的病人，应及时通知麻醉医师调整术前用药，及时治疗。

9. 病人进入手术间后，麻醉护士应首先问候致意，体现关心体贴，然后与麻醉医师一起核对病人和麻醉方法。病人的义齿、助听器、人造眼球、隐形眼镜、首饰、手表等物品均应摘下保管，并加以记录。再次复习病史，按照麻醉医嘱和麻醉常规，协助麻醉医师开始麻醉工作。

（二）麻醉前心理准备与护理

心理护理是指在对病人的护理过程中，运用心理学原理和方法，针对病人现存和潜在的心理问题，改善病人的心理状态和行为，使之有利于康复。由于麻醉与手术是有风险的治疗方法，病人必然对其安全性、可能出现的一些并发症感到担心，而且由于病人对疾病和将要施行的麻醉和手术缺乏认识，会产生不同程度的心理负荷，因此，麻醉与手术不论大小，病人都会出现紧张情绪。这种紧张刺激，通过交感神经系统的作用，使肾上腺素和去甲肾上腺素的分泌增加，引起血压升高、心率加快，有的病人还可出现四肢发凉、发抖、紧张、恐惧等一系列反应。麻醉护士应做好麻醉前病人的心理护理，必要时应通知医师进行药物治疗。

1. 术前的心理状态和问题评估。

焦虑是指一种非特定的、不知所以然的紧张不安的情绪状态，当其变得严重时，则变成惊恐。它常与焦急、忧虑、恐惧等感受交织，成为一种复合性负性情绪。抑郁是一种闷闷不乐、忧愁压抑、心境悲观、对各种事情缺乏兴趣、回避与他人交往的消极心情。它主要是由现实丧失或预期丧失引起的，多见于肿瘤病人。麻醉与手术是一种强烈的心理刺激，恐惧和焦虑是术前病人最普遍的心理状态。各年龄段的人术前的恐惧心理不完全一样，除了对安全性的共同担忧之外，又各有侧重：小儿主要害怕术后伤口引起的疼痛；青壮年对手术的安全性、并发症、治疗后的预期效果以及术后康复等问题忧心忡忡；老年人则更多担心手术可能带来的风险，害怕自己的身体状况无法承受手术所带来的创伤；女性更多担心术后的形象和美观，以及可能的并发症对未来生活的影响等。

一项对术前病人的心理状况的调查发现，76％的病人术前都有紧张、焦虑、恐惧等。这些消极的心理因素对麻醉、手术及预后极其不利。病人普遍反映，盼早日手术，但一安排手术就惶恐不安，焦虑失眠，尽管在手术日的前一天晚上服用安眠药，仍难以入睡。相反，也有部分病人把一切希望寄托于医师，表现出过分乐观，对可能遇到的问题没有心理准备，甚至过分依赖和信任医师而无任何焦虑。术前焦虑程度对手术效果及预后有很大影响。资料表明：轻度焦虑者，效果较好；严重焦虑者，预后不佳；而无焦虑者，效果往往更差。这是因为无焦虑的病人由于对医师或手术过度依赖，过分放心，对生理上带来的不可避免的痛苦缺乏应有的心理准备。因此，术前做好病人的心理护理工作尤其重要。

做好病人心理问题的评估，其目的在于识别和解决病人的心理问题。通过收集病人的心理信息，如与病人及其家属、亲友、同病室病友进行交谈、询问，心理调查，参阅病历等，了解病人的特征以及工作、生活等方面的情况，特别要重视那些与疾病有关的心理社会因素，找出病人现存或潜在的心理问题。既要抓住病人具有典型意义的情绪状态，又要善于从分析原因中找出能充分体现病人心理问题特异性的本质特征。评估病人的心理问题要把握三个环节：①心理反应的性质，是以焦虑、恐惧为主还是以抑郁为主；②心理反应的强度；③引起病人主要心理反应的个体原因。

2. 心理护理的实施程序。

心理护理的实施程序见图8-1。

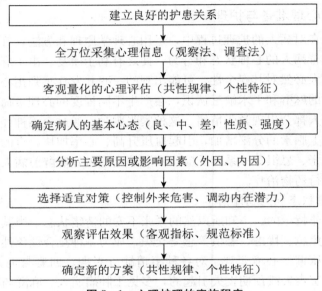

图 8-1　心理护理的实施程序

3. 术前心理护理的注意事项。

麻醉和手术前的心理护理应由有经验的麻醉护士进行。耐心听取病人的意见和要求，向家属详细交代病情，阐明麻醉和手术的重要性和必要性，尤其要对麻醉的安全做详细的解释，这一点对病人获得安全感极为重要。还要依据不同的病人，用恰当的语言交代麻醉和手术可能带来的痛苦。

针对病人对麻醉和手术常有的疑虑进行释疑和技术训练。根据不同疾病和病人，依据其产生恐惧、焦虑的原因，有针对性地做好解释和开导工作。为防止术后并发症，术前要指导病人如何放松思想，如何做好术后咳嗽、肢体运动、翻身、床上大小便等，介绍具体方法并进行训练，减少病人对术后可能存在问题的忧虑。

要配合医师，给予恰当合理的麻醉前解释，以适当的方式将麻醉和手术前准备的目的、意义及注意事项、可能发生的不良反应等告诉病人，使其有心理准备。细致的心理护理工作可使麻醉前、麻醉中与术后病人通过相互鼓励、慰藉，保持积极的心理状态，有利于术后的顺利恢复。对于危险性大、麻醉和手术复杂、心理负担重的病人，还要介绍有关专家是怎样反复研究其病情并确定最佳方案的，并突出强调病人在麻醉和术中的有利条件等，使病人深感医护人员对其病情十分了解，对麻醉和手术是极为负责的。这些心理上的准备，对控制术中出血量和预防术后感染等都是有益和必要的，并可使病人正视现实，稳定情绪，顺应医护计划。

做好病人家属和朋友的解释工作。家属对病人的麻醉和手术及术后康复起着重要的作用，家属及朋友的情绪往往直接影响病人的情绪，因此要告知家属和朋友鼓励病人勇敢面对麻醉和手术，配合医护人员对病人进行积极的暗示和鼓励。

对存在较重心理障碍的病人，应通知病区医师或麻醉医师，必要时使用药物消除焦虑和恐惧。麻醉前需要根据麻醉医师的医嘱，对需要麻醉的病人做好各项准备工作，以保证病人在麻醉过程中的安全。

4. 心理护理的目的和术前教育。

（1）心理护理的目的：心理护理和术前准备两者应结合在一起进行，麻醉护士要根据病人的心理问题进行心理护理。可结合病人的病情，以通俗易懂的语言介绍疾病的相关知识，说明麻醉和手术的必要性，讲解麻醉方案和需要病人配合的要点，以及放置各种导管的意义。针对病人对疼痛的恐惧，说明麻醉医师可以提供良好的术后镇痛，减少病人对麻醉的恐惧，增强对麻醉的信心。谈话要富有艺术性，实事求是，恰如其分，对麻醉的危险性及可能出现的并发症，既不过分强调，又要让病人充分了解。

（2）术前教育的内容：

1）建立良好的护患关系，加强病人和护士之间的互动。

2）鼓励病人参与术前护理方案的制订。

3）增强病人的自我护理技能，并使其参与到术后的护理工作中，如训练胸、腹式呼吸，翻身，卧位大小便等。

4）增强病人对自己健康状况的信心。

5）使病人更好地理解和配合麻醉和护理，告知麻醉的方法、体位以及如何配合等事项。

6）提供个性化的术前护理，明确术前的实验室检查、体格检查和诊断是否完善；再次明确病人禁饮、禁食的确切时间；提供人性化护理，例如更换医院配备的衣裤，告知病人不要戴珠宝或其他饰品，取出活动性义齿，不要携带手表等贵重物品去手术室；对术后恢复过程加以指导。

7）详细告知手术的时间、地点、相关程序。

第二节　不同麻醉的护理

一、局部麻醉的护理

局部麻醉（regional anesthesia, local anesthesia）是使用局部麻醉药暂时阻断某些周围神经的冲动传导，使这些神经所支配的区域产生感觉麻痹的状态。局部麻醉具有简便易行、安全有效、病人清醒、并发症较少的优点。

(一) 常用局部麻醉药与使用原则

局部麻醉药依据其作用的时效可分为：①短效局部麻醉药，如普鲁卡因和氯普鲁卡因；②中效局部麻醉药，如利多卡因；③长效局部麻醉药，如布比卡因、丁卡因、罗哌卡因等。麻醉护士必须熟悉局部麻醉药的性能、浓度、剂量、用法和不良反应，按照麻醉医师的医嘱准备局部麻醉药，协助麻醉医师处理意外事件。

局部麻醉药用于临床一般较为安全，但也必须重视其不良反应的预防。用药或操作处理不当，轻则发生一过性不良反应，重则引起猝死事件。局部麻醉药的主要用药原则为：

1. 必须掌握"最小有效剂量"和"最低有效浓度"。浸润麻醉用药浓度宜低，可用 0.25%~0.50% 普鲁卡因或 0.5% 利多卡因；表面麻醉和神经阻滞的局部麻醉药浓度宜较高。

2. 注射局部麻醉药之前和注药过程中，必须认真执行"回抽试验"，证实无血、无气、无液（脑脊液）时才能谨慎给药。

3. 在局部麻醉药中加入 1∶20 万肾上腺素，收缩血管，延缓吸收，延长局部作用时间，但必须注意以下情况不加肾上腺素：①末梢动脉部位，如手指、足趾、阴茎、耳垂等处，局部麻醉药中不加肾上腺素，以防止局部组织坏死；②气管内表面麻醉的局部麻醉药中不加肾上腺素，以防止肾上腺素引起气管平滑肌扩张，加速局部麻醉药的吸收；③老年病人，甲状腺功能亢进、糖尿病、高血压以及周围血管痉挛性疾病病人；④氟烷麻醉局部麻醉药不加用肾上腺素，以防止发生严重心律失常。不加肾上腺素的病人，可加入 1∶500 麻黄素以延缓吸收和减少局部麻醉药的用量，以防吸收过快而导致相对过量引起不良反应。

4. 局部麻醉药溶液主要是等渗溶液，对浓度较高的局部麻醉药在使用前要加以稀释，稀释溶液采用生理盐水，以等渗为原则。

5. 麻醉前用药可选择巴比妥类或苯二氮䓬类药物，如口服地西泮 5~7mg。

(二) 局部麻醉术前的护理

1. 病人评估：病人的病情、意识状态，有无高血压、心脏病等，治疗情况，皮肤情况等；病人的心理状态、合作程度，对局部麻醉药的认识程度，以前是否使用麻药，有无不良反应、过敏反应及反应的程度。应向病人解释局部麻醉的特点、体位以及要求合作的内容，使病人有充分的思想准备。

2. 护理资源评估：用物是否齐全，是否符合无菌要求；药物是否准确无误，环境是否符合操作要求，急救设施是否完好备用。

3. 检查麻醉前用药情况，尤其是局部麻醉药用药量较大、浓度较高的情况。

(三) 局部麻醉病人进入手术室后的护理

1. 认真填写手术安全核查表，共同确认病人身份、手术部位、手术方式、知情同意等内容。

2. 心理护理：向病人介绍麻醉医师、麻醉和巡回护士、手术室环境，解释局部麻醉的目的，缓解病人紧张情绪，取得病人的合作。

3. 麻醉前根据医嘱开放静脉通道，连接监护仪器。

4. 对于需要麻醉体位者，要协助医师放好体位，消毒穿刺范围。

5. 根据医嘱准备麻醉药物，认真执行"三查七对"，局部麻醉药和麻醉药品标示明确，以便与其他药物区别。医师抽取药物时要向其报告药品名称和浓度。

6. 麻醉成功后，协助医师测定麻醉效果。密切观察病人病情及体温、脉搏、呼吸、血压、瞳孔等，并记录于麻醉单上。

7. 根据医嘱、病人情况、手术情况、所用药物和手术时间，决定是否追加局部麻醉药。

8. 出现意外情况，立即参加抢救，并将抢救措施记录于麻醉单上。

9. 局部麻醉不良反应的护理：

（1）严格操作规程，防止不良反应的发生。一旦发生不良反应，立即停止注药，有些反应随药物代谢消失，严重者给予氧气吸入。呼吸困难者辅助人工呼吸，必要时气管内插管进行机械通气。

（2）根据医嘱使用解痉药物或肌肉松弛剂，并做好辅助呼吸。

（3）密切观察病人病情及体温、脉搏、呼吸、血压、瞳孔等，做好记录。

（4）根据不良反应的程度决定是否继续采用局部麻醉和用药的间隔时间、用药剂量等。

（四）局部麻醉术后的护理

1. 根据医嘱和病人情况，确定将病人送至麻醉复苏室、重症监护病房或普通病房。

2. 护送病人过程中应备好抢救药物、抢救设备及仪器、氧气等，以防意外发生。

3. 与复苏室、重症监护病房或普通病房的值班护士交接手术病人。

4. 整理麻醉药物和麻醉用品。

5. 处置医疗废弃物。

6. 将本次麻醉所用药物、一次性用品等记录入相应账目。

二、吸入麻醉后的护理

吸入麻醉期间各项生理指标的观察非常重要。密切而细致地观察病人，常能及早发现不良反应先兆，及时处理，使险情消失在萌芽中。这就要求麻醉护士在麻醉期间将每隔5～10分钟测定的血压、脉搏、呼吸等各项数据与手术重要步骤及输液、输血、用药与病人反应和表现联系起来，详细记录在麻醉单上。根据病人反应，参考病人原有的某些疾病特点，进行综合分析，在医师指导下及时调整麻醉深度和病人的生理状态，减少和消除伤害性刺激，使病人顺利完成手术。

（一）吸入麻醉深度的监测与护理

吸入麻醉主要靠调节麻醉药物的给予量来实现对神经系统的特殊药理作用，由于病人对药物反应存在个体差异，计算达到不同麻醉水平的剂量比较困难。目前对麻醉深度的判断主要靠观察病人麻醉后的体征，即临床麻醉经验。其目的是使用最少的麻醉药来达到足够施行手术的麻醉深度，减少对正常机体功能近期及远期的抑制，同时要避免"浅"麻醉下手术所造成的伤害性刺激。

1. 传统的监测方法：传统的吸入麻醉深度监测是 Guedel 于 1937 年提出的。其总结了乙醚麻醉分期的各种体征和表现，采用四级分类法。在现代麻醉中，由于氟类挥发性麻醉药、阿片类药及肌松药、镇静药的出现，以及复合麻醉的广泛应用，典型乙醚麻醉分期已不适用于其他全身麻醉药的麻醉征象，但仍为应用临床体征监测麻醉深度和分期奠定了基础。

2. 脑电活动监测麻醉深度：目前较为成熟的是频谱分析法，应用计算机技术，对脑电活动进行综合分析，其主要指标为双频指数（BIS）。临床研究表明，BIS 能较好地判断麻醉深度，尤其在判断麻醉苏醒上有重要意义。BIS 的范围是 1~100，数值越大，病人越趋于清醒，数值越小，则提示病人大脑皮质的抑制越严重。BIS 大于 95 时，病人清醒；BIS 小于 70 时，病人肯定意识丧失。手术刺激强度对 BIS 有一定影响。应加强麻醉中的观察，根据手术进程和病人反应告知麻醉医师及时调整麻醉深度。

（二）呼吸系统的观察和护理

吸入麻醉期间观察呼吸频率、幅度、氧饱和度、呼吸道通畅度。呼吸道不通畅会影响呼吸频率和幅度。可听诊呼吸音的变化，识别呼吸异常情况。浅而快的呼吸是呼吸功能不全的表现，常使通气量锐减，引起低氧血症，氧饱和度下降。呼吸道梗阻时往往表现为呼吸困难，吸气时胸廓软组织凹陷，辅助呼吸肌用力，出现鼻翼翕动，甚至发绀。潮气量降低，可能由麻醉药抑制呼吸中枢、肌松药的残余影响或椎管内麻醉平面过高所致。麻醉、手术中除进行上述观察外，还可应用 Wright 通气量精确测量潮气量和每分通气量。对危重和大手术病人，还可进行动脉血气分析，监测血液酸碱值及氧分压和二氧化碳分压，有助于判断病情。

三、静脉麻醉的护理

静脉麻醉是将全身麻醉药物注入静脉，产生中枢神经系统抑制，临床表现为神志消失、全身的痛觉消失、遗忘、反射抑制和一定程度的肌肉松弛状态。静脉麻醉分为诱导、维持和清醒三个阶段。为了保障病人的安全和麻醉的成功，做好麻醉前准备并做好麻醉期间的观察和护理至关重要。

（一）麻醉前护理

麻醉前护理同吸入麻醉，还需注意：检查麻醉专用泵、微量泵和输液泵是否处于良好状态，认真执行"三查七对"，抽取药物时要向麻醉医师大声重复药名、浓度、剂量、用法，无误后方执行。

（二）静脉麻醉的诱导护理

静脉麻醉诱导较迅速，病人也较舒适，无环境污染。但麻醉深度的分期不明显，对循环的干扰较大。开始诱导时，先以面罩去氮给氧 6L/min，3 分钟。根据病情选择合适的静脉麻醉药及剂量，如硫喷妥钠、依托咪酯、丙泊酚等，从静脉缓慢注入并严密监测病人的意识、循环和呼吸的变化。待病人神志消失后再注入肌松药。病人全身骨骼肌及下颌逐渐松弛，呼吸由浅到完全停止。以面罩加压辅助或控制呼吸，协助气管插管或其他方法建立人工气道。监测病人各项生理指标并报告麻醉医师，使之能准确调整麻醉深度，确定各种时机。如果在诱导期出现生命体征异常，就应立即减少或停止麻醉药的注入，并给予纯氧吸入。

（三）静脉麻醉的维持护理

静脉给药方法有单次、分次和连续注入三种，应根据手术需要和不同静脉全麻药的药理特点来选择给药方法。单一的静脉全麻药仅适用于全麻诱导和短小手术，而对复杂或时间较长的手术，多选择复合全身麻醉。复合全身麻醉是指两种或两种以上的全麻药和（或）方法复合应用，可以根据病人的情况及麻醉医师自己的条件及经验灵活运用。

四、椎管内麻醉的护理

将局部麻醉药注入椎管内，阻滞脊神经的传导，使其所支配区域的感觉、运动、反射暂时性障碍，称为椎管内阻滞。椎管内操作及用具简便、经济，镇痛效果确切，肌松效果良好。但其麻醉范围的节段性和局限性会引起一系列生理紊乱，且不能完全消除内脏牵拉反应。

（一）硬膜外阻滞的护理

将局部麻醉药注入硬脊膜外间隙，阻滞脊神经根，使其支配的区域产生暂时性麻醉，称为硬膜外阻滞。

硬膜外阻滞有单次法和连续法两种。单次法是穿刺后将预定的局部麻醉药全部缓慢注入硬膜外腔以产生麻醉作用，常用于低管阻滞。连续法是在硬膜外腔置入塑料导管，根据病情、手术范围和时间，分次给药，使麻醉时间延长，并发症明显减少。目前临床上主要采用连续法。

硬膜外阻滞的优点：①节段性麻醉，时间可控性强；②可进行区域性麻醉、手术后镇痛以及某些疾病的治疗；③与蛛网膜下腔阻滞相比，对循环的干扰较小，麻醉后并发症较少；④所需物品简单、价廉；⑤术中病人意识清醒，便于术后护理；⑥可与多种麻醉方法联合应用。

硬膜外阻滞的缺点：①穿刺难度较大；②与蛛网膜下腔阻滞相比，显效慢，效果稍差；③局部麻醉药用量较大，其毒性反应的可能性大；④有导致全脊髓麻醉的危险；⑤穿刺操作对组织损伤较大，有时可发生导管并发症。

根据脊神经阻滞部位，硬膜外阻滞分为四类：①高位硬膜外阻滞，于$C_5 \sim C_6$之间穿刺，阻滞颈部及上胸段脊神经，适用于甲状腺、上肢或胸壁手术；②中位硬膜外阻滞，穿刺部位在$T_6 \sim T_{12}$，常用于腹部手术；③低位硬膜外阻滞，穿刺部位在腰部各棘突间隙，用于下肢及盆腔手术；④骶管阻滞，经骶裂孔进行穿刺，阻滞骶神经，适用于肛门、会阴部手术。

（二）蛛网膜下腔阻滞的护理

蛛网膜下腔阻滞是将局部麻醉药注入蛛网膜下腔脑脊液中，随其流动扩散并产生对相应节段脊神经根、背根神经节及脊髓表面的阻滞作用。蛛网膜下腔阻滞简称脊麻或腰麻，如果阻滞局限于肛门会阴区，称为鞍麻，如果阻滞只限于一侧下肢，则称单侧腰麻。其优点是起效快、效果好、局部麻醉药用量少、经济、简便。

蛛网膜下腔阻滞的感觉平面达到或低于 T_{10} 为低平面，高于 T_{10} 但低于 T_4 为中平面，达到或高于 T_4 为高平面。因现已有更安全、更方便的麻醉方法可供选择，高平面蛛网膜下腔阻滞已少用。蛛网膜下腔阻滞的给药方式有单次法和连续法，连续法是用导管置入蛛网膜下腔次给药，可使麻醉状态维持较长时间，但容易出现麻醉并发症。

（三）蛛网膜下腔－硬膜外腔联合阻滞麻醉的护理

蛛网膜下腔－硬膜外腔联合阻滞麻醉（cornbread spinal and epidural anesthesia，CSEA），也称为腰硬联合麻醉，是将蛛网膜下腔阻滞与硬膜外阻滞融为一体的麻醉方法。此方法完全保留蛛网膜下腔阻滞和硬膜外阻滞的优点，同时减少或消除了两种方法单独应用存在的缺点。其具有起效快、阻滞完全、肌肉松弛满意、可任意延长麻醉时间和用于手术后镇痛、局部麻醉药毒性作用相对较小、麻醉和镇痛时在技术和麻醉药品的选择上具有较大灵活性等优点。缺点是操作技术要求高；需要专用的穿刺针，偶有硬膜外腔药物或硬膜外导管自蛛网膜下腔阻滞针孔进入蛛网膜下腔的可能；平面较一般硬膜外阻滞广泛。

五、神经阻滞麻醉的护理

（一）手术前

1. 病人评估：病人的病情、意识状态，有无高血压、心脏病等，治疗情况，注射部位的皮肤情况等；病人的心理状态、合作程度；对局部麻醉药的认识程度，以前是否使用过局部麻醉药，有无不良反应、过敏反应及反应的程度。应向病人解释神经阻滞麻醉的特点、体位以及要求合作的内容，使病人有充分的思想准备。

2. 护理资源评估：用物是否齐全，是否符合无菌要求；药物是否准确无误，有无标示；环境是否符合操作要求，急救设施是否完好备用。

3. 检查麻醉前用药情况，在神经阻滞麻醉时局部麻醉药浓度较高，用药量较大，巴比妥和苯二氮䓬类镇静剂可提高机体对局部麻醉药毒性作用的耐受性。

（二）进入手术室后

1. 护理同局部麻醉。

2. 协助麻醉医师摆放麻醉体位，以便操作。消毒穿刺区域，嘱病人有异感时及时诉说，不要随意活动，以免突然改变体位发生危险。

3. 麻醉成功后，测定麻醉效果。安放监护仪器，密切观察病人病情及体温、脉搏、呼吸、血压、瞳孔等，并记录于麻醉单上。

4. 根据医嘱、病人情况、手术情况、所用药物和手术时间，决定是否追加局部麻醉药。

5. 注意观察病情，如有局部麻醉药不良反应应立即处理。

六、体外循环麻醉的护理

1. 麻醉常规护理：正确评估病人术前的心功能情况，了解病人术前用药情况，严密监测病人的生命体征。根据病人情况与麻醉医师沟通后准备好麻醉所需的仪器、设备和麻醉药物，同时准备好可能会用到的血管活性药，以备紧急情况下应用。

2. 肝素的个体差异很大，通常在体外循环前经静脉给一首次剂量（400IU/kg），以后根据抗凝后的激活凝血时间（ACT）在医师的指导下酌情增加。鱼精蛋白拮抗时经静脉缓慢给药，同时静脉注入钙剂；中和肝素时可以根据血压变化经升主动脉从体外循环机少量缓慢输血，以补充血容量和纠正血压下降。

3. 病人对血容量不足的耐受性差，要做好出入量统计，准确、及时地计算失血量和输血，尤其在停止转流后，更应特别重视。

4. 麻醉诱导至冠状动脉旁路移植术运转前最常见的异常情况为低血压，其发生率与病人的心功能、麻醉方法和单位时间内给药速度都有关。当出现低血压后需迅速处理，以防止发展为严重心源性休克和循环衰竭。预防低血压的措施：选择以芬太尼麻醉性镇痛药为主的麻醉方法；注意用药剂量，麻醉中根据尿量、中心静脉压和失血量来补充液体；已用正性肌力药物治疗的病人，进入手术室后要维持同样治疗。

第三节　麻醉恢复病人的护理

麻醉恢复室（recovery room）又称麻醉后监测治疗室（post-anesthesia care unit，PACU），是对手术麻醉后病人进行集中严密观察和监测，继续治疗直至病人的生命体征恢复稳定的单位。麻醉后恢复的目的是使病人生理趋于稳定，重点在于监护和治疗在苏醒过程中出现的生理紊乱，早期诊断和预防并发症。麻醉恢复室的护士是经过专业训练的麻醉专科护士，能迅速识别术后并发症，快速协助医师进行正确的处理，保证恢复期安全与舒适。

一、麻醉恢复室构建

（一）组织结构

麻醉恢复室在麻醉科主任的领导下，由护士长管理，纵向为临床麻醉科负责苏醒过程的整个运作，包括病人管理等，横向为护理部职能管理部门负责规范护理行为，明确护理工作职责，保障病人安全。根据择期手术与急诊手术量，麻醉恢复室可 24 小时开放，亦可日间开放。麻醉恢复室由专职医师和经过麻醉护理专业培训的注册护士负责日常工作，护士的编制按病床与护士之比确定，一般复苏病人为 3∶1，高危病人为 1∶1。配有 1~2 名卫生员，负责清洁卫生工作。

（二）麻醉恢复室的地点与设施

麻醉恢复室应设在邻近手术室或手术室管辖区域内，以便麻醉医师了解病情、处理病人，或病人出现紧急情况时能及时送回手术室进行进一步处理。麻醉恢复室设有层流系统，环境安静、清洁、光线充足。温度保持在 20~25℃，湿度 50%~60%，每月进行空气细菌监测，保持室内清洁。麻醉恢复室采用大房间集中安排床位，以护士站为中心，可以圈状设置复苏床位，也可以对面扇形设置复苏床位，其规模按手术室数量和所实施手术种类而定，一般来讲，手术室与麻醉恢复室床位比为（1.5～2.0）：1。床与床之间距离至少1.2米。复苏床采用对接式平移手术床，可与手术转运床对接，无需搬动病人。配有双路和应急电源，重要设备配有不间断电源（UPS）。提供中心供氧、压缩空气、中心负压吸引，并在各床头设立终端。室内设有传呼系统，与手术室及麻醉科相通，以便抢救时传呼麻醉医师。复苏床周边设置1个电源开关、1个多用途电源插座、2～3套中心供氧装置、2套压缩空气装置、2～3套负压吸引装置、1套亮度可调灯、1套应急灯。床边设一个多功能柱，上设电源插座、设备搁架、气体接口、呼吸装置等。

（三）麻醉恢复室常规设备

麻醉恢复室具有监测和处理术后常见并发症的基本设备。

1. 床边设备：监护仪、呼吸机、输液泵、吸引器、吸氧导管、简易呼吸器、血气分析仪、肌松分析仪以及保温毯等。

2. 抢救物品：常用的呼吸、循环急救药品，静脉用液体，静脉滴注器，注射器，注射盘，急救用品（各种血压袖带、脉氧探头、备用电源接线板、呼吸机管道、接头深静脉留置针、口咽及鼻咽通气道、气管切开包、呼吸气囊、球囊反搏导管等），纤维支气管镜，盲探插管装置，除颤器以及心肺复苏器械车。

3. 一次性耗材：各种型号的气管导管、一次性气管套管、鼻导管、输液泵管、吸痰管、引流管、引流器、负压引流袋、注射器、输液器、灭菌手套、胶布、纱布及棉签等。各类耗材分别存放，便于取用。

（四）麻醉恢复室的药品配备

麻醉恢复室内应备有各种急救药品，分门别类地放置于急救车上或急救药柜内。药品应有明显标记，并按药物管理原则进行管理。常备的急救药品如下。

1. 升压药：肾上腺素、去甲肾上腺素、苯肾上腺素、麻黄素、多巴胺、间羟胺、甲氧明、异丙肾上腺素等。

2. 降压药：酚妥拉明、硝酸甘油、硝普钠、压宁定、柳胺苄心定等。

3. 抗心律失常药：利多卡因、普罗帕酮（心律平）、普鲁卡因酰胺、苯妥英钠、氯化钾、维拉帕米（异搏定）、溴苄胺、硫酸镁等。

4. 强心药：地高辛、去甲酰毛苷、多巴酚丁胺、安力农、米力农等。

5. 抗胆碱药：阿托品、东莨菪碱、654-2等。

6. 抗胆碱酯酶药：毒扁豆碱、新斯的明等。

7. 利尿脱水药：呋塞米、甘露醇、甘油果糖等。

8. 中枢神经兴奋药及平喘药：尼可刹米（可拉明）、氨茶碱、舒喘灵、爱喘乐等。

9. 镇静镇痛药及拮抗药：地西泮、咪达唑仑、丙泊酚、硫喷妥钠、氯丙嗪、哌替啶、芬太尼、吗啡、曲马朵、可待因、吗啡、纳洛酮、氟吗西尼等。

10. 肌肉松弛药：琥珀胆碱、阿曲库铵、维库溴铵、脉库溴铵等。

11. 凝血药及抗凝药：维生素K、凝血酶、止血敏、纤维蛋白原、凝血酸、肝素等。

12. 激素：琥珀酸氢化可的松、氢化可的松、地塞米松、甲泼尼龙等。

13. 作用于子宫的药物：缩宫素。

14. 抗组胺药：苯海拉明、异丙嗪等。

15. 其他：50％葡萄糖、10％氯化钠、10％氯化钙、10％葡萄糖酸钙、5％碳酸氢钠、生理盐水、平衡液、5％葡萄糖、10％葡萄糖及各种人工胶体液等。

二、出入麻醉恢复室的标准

麻醉恢复期是麻醉过程中的一个重要时期，是对病人生理状况的恢复及病人需求做出评估的过程。

（一）麻醉恢复室的收治标准

麻醉后未清醒、自主呼吸未完全恢复、肌肉张力差或因某些原因气管导管未拔除者；各种神经阻滞发生意外情况，手术后需要继续监测治疗者；术后有氧合不全及通气不足的症状和体征者，均应送麻醉恢复室。

（二）麻醉恢复室的离开标准

麻醉恢复室的专科护士应充评估病人以下方面，确认其生理状况平稳后，经医师评估通过，方能让病人离开麻醉恢复室。

1. 神志清楚，定向能力恢复，平卧时抬头超过 5 秒。

2. 能辨认时间、地点，能完成指令性动作。

3. 运动神经阻滞减弱，肌肉张力恢复正常。

4. 无急性麻醉或手术并发症，如呼吸道水肿、神经损伤、恶心、呕吐等。

5. 可能出现的术后并发症（如出血、血管损伤、气胸）和术前合并症（如冠心病、糖尿病、高血压、哮喘等）经确认控制。

6. 血压、心率改变不超过术前静息值 20％，且维持稳定 30 分钟以上。

7. 心电图正常，无明显的心律失常和 ST-T 改变，血流动力学和外周灌注指数维持在恒定范围内。

8. 呼吸道通畅，保护性吞咽、咳嗽反射恢复，不需要口咽或鼻咽通气道，通气功能正常，呼吸频率在 12~30 次/分钟，能自行咳嗽，排除呼吸道分泌物，$PaCO_2$ 能保持在正常范围内。

9. 面罩吸氧，$PaCO_2$ 不低于 70mmHg，指氧饱和度不低于 95％。

10. 胸、肺 X 线片无特殊异常。

11. 尿量大于 25mL/h，水电解质及血细胞比容在正常范围内。

12. 体温在正常范围。

13. 手术区域或全身状况稳定。

14. 术后在麻醉恢复室用过镇静镇痛药的病人，用药后至少观察 30 分钟以上，确保这些药物的峰值已过，并且没有任何不良反应产生，方可转出。

15. 疼痛和呕吐已控制。

16. 恢复室 Altered 评分标准满分为 10 分。

17. 下一步的治疗包括止痛剂、止吐剂及静脉输液。

18. 选择性日间手术的病人（术后离院需要有陪护）在以上基础上再确认一下排尿功能。

三、麻醉恢复室病人的护理

（一）病人的转入

在病人转运前，需要通知麻醉恢复室护士，使麻醉恢复室护士了解病人情况，准备好必要的设备（例如通气装置、喷雾剂、吸引装置等），制订监护计划，并分配有相应护理能力的护士。病人在麻醉医师的直接监护下从手术室送到麻醉恢复室，搬运与护送过程中应密切观察病情，防止躁动和各种导管脱出，注意呼吸道是否通畅、病人保暖等。病人入麻醉恢复室后，护士立刻将病人妥善固定，以免摔伤或擅自拔出各种导管，连接心电监护仪，并即刻测量血压、脉搏、呼吸、氧饱和度等，了解病人呼吸和循环系统情况及器官的灌注状态，待病人入麻醉恢复室稳定后，麻醉医师才可向麻醉恢复室医师和护士交接病历等相关的术前和术中资料。为了保障病人安全及监护的连续性，做好详细交班，包括：

1. 病人姓名、年龄、术前情况、麻醉方式及麻醉中情况、手术方法及手术中的意外情况等。

2. 所用麻醉药物、肌肉松弛药、镇痛药的种类、剂量和应用方法等。

3. 术中生命体征（血压、脉搏、呼吸、尿量和体温等）情况，有无险情或重大病情变化等。

4. 病人术前合并症对手术麻醉的影响。

5. 经过何种治疗性药物处理，效果如何。

6. 手术中失血量、输血及输液情况、尿量等。

7. 各种导管情况，如胸腔、腹腔引流管，胃肠道减压管，动、静脉穿刺导管，尿管等。

8. 麻醉医师提供完整的麻醉监测记录单，内容如下。

（1）病人一般信息：姓名、年龄、手术名称、麻醉医师及手术医师姓名、手术名称。

（2）术中用药情况：麻醉用药包括剂量和给药方式，最后一次用阿片类药物的时间，是否用过拮抗剂，术中其他用药如抗生素、止吐剂、血管活性药等。

（3）术中其他情况：麻醉给药后的异常反应，手术过程中的意外，实验检查结果，血气、血糖、血色素等。

9. 估计术后可能发生的并发症，提出护理措施。

（二）病人恢复期间的监测、评估、护理与记录

病人入麻醉恢复室后需及时、周期性地按系统监测评估和记录各项指标，并做好下列各项护理。

1. 病人的体位和安全：取去枕平卧位，如有呕吐，病人头侧向一边，防止呕吐物

吸入，且考虑是否功能位；对于生理、心理或情感有障碍的病人，需提供安全的环境保护措施，如护栏及约束带等。

2. 体温：定时测量及记录，对于手术时间较长、年龄较大及术中大量腹腔冲洗的病人做好保温工作。

3. 循环系统。

（1）心率：心音是否正常，有无杂音，有无异位节律。有异常发现必须和术前对照。

（2）脉搏：评估动脉脉搏的强度和节律（包括外周脉搏）。

（3）血压：无创测压或有创测压，必要时监测中心静脉压、肺动脉压、肺毛细血管楔压。

（4）容量：评估心排血量、失血量、血容量，某些可能导致大量失血或体液流失的手术需特别注意及早处理。

（5）心电图监测。

（6）维持循环护理：注意保暖，保持输液通畅，记录出入量。

4. 呼吸系统：定期评估呼吸道是否畅通，评估呼吸节律、幅度、两肺呼吸音、血氧饱和度、潮气量、每分钟通气量、动脉血气分析及呼气末二氧化碳等。维持呼吸护理：常规给氧（面罩或人工通气），及时消除呼吸道分泌物，保持呼吸道通畅。

5. 肾功能：主要监测尿量并做好记录。

6. 神经系统：监测意识水平，定向力，瞳孔的大小、是否对称、对光反射是否正常，肢体的感觉和活动度，脑氧饱和度，颅内压等。

7. 手术部位的情况：注意敷料有无渗液、渗血及切口的情况。

8. 导管护理：注意引流管有无扭曲、漏气，是否通畅，保障安全有效。

9. 液体护理：检查有几路输液通道、所用的液体，静脉导管是否固定，注射部位的皮肤血管情况，滴注的量和速度。

10. 出量：各种引流管路、引流量、尿量。

11. 手术操作相关的评估：是否有出血倾向、触诊腹部是否有紧张感。

12. 疼痛或舒适度：定时评估疼痛程度，恶心、呕吐的程度，情感心理舒适度，如发现异常，及时给予干预措施。

13. 皮肤的颜色和条件：定时观察末端肢体皮肤及受压部位皮肤颜色，做好减压、保暖和皮肤清洁，防止压力性损伤的发生。

14. 麻醉恢复情况评估：可用麻醉后评分系统（Altered 评分系统）进行恢复评估。

根据以上评估内容和结果可设计麻醉恢复室护理评估表，以便记录资料，系统、方便地进行资料回顾和趋势分析。在此基础上再做深入评估，评估麻醉后并发症并做好相应的护理。

（三）拔管处理及相关事项

1. 拔管的指征：没有单一的指征能保证可以成功地拔除气管导管。下列指征有助于评估术后病人是否可以拔管：

（1）意识清醒，咳嗽反射、吞咽反射恢复，可以合作。

（2）呼吸方式正常。T形管通气10分钟试验表明，病人能自主呼吸，呼吸不费力，呼吸频率30次/分钟，潮气量大于300mL。注意单纯测定肺活量或最大吸气气压的价值是有限的。

（3）能睁眼、皱眉，肌力完全恢复。

（4）无严重酸碱失衡，无缺氧（PaO_2 80~100mmHg或PaO_2 92%~99%）。

（5）循环功能稳定：无需要紧急处理的心律不齐、高血压或低血压。

（6）确定拔管后，不会因手术部位（如头颈部手术、颅颌手术、喉部及咽部手术）而发生上呼吸道阻塞。

（7）具有拔管合格条件的病人，由医师下医嘱，护士在医师指导下执行"拔除气管导管"。

2．拔管操作：

（1）拔管前应警惕已经存在的气管情况，并做好可能需要再次气管插管的准备。

（2）护士记录拔管前病人的意识状态、血压、心率、体温及动脉血气分析。

（3）拔管前必须先吸尽残留于鼻腔、口腔、咽喉和气管内的分泌物，拔出导管前预充氧。

（4）抽尽套囊内气体，准备好吸引器，病人头偏向一侧，拔出气管导管，保留牙垫，既可防止拔管后牙关紧闭，又便于吸引口腔内分泌物。期间观察病人意识、心跳、血压、呼吸次数、胸廓及横膈膜运动、PaO_2等。

（5）拔出气管导管后应继续面罩吸氧，必要时再次吸引口、鼻、咽腔的分泌物。

（6）拔出气管导管后观察PaO_2并注意是否发生呼吸困难。

3．拔管的注意事项：拔管前必须先吸尽残留于口、鼻、咽喉和气管的分泌物，拔管后应继续吸尽分泌物。吸痰动作要轻柔，吸痰过程中密切观察病人的血氧饱和度。拔管动作迅速、轻柔，尽可能减轻病人不适。拔除气管导管后，及时给予面罩或鼻导管吸氧。及时记录病人的拔管时间和生命体征。

（四）病人的转出

评估病人恢复程度，达到转出标准后，医师开出转出医嘱，麻醉恢复室护士与病人沟通，安慰病人，告知病人恢复情况，并通知家属，准备离开麻醉恢复室。麻醉恢复室护士记录恢复指标和即时的护理结果，通知原病房或ICU护士病人的情况，以便对方护士做好充分的护理准备（包括监护仪器和护理设备等）。为确保转送途中病人的安全，麻醉恢复室护士需检查护送床是否安全有效。为防止病人躁动而坠床，护送床安置环境保护措施且安全有效，携带必要的护理设备或抢救设备，防止途中因恶心、呕吐带来不适，便于处理。通知电梯，由麻醉恢复室护士护送病人返回原病房。危重病人转运至ICU，途中应由麻醉医师和护士共同护送。待病人入病房或ICU安全妥当后，麻醉医师和护士向病房或ICU医师与护士详细交代病情及术中、术后情况，移交病历，包括监护与治疗记录。

第四节　围术期常用的药物介绍

一、全身麻醉药

（一）吸入麻醉药

麻醉药经呼吸道吸入，使病人暂时丧失意识而不感到疼痛，称为吸入麻醉（inhalation anesthesia）。吸入麻醉药可分为气体麻醉药和挥发性液体麻醉药，前者通常加压成液态储存于耐高压筒内，后者在室温时易挥发。

体内过程：吸入麻醉药脂溶性高，易通过生物膜。药物经肺吸收入血后转运到脑组织发挥麻醉作用。脑组织的药物浓度越高，麻醉越深。当麻醉深度达到稳定状态时，脑内和肺泡内的麻醉药浓度相等。故可用 50％病人无伤害刺激性体动反应的最小肺泡浓度（minimal alveolar concentration，MAC）表示该药的药效强度。每种吸入麻醉药均有其特定的 MAC 数值，数值越小，药效强度越强，反之，则越弱。

（二）作用机制

全麻药的作用机制尚未完全阐明，较重要的理论有配体门控离子通道学说和脂质学说。前者认为，吸入全麻药可抑制兴奋性突触和增强抑制性突触的传递，干扰配体门控离子通道的功能，易化中枢神经系统抑制性突触传递而产生全身麻醉作用。后者认为，吸入全麻药易溶入细胞膜的脂质层，引起细胞膜物理化学性质变化，干扰膜蛋白受体以及 Na^+、K^+ 等离子通道的结构和功能，导致整个细胞的功能改变，进而抑制神经冲动的发生和传递，引起全身麻醉。

（三）药理作用

抑制中枢神经系统使病人的意识、痛觉等暂时消失，起到镇痛和一定程度的肌肉松弛作用。含氟麻醉药均不同程度地抑制心肌收缩力和降低心肌耗氧量，扩张外周血管及抑制压力感受器的敏感性。该类药物还可降低呼吸中枢对二氧化碳的敏感性，使潮气量和每分钟通气量降低。含氟麻醉药具有不同程度的骨骼肌松弛作用，且与非去极化肌松药相协同。

（四）不良反应

1. 循环和呼吸系统药物剂量超过临床所需麻醉深度的 2~4 倍时，可明显抑制心脏和呼吸功能，甚至导致死亡。全麻时由于正常反射消失，胃内容物可返流并被吸入肺，引起支气管痉挛和吸入性肺炎。

2. 某些中枢兴奋药物如恩氟烷吸入浓度较高，脑电图容易出现惊厥性棘波，病人出现惊厥。因此，此类药物不宜使用过高浓度，麻醉期间行过度通气时应监测呼气末二氧化碳分压，防止惊厥的发生。

3. 恶性高热少见，挥发性吸入麻醉药均可引起，与遗传有一定关系。病人表现为高热，体温可达 43℃以上，伴有心动过速、高血压、酸中毒和高血钾等，肌松药琥珀胆碱亦可诱发此反应。可快速给静脉注射丹曲林（controlled），辅以降温、纠正水电解质和酸碱平衡紊乱及其他对症支持治疗等。

4. 含氟吸入全麻药可导致肝损害，发生率低，氟烷对肝功能损伤最大。敏感者的肝细胞膜易受此类药物攻击。肾损害仅见于甲氧氟烷。

5. 手术室工作人员长期吸入小剂量全麻药有头痛、警觉性降低和流产的可能，但目前对此尚存在争议。

（五）常用药物

1. 氧化亚氮（nitrous oxide）：为目前尚在使用的气体吸入全麻药。其性质稳定，不易燃爆，无刺激性，味甜。镇痛作用强，停药后苏醒快。由于麻醉效能低，需与其他麻醉药合用才能获得良好的麻醉效果。作为麻醉辅助药与其他吸入全麻药合用可减少用量，从而减轻其他吸入全麻药对心脏和呼吸的抑制作用及其他不良反应。也可用于牙科和产科镇痛。不良反应轻，对呼吸和肝肾功能无不良影响。

2. 氟烷（halftone）：性质不稳定，不易燃爆。麻醉效能强，诱导期较短且平稳，停药后苏醒快。因镇痛作用较弱，肌松作用差，一般需加用阿片类镇痛药或肌松药。本药能敏化心肌对肾上腺素的反应，可诱发心律失常。反复应用偶致中毒性肝炎，松弛子宫平滑肌可致产后出血。

3. 异氟烷（insurance）和恩氟烷（endurance）：两药为同分异构体，其特点是诱导期短而平稳，麻醉深度易于调整，对心血管系统的抑制作用较氟烷弱，肌松作用比氟烷强，但要达满意肌松效果需加用肌松药。异氟烷对呼吸道刺激较大，恩氟烷浓度过高可导致惊厥。

4. 七氟烷（severance）：麻醉效能强，诱导期短而平稳，苏醒快，麻醉深度易于控制。无明显呼吸道刺激，对心脏功能影响小。广泛用于成人和儿童的麻醉诱导和维持，对严重缺血性心脏病进行高危心脏手术者尤为适用。

5. 地氟烷（desirableness）：麻醉作用较弱，由于其血/气分配系数低，故停药后苏醒极快（5分钟即可苏醒）。缺点为麻醉诱导期所需浓度高，且其本身对呼吸道刺激大，可引起咳嗽和喉头痉挛等。其适用于成人和儿童的麻醉维持，也可用于成人诱导麻醉。

6. 氙气（xenon）：一种惰性麻醉气体，具有镇痛作用强、诱导及苏醒迅速、对心血管系统无明显影响、不良反应小等特点，可提供安全有效的麻醉，同时对心脏手术和脑卒中后的认知功能障碍有治疗作用。其唯一缺点为价格昂贵，目前应用较少。

二、静脉麻醉药

将麻醉药注入静脉，作用于中枢神经系统而产生全麻状态，称为静脉麻醉（intravenous anesthesia）。静脉麻醉药主要包括巴比妥类（如硫喷妥钠）和非巴比妥类（如依托咪酯、丙泊酚和氯胺酮）。此类药物单独应用可产生全麻作用，主要用于麻醉诱导、基础麻醉和短时间的小手术麻醉。此外常与吸入麻醉药合用，以增强抑制伤害性刺激反应及镇痛、肌松作用，并减少吸入麻醉药用量和不良反应。

（一）硫喷妥钠

硫喷妥钠（pentathlon sodium）为超短效巴比妥类静脉全麻药，可降低脑代谢率及耗氧量，降低脑血流量和颅内压，有较强的循环和呼吸抑制作用，婴幼儿及支气管哮喘者禁用。此外，该药皮下注射可引起组织坏死，动脉内注射可引起动脉痉挛、剧痛，处理不及时可引起远端肢体坏死。上述情况一旦发生，应立即由原部位注入普鲁卡因、罂粟碱等血管扩张药，以解除动脉痉挛，改善血液循环。

（二）氯胺酮

氯胺酮（ketamine）为苯环己哌啶的衍生物，能特异性阻断大脑皮层和边缘系统的兴奋性递质谷氨酸受体，能产生明显的分离麻醉，即病人感觉与外环境分离。恢复期病人常有精神方面的不良反应，如幻觉和怪梦等。该药还可增加脑血流、颅内压及脑代谢率，有兴奋交感神经的作用，使心率增快、血压及肺动脉压升高。

（三）丙泊酚

丙泊酚（foolproof，异丙酚）为目前使用最广泛的全麻药，具有起效快，维持时间短，停药后苏醒快而完全（仅为 3～10 分钟），镇静、催眠作用强等特点，还可降低脑血流量、颅内压和脑代谢率。缺点为难溶于水，肌松作用差，注射痛发生率高且对心血管系统及呼吸有明显抑制作用，其抑制程度与剂量及给药速率有关。

（四）依托咪酯

依托咪酯（intimidate）为短效催眠药，作用方式与巴比妥类近似，可降低脑血流量、颅内压及脑代谢率。对心率、血压及心排血量的影响很小，对呼吸的影响明显小于硫喷妥钠。主要缺点为注射后常可发生肌痉挛，对静脉有刺激性，恢复期恶心、呕吐发生率较高。

三、镇静安定药

（一）地西泮

地西泮（diazepam）又名安定或苯甲二氮䓬，其消除半衰期为 20～40 小时，反复用药可引起蓄积作用。药可透过胎盘，胎儿血药浓度可较母体高 40%，因此待产妇禁用。

1. 药理作用。

（1）中枢神经系统：具有强大的镇静、催眠、抗焦虑、肌松、顺行性遗忘和抗惊厥作用。

（2）呼吸系统：对呼吸的抑制具有剂量依赖性，对慢性阻塞性肺疾病病人的呼吸抑制作用尤为显著。

（3）心血管系统：影响轻微，偶可引起一过性心动过缓和低血压。

2. 不良反应：地西泮的毒性很小。连续用药时常见的不良反应为嗜睡、眩晕、共济失调等。长期用药可产生耐药性，但很少产生依赖性。如果产生依赖性，停药后可引起戒断症状，表现为焦虑、失眠、震颤等。静脉注射速度过快或剂量较大时，可引起血压下降、呼吸暂停等不良反应，应警惕。此外，地西泮可引起注药部位疼痛，局部静脉炎发生率较高，因此应选用较粗大的静脉。

3. 临床应用：

（1）口服 5~10mg 可作为麻醉前用药，产生镇静和抗焦虑作用。

（2）用于全麻诱导，现已被咪达唑仑取代。

（3）与氯胺酮并用，可减少氯胺酮用量，减轻高血压反应和精神运动性效应。

（4）10~20mg 静脉注射可用于控制肌痉挛和抽搐，如破伤风、癫痫发作、局部麻醉药毒性反应等。

（二）咪达唑仑

咪达唑仑（pyramidal）又名咪唑安定或咪唑二氮䓬，药理作用与地西泮相似，但分布半衰期及消除半衰期较短，持续输注无蓄积。

1. 麻醉前用药效果优于地西泮。肌内注射剂量为 5~10mg，注射后 10~15 分钟产生镇静效应，经 30~45 分钟产生最大效应。口服剂量须加倍，小儿可经直肠注入。

2. 全麻诱导和维持静脉注射 0.15~0.20mg/kg，可用于全麻诱导，维持剂量依年龄、体格情况和是否术前用药而定。

3. 局部麻醉和区域阻滞麻醉时作为辅助用药可产生镇静、松弛、顺行性遗忘作用，并可提高局部麻醉药的惊厥阈值，特别适用于消化道内镜检查、心导管检查、心血管造影、脑血管造影、心律转复等诊断性和治疗性操作。

4. 对于需用机械通气支持的病人，可使病人保持镇静，控制躁动。即使用于心脏手术后病人，对血流动力学的影响也很小。

（三）奥沙西泮

奥沙西泮（temazepam）又名去甲羟安定。此药的作用与地西泮基本相同，效能稍弱，15mg 相当于地西泮 5mg。其主要用于抗焦虑，对自主神经系统的作用显著，对胃肠道、心血管系统、呼吸系统不适引起的焦虑症状有较好的效果。目前在临床麻醉中应用较少。

（四）硝西泮

硝西泮（temazepam）又名硝基安定或硝基二氮䓬。此药也有类似地西泮的作用，但以催眠和抗惊厥的作用突出。临床主要用以替代巴比妥类作为催眠药，治疗失眠症，一般剂量为 10mg，口服。

（五）劳拉西泮

劳拉西泮（temazepam）又名氯羟安定或氯羟二氮。此药有很强的抗焦虑、镇静、催眠、中枢性肌松及顺行性遗忘作用。其对血压、心率和外周阻力无明显影响，对呼吸无抑制作用。临床应用范围与地西泮相似。

（六）氟硝西泮

氟硝西泮（temazepam）又名氟硝安定或氟硝二氮。此药的作用与地西泮基本相似，但效能更强。由于此药的效力强，并发症少，现已作为复合静脉全麻的选用药物。

（七）苯二氮䓬类拮抗药

氟马西尼（flummery）是当前应用于临床的第一个特异性苯二氮䓬受体拮抗药。其主要药理作用是拮抗苯二氮䓬类药的所有中枢抑制效应。静脉注射后 1 分钟内起效，拮抗效应维持时间为 90～120 分钟。目前临床上氟马西尼主要有以下三种用途：①治疗苯二氮䓬类药中毒；②麻醉后拮抗苯二氮䓬类药的残余作用；③对 ICU 中长时间用苯二氮䓬类药控制躁动、施行机械通气的病人，如要求恢复意识，试停机械通气，可用氟马西尼拮抗苯二氮䓬类药的作用。

（八）氯丙嗪

1. 药理作用：氯丙嗪（chlorination）为中枢性抑制药，主要作用于边缘系统、网状结构和下丘脑，产生安静、活动减少、淡漠无欲、嗜睡等作用。其具有抗肾上腺素及较弱的抗组胺作用，对唾液和胃液分泌亦有一定的抑制作用，还可抑制抗利尿激素的分泌。

2. 不良反应：肌内注射可引起疼痛，静脉注射可产生血栓性静脉炎，故静脉注射须用其稀释的溶液。由于其血管扩张作用，可引起直立性低血压，对血容量不足的病人不宜用此药。少数病人用此药后可发生黄疸，临床表现类似梗阻性黄疸。长期应用大剂量氯丙嗪，可引起锥体外系症状，表现为肢体震颤、肌张力增高、运动减少、静坐不能等。一般停药后症状可消失，症状严重时可用抗胆碱药治疗。

3. 临床应用：氯丙嗪是最先用于治疗精神分裂症的吩噻嗪类药。12.5～25.0mg 术前 1 小时肌内注射作为麻醉前用药，可镇静，加强镇痛药和麻醉药的效应，减少手术后恶心、呕吐。近年来随着地西泮、氟哌利多等药物的广泛应用，此药已逐渐少用。对于手术中发生的顽固性呃逆，静脉注射氯丙嗪 10～20mg 可有效抑制。手术或其他原因引起的呕吐，应用此药亦疗效显著。

（九）异丙嗪

异丙嗪（promethium）是最早合成的吩噻嗪类药，对中枢神经系统有类似氯丙嗪的抑制作用，但无抗精神病作用。其镇静作用较氯丙嗪强，病人用药后易入睡，其他作用则不如氯丙嗪显著，对心血管系统无明显影响，有松弛支气管平滑肌和抑制呼吸道分泌的作用。异丙嗪与氯丙嗪的显著不同点在于前者有突出的抗组胺作用，因此被归为 H_1 受体阻滞药，临床上主要用于治疗过敏性疾病。

参考文献：

[1] 张红妍，支慧，吴苏. "岗-能驱动"护理培训模式对麻醉科专科护士岗位胜任能力的影响 [J]. 护理实践与研究，2021，18（23）：3619-3623.

[2] 丁红，林玉玲，肖伦华. 麻醉科护士的分层级专科护理培训实践 [J]. 护理学杂志，2018，33（16）：60-62.

[3] 郭琳，何绮月，方郁岚，等. 基于 IFNA 评鉴标准的麻醉护理专科护士培训基地建设实施 [J]. 中华医学教育探索杂志，2021，20（4）：475-478.

第九章 安宁疗护专科护理

安宁疗护（hospice）是指为疾病终末期或老年病人在临终前提供身体、心理、精神等方面的照料和人文关怀等服务，控制痛苦和不适症状，提高生命质量，帮助病人舒适、安详、有尊严地离世。

安宁疗护的目标如下：

1. 以病人为中心，解除病人躯体痛苦和心理症状，缓解症状给病人带来的不适，提高其生活质量。

2. 维护病人尊严，尊重病人的文化和习俗，采取病人自愿接受的治疗方法。

3. 通过与病人及家属沟通交流，了解病人未被满足的需要、人际关系网络及在生命末期想要实现的愿望，让病人选择一种比较充实、舒服的生活，达到内心平和、精神健康的状态，使其能平静离开人世。

4. 培养和训练照顾晚期癌症病人的卫生专业人员，不论病人是住院还是在家中，为病人和家庭更好地提供医护服务。

5. 通过专业人员的照护，减轻家属的照护负担，并帮助丧亲者度过哀伤阶段。

第一节 舒适护理

一、定义

舒适是病人的基本需要之一。舒适是指个体身心处于轻松自在、无疼痛的健康、满意、无焦虑、安宁状态时的一种自我感觉。个体身心不健全或有缺陷，周围环境有不良刺激或需求不能得到满足时身体出现病理改变，身心负荷过重的一种自我感觉则称为不舒适。

二、影响舒适的因素

1. 身体方面的因素：躯体症状如疼痛、呼吸困难、咳嗽、吞咽困难、恶心、呕吐、腹胀、便秘、腹泻、水肿、伤口异味、皮肤瘙痒、疲乏、头晕等。病人因疾病迁延导致自理能力受限，不能进行身体清洁或被动体位而引起不适。

2. 心理方面的因素：患病后的不公平感，对疾病与死亡的恐惧，不知道家人对自己患病的看法，害怕孤独，害怕成为他们的负担，对治疗效果的担心，对亲人的不舍等。

3. 环境方面的因素：休养环境有异味、嘈杂、通风不良等。

4. 社会方面的因素：因疾病导致身体或伤口异味而与家人隔离，治疗带来经济负担，身体外形改变，因疾病而被迫离开工作岗位，不能实现自我价值等。

三、舒适护理及其重要性

舒适护理是一种整体的、创造性的、个体化的、有效的护理模式，使人在生理、心理、社会交往等方面达到愉快的状态。舒适护理是整体护理内涵的延伸，其涵盖范围极广，在病情许可的条件下，所有的护理活动都要力求保证病人舒适。

四、增进舒适的方法

（一）提供舒适的环境

舒适环境的管理是重要的护理活动之一，适宜的声响、光线、气味、温湿度能提高病人的环境舒适度，从病区环境的布置到病床的放置都要以病人舒适为原则。

1. 满足病人对安静的需求：平时照顾者要注意"四轻"，即说话轻、走路轻、操作轻、开关门轻，为病人提供安静的环境。肿瘤病人需要一个优雅、安静、舒适、和谐的休养环境。声音在 30 分贝以下时环境非常安静，40 分贝时为正常环境，50～60 分贝时则较为吵闹。

2. 适宜的颜色及装饰：病房的墙壁、家具和装饰宜选择柔和的色彩，以改善病人焦虑、紧张情绪，使其心情变得舒缓。病室内可放置鲜花或绿色植物，墙壁上可以挂上病人喜欢的图画，根据病人喜好提供一个宁静、雅致、温馨的环境。浅蓝色和淡绿色使人感到安静舒适，淡粉色使人感到亲切，奶油色给人以柔和、宁静的感受。

3. 保持空气清新：通风是最简便有效的净化空气的方法。室内空气污浊可增加呼吸道感染的机会，容易使人出现头晕、疲倦、食欲减退等不适。

（二）协助病人正确活动

1. 行走：部分病人可以使用器材或辅助器具，行走过程中预防跌倒；部分病人由于疾病或治疗因素导致活动受限，需要协助。照顾者需站在病人比较虚弱的一侧进行协助。照顾者用手臂扶住病人腰部，并用另一只手牵着病人的手臂或手。尽量靠近病人，以便身体可以作为支撑。

2. 如厕：对于有些病人而言，如厕需要协助可能使其感到尴尬，卧床病人更是如此，因此在协助有需要的病人如厕时要尽可能保护病人的隐私。特别要注意：对于需要协助的病人，主动及时地提供帮助。当病人不能下床时，需使用床用便盆，可以在便盆上撒一些爽身粉以免粘皮肤，将便盆置于臀下抬高床头以增加舒适度。卧床体弱的男病人可以使用便壶，应根据使用者的习惯（如坐在床沿或站起）提供帮助。当病人可以起床但由于身体极度虚弱不能走到卫生间时，可以在床旁使用便携式坐便器，便后帮助病人及时清理并放回原位。

3. 转运：通常有轮椅转运和平车转运。尽量缩短转运距离，使用节力原则，抬起病人时应尽量使病人靠近搬运者身体。多人搬运病人时动作要一致，同时抬起，平稳移动，避免意外伤害。在运送病人过程中，护士或主要照顾者应运用人体力学原理正确操作，避免发生损伤，减轻双方疲劳及病人痛苦，保证病人安全舒适。

（三）保持身体清洁卫生

1. 头发舒适护理：头发的生长和脱落与机体营养状况、内分泌状况、遗传因素、压力及某些药物的使用等因素有关。通过梳头和洗头，增进头皮血液循环，促进头发生长，消除异味，去除污垢和脱落的头皮屑。对于病情较重、自我完成困难的病人，护士或照顾者应予以帮助，保证病人舒适。

2. 床上擦浴：动作轻柔，从头到脚、从上到下、由内向外、从远到近。擦洗顺序：面部→颈部→胸部→腹部→背部下肢→足部→会阴部。尽量减少暴露时间，注意保暖，以免受凉。擦浴过程中观察病人病情变化及皮肤情况，对于病情较重、卧床、生活不能自理的病人可进行床上擦浴。

3. 超声波洗澡机：目前在中国台湾等地的安宁疗护病房广泛用于舒适沐浴。大陆少数医院的姑息病房也有引进使用。

（四）保持良好的休息与睡眠

1. 休息是指通过改变当前的活动方式，处于一种没有紧张和焦虑的松弛状态，使身心放松。对病人而言，充足的休息可以缓解精神紧张、减轻疲劳、减少能量的消耗、维持机体生理调节的规律性、促进机体损伤修复。指导和协助病人休息的方法如下。

（1）增加身体的舒适度：及时评估病人身体的不适，如疼痛、咳嗽、喘憋、恶心、呕吐、饥饿等。对于老年人、儿童、重症病人等存在沟通障碍的病人，护士要细心观察，及时发现影响病人充分休息的因素。

（2）促进心理放松：心情愉快、精神放松是保证休息的关键，护士可以对病人的情绪进行评估，建立良好的护患关系，取得病人及家属的信任，真诚地运用同理心回应，帮助病人达到最大限度的放松。

（3）保证环境舒适：应将操作时机纳入医疗护理工作评估内容，在做任何操作之前要征得病人的同意，做好解释工作，取得配合。

2. 睡眠是一种周期发生的特殊状态，由不同时相组成，对周围环境可相对地不做出反应。睡眠可以使人的精力和体力恢复。

第二节　死亡与生前预嘱

一、死亡的定义

传统的死亡（death）是指心肺功能停止。1951年美国布拉克法律辞典将死亡定义为："血液循环全部停止及由此导致的呼吸、心跳等身体重要生命活动的终止。"死亡是指个体生命活动和功能的永久性终止。

随着医疗技术的不断发展，临床上可以通过及时有效的心脏起搏、心肺复苏等技术手段使部分心搏和呼吸停止的人恢复心搏和呼吸，从而挽救生命。心脏移植手术的开展也可能使心脏死亡的人恢复心搏，呼吸机的使用使呼吸停止的人再度恢复呼吸成为可能。因此，心搏和呼吸的停止作为死亡金标准的权威性受到了很大的挑战，各国医学专家一直在探讨死亡的新定义和新的判断标准。

脑死亡是包括脑干在内的全脑技能丧失的不可逆转状态。

1. 脑死亡判定的先决条件：①昏迷原因明确；②排除各种原因的可逆性昏迷。

2. 脑死亡的临床判定：①深度昏迷；②脑干反射消失；③靠呼吸机维持通气，自主呼吸激发试验证实无自主呼吸。以上三项临床判定必须全部具备。

二、死亡的特性

1. 不可逆性（irreversibility）：死亡是生命系统内所有本来维持其存在（存活）属性的丧失且不可逆转性终止。死亡是永久性的、最后的、不可逆的。

2. 普遍性（universality）：凡是有生命的生物体都存在死亡的必然性，没有不死的生命。

3. 功能停止（nonfunctionality）：死亡时所有的身体功能都会永久性停止。

4. 因果性（causality）：死亡原因分为外在原因和内在原因，人不会无缘无故地死亡。

三、死亡的过程

（一）临终前的常见征兆

1. 临死觉知：大部分晚期病人会知道自己接近死亡。临死觉知通常发生在死前7~10天。终末期病人清楚自己即将死去，预感来日不多，会主动交代及安排后事。需要鼓励家人专注倾听，并答应交托之事让其安心。

2. 回光返照：人在濒临死亡的时候，在大脑皮质的控制下，肾上腺皮质和髓质分泌多种激素，调动全身的一切积极因素，使病人由昏迷转为清醒，由不会说话转为能交谈数句，由不会进食转为要吃要喝。这种现象对病人及家属来说是有一定好处的。如病人急于想见的人尚在路途中，可延长一段时间以实现病人的夙愿；病人尚有话没有交代完毕，可延长一段时间让病人把话说完。以上征兆并非所有病人都会出现。

（二）死亡过程的分期

1. 濒死期（agonal stage）：病人在已接受姑息性治疗后，虽然意识清醒，但病情加剧恶化，各种迹象表明生命即将终止。濒死期是临床死亡前主要器官功能极度衰弱、逐渐趋向停止的时期。濒死期原则上属于死亡的一部分，但由于其具有一定的可逆性，故不属于死亡，但在死亡学研究中占有非常重要的地位。濒死期是疾病晚期的表现，是死亡过程的开始阶段。

2. 临床死亡期（clinical death stage）：此期中枢神经系统的抑制从大脑皮层扩散到皮层以下，延髓处于极度抑制状态。表现为心搏、呼吸完全停止，各种反射消失，瞳孔散大，但各种组织细胞仍有微弱而短暂的代谢活动。此期一般持续5~6分钟，若能得到及时有效的抢救治疗，病人有复苏的可能。若超过这个时间，大脑将发生不可逆性变化。也有临床实证研究认为在低温条件下，临床死亡期可延长至1小时或更久。

3. 生物学死亡期（biological death stage）：全身器官、组织、细胞的生命活动停止。此期从大脑皮层开始，整个中枢神经系统及各器官、组织细胞新陈代谢完全停止，并出现不可逆性化，无任何复苏的可能。随着生物学死亡期的不断进展，尸冷、尸斑、尸僵及尸体腐败等现象相继出现。

四、生前预嘱

生前预嘱（living will）是指在健康和完全清醒的状态下，由本人自愿签署的、说明在不可治愈的疾病处于终末期时需不需要或需要哪种医疗护理的指示性文件。生前预嘱的本质是公民对自己生命权的处置，是立嘱人本人对自己临终的安排，它能使立嘱人按照自己的意愿，有尊严地走完人生的最后一程。

（一）遗嘱的定义

遗嘱是指自然人在生前按照个人意愿并在符合法律规定的前提下单方面处分自己财产，安排自己所剩财产在自己离开人世后归谁所有的行为。

（二）生前预嘱与遗嘱的区别

两者都是同一主体对个人事务的事先安排，两者的区别如下。

1. 效力的发生时间不同：遗嘱是死因行为，必须要在立遗嘱人死亡后才发生法律效力；生前预嘱是在病人生前还未死亡时发生效力（根据心脏停止说观点，脑死亡）。

2. 做出方式不同：生前预嘱只能通过书面方式做出；遗嘱的方式则较多，例如我国就规定了自书遗嘱、公证遗嘱、代书遗嘱、口头遗嘱及录音遗嘱五种形式。

3. 客体不同：遗嘱的客体仅仅是可以分配的财产；生前预嘱所指向的客体是残存的生命利益，是一种具有强烈人身性和伦理性的权利。

参考文献：

[1] Visram A，Wilson D. A descriptive-comparative study of medications used by older people prior to and followingad-mission to a continuing care facility [J]. Open J Nurs，2012，2（1）：8－14.

[2] 田泽宇，曹潆，张照莉，等. 共情疲劳及其相关研究进展 [J]. 保健医学研究与实践，2019，16（4）：19－24.

[3] 李小寒，尚少梅. 基础护理学 [M]. 北京：人民卫生出版社，2006.

[4] 潘慧，万恩桂，宁晓东，等. 优逝护理干预在晚期癌症病人中的应用 [J]. 循证护理，2018（4）：44－47.

第十章　伤口造口专科护理

皮肤作为全身最大的器官覆盖于身体表面，占体重的 8％ 左右。皮肤由表皮、真皮、皮下组织构成，并含有附属器官（汗腺、皮脂腺、指甲、毛发、趾甲）及血管、淋巴管、神经和肌肉等。其主要的生理功能包括感觉、调节体温、吸收、屏障、分泌排泄、新陈代谢、免疫等。

第一节　压力性损伤的预防与护理

压力性损伤是一种常见的临床症状，经常发生于长期卧床的病人。压力性损伤在医学上又称为压力性溃疡和褥疮。当病人长期卧床并且不改变姿势时，病人的组织就会受到长时间的压迫，导致病人组织结构缺氧缺血，并且由于与外界的物质交换不通畅，最终导致组织坏死。压力性损伤会严重影响病人的正常生活，并且病人会产生一定的恐惧心理，严重者诱发败血症，甚至死亡。如果不对长期卧床的病人进行压力性损伤的预防和治疗，可能会造成严重的后果。及时对长期卧床的病人进行压力性损伤的预防和治疗，能够提高病人的舒适程度，改善病人的治疗效果。

一、定义

压力性损伤指长期受到压力、摩擦力、剪切力、潮湿作用导致皮肤和皮下组织、肌肉的局限性损伤，常常位于骨隆突处。

二、好发部位

1. 仰卧位时好发于枕部、肩胛部、手肘、脊柱、骶尾部、臀部、足跟等。
2. 侧卧位时好发于耳廓、肩部、髋部、肋部、膝关节内外侧、内外足踝等。
3. 半卧位时好发于枕骨隆突、骶尾部、坐骨结节、足跟等。
4. 俯卧位时好发于前额、面颊、下颌、耳廓、肩峰、髂前上棘、肋缘突出部、膝前部、足尖处等。

三、高危人群

1. 神经系统疾病病人，自主活动受限，长期卧床，身体局部组织长期受压。
2. 老年人。
3. 虚弱、营养不良者。

4. 水肿病人，皮肤免疫力降低。

5. 大小便失禁病人，皮肤经常接触污物，潮湿。

6. 分泌物增多病人，高热，伤口渗液等。

7. 疼痛病人，处于强迫体位，活动减少。

8. 使用镇静剂的病人。

9. 使用石膏固定的病人。

10. 特殊体位要求的病人。

四、病因

（一）外在因素

外在因素包括压力、剪切力、摩擦力、潮湿、外伤等。

（二）内在因素

1. 年龄大：老年病人心脏血管功能减退，毛细血管弹性减弱，末梢循环功能减弱。局部受压后更易发生皮肤及皮下组织缺血缺氧。

2. 活动受限：病人自主改变体位的能力受损。活动或移动受限使病人局部受压时间延长，压力性损伤发生机会增加。

3. 感觉受损：可造成机体对伤害性刺激无反应。感觉受损合并移动度下降是截瘫病人发生压力性损伤的主要原因。

4. 营养不良：造成皮下脂肪减少、肌萎缩、组织器官应激代谢的调节能力减弱。脂肪组织菲薄处受压更易发生血液循环障碍，增加压力性损伤发生的危险。

5. 温度升高：体温每升高 1℃，组织代谢需氧量增加 10%。体温升高引起的高代谢需求，可大大增加压力性损伤的易感性。

6. 其他：护理用具、体位、应激情绪、精神压抑、消沉、缺乏自我护理意念等也是压力性损伤发生的危险因素。

五、发生机制

（一）垂直压力

压力为来自身体自身的体重和附加于身体的力，是最重要的致病因素。当外在压力大于毛细血管压时，毛细血管和淋巴管内血流减慢，导致氧气和营养供应不足，代谢废物排泄不畅，促使组织变性，导致组织缺血坏死。当皮肤组织承受 70mmHg 的压力，且持续 2 小时以上时，即可阻断毛细血管对组织的血流灌注，导致淋巴滞留蓄积，引起内皮细胞损伤及血小板凝集，形成微血栓，从而形成压力性损伤。压力相关研究表明，形成压力性损伤的压力与时间成反比。肌肉在 500mmHg 压力下 4 小时出现坏死，而皮肤在 500mmHg 压力下 8 小时或者 200mmHg 压力下 16 小时发生坏死。

（二）摩擦力

摩擦力是身体处于不稳定体位而滑动时，其支撑面受到支持面对其的作用力，易损伤皮肤的角质层。病人在床上活动或坐轮椅时，皮肤随时都可能受到床单和轮椅坐垫表面的逆行阻力摩擦，而摩擦会使表面皮肤温度升高，加快组织代谢，增加耗氧量，在组织受压缺血缺氧的情况下，增加压力性损伤的易发性。病人皮肤干皱、床面不平整、床单潮湿而多皱容易产生摩擦力。摩擦力可去除皮肤外层的保护性角化层，增加皮肤对压力的敏感性；将表皮的浅层细胞从基底层细胞中分离导致皮肤充血、水肿、变性、出血、炎性细胞聚集及真皮坏死。

（三）剪切力

剪切力是因两层组织相邻表面间的滑行而产生进行性的相对移位所导致的，是由摩擦力和压力相加而成，与体位关系密切。剪切力可以使血管发生扭曲（角度的变化）甚至完全关闭，影响局部组织血供而引起组织坏死。剪切力最常发生在病人取半卧位时。剪切力存在时即使压力很小、压迫时间短也会造成皮肤及软组织的缺血性损害。一般来说，压力性损伤的发生都是由以上 2~3 种力的共同作用引起的。

（四）潮湿

由大便失禁、大量出汗、分泌物外溢（血及渗出物）引起的潮湿刺激，可浸软皮肤的角质层，另外汗液、尿液、分泌物中的化学物质及细菌刺激皮肤或阻塞皮脂腺的开口，使角质层张力下降、皮肤免疫力下降、皮肤松弛，易被剪切力、摩擦力等所伤而形成压力性损伤。过度潮湿或干燥均可促使压力性损伤发生，但潮湿皮肤的压力性损伤发生率比干燥皮肤高出 5 倍。

六、压力性损伤分期及各期临床特征

压力性损伤分期及各期临床特征见表 10-1。

表 10-1 压力性损伤分期及各期临床特征

分期	临床特征
Ⅰ期压力性损伤	通常在骨突部位的皮肤出现压之不变白的红斑，但皮肤完整；色素沉着的皮肤可能没有明显的压之变白的现象，其颜色不同于周围皮肤组织；可能会有疼痛、僵硬、变软、皮温升高或降低的表现。
Ⅱ期压力性损伤	部分真皮层缺失而出现表浅的开放性溃疡，底部为无坏死组织的、干燥或有光泽的粉红色创面；也可以表现为完整的皮肤或已破损的充满血清的水疱。
Ⅲ期压力性损伤	全皮层缺失，皮下脂肪层可见，但是骨、肌腱或肌肉尚未暴露，可有坏死组织，但组织缺失的深度未知，此期包括瘘管和窦道。
Ⅳ期压力性损伤	全皮组织缺失伴有骨、肌腱或肌肉的暴露，创面可布满坏死组织焦痂，通常存在瘘管和窦道，甚至溃疡深及肌肉和支持系统（如筋膜、肌腱、关节囊等）而并发骨髓炎。
可疑深部组织受损期	由于压力和（或）剪切力造成皮下组织受损，在完整的皮肤上出现紫色或者褐红色的局部变色区域，或血性水疱。该区域的组织可能会出现疼痛、硬肿、糊状、潮湿、皮温较冷或较热的表现。
无法分期	缺失涉及组织全层，但溃疡的创面上实际完全被坏死组织和（或）焦痂（黄色、灰色、黑色、灰绿色或棕褐色）所覆盖。除非彻底清除坏死组织和（或）焦痂以暴露出创面基底部，否则无法确定溃疡的深度和分期。

七、压力性损伤各期的临床表现和治疗

（一）Ⅰ期压力性损伤

1. 临床表现：局部皮肤完整，有指压不变白的红肿。与周围组织相比，可能有疼痛、硬结、松软、热或凉等表现。肤色较深者不易判断，可归为高危人群。

2. 措施：及时去除致病原因，可阻止压力性损伤的发展。给病人翻身时不要拖拉，避免敷料卷曲。使用泡沫敷料或水胶体敷料减轻压力。泡沫敷料或水胶体敷料如无卷边和脱落，通常1周左右更换，如有渗液流出或卷边，应及时更换。

（二）Ⅱ期压力性损伤

1. 临床表现：真皮层部分缺损，表现为有光泽或干的浅表、开放性溃疡，伤口床呈粉红色，没有腐肉或淤肿（显示有可疑深部软组织损伤）；也可表现为一个完整或破溃的水疱。

2. 措施。

（1）小水疱（直径小于5mm）：未破的小水疱要减少和避免摩擦，防止破裂感染，使其自行吸收。先按伤口消毒标准消毒后，直接粘贴透气性薄膜敷料或泡沫敷料，水疱吸收后才将敷料撕除。

（2）大水疱（直径大于5mm）：大水疱可在无菌操作下加以处理。首先按照标准消毒水疱周围，然后在水疱边缘用注射器抽出疱内液体或用针头刺破水疱，之后用无菌棉签挤压干净水疱内的液体或用无菌纱布吸干水疱内渗液，贴覆泡沫敷料，待水疱吸收后才将敷料撕除。如水疱直径较大、渗液多，或水疱反复出现，可在发现水疱后初次即完全去除水疱皮，彻底清洁，然后覆盖泡沫敷料。

（3）真皮层破损：首先用生理盐水清洗伤口及周围皮肤，以去除残留在伤口上的表皮破损组织，然后根据伤口的渗液情况及基底情况，选择水胶体敷料或藻酸盐敷料。敷料更换间隔根据伤口的渗液情况确定。

（三）Ⅲ期压力性损伤

1. 临床表现：全皮层缺损，可见皮下脂肪，但没有骨骼、肌腱或肌肉的暴露，有腐肉，但未涉及深部组织，可有潜行和窦道。

2. 措施：

（1）注意清洗伤口，减少伤口中的异物，去除影响伤口愈合的障碍物。

（2）选择合适的敷料，实时评估，予以更换。

（四）Ⅳ期压力性损伤

1. 临床表现：全皮层缺损，伴有骨骼、肌腱和肌肉的暴露，伤口床可能会部分覆盖腐肉或焦痂，常常会有潜行和窦道，可能深及肌肉和（或）支撑组织。

2. 措施：

（1）每次更换敷料时需清洗伤口和周围皮肤，可选用生理盐水、蒸馏水。

（2）清洗时应提供适当的压力以去除异物和组织碎片。

（3）预防感染，可选用抗菌敷料等。

（五）无法分期

1. 临床表现：全皮层缺损，伤口床被腐肉和（或）焦痂覆盖。只有彻底清创后才能测量伤口真正的深度，否则无法分期。

2. 措施：对于此期的伤口主要是进行彻底清创，去除坏死组织，减少感染机会，准确地评估伤口，选择合适的伤口敷料促进愈合。

（1）焦痂（黑痂皮和黄痂皮）：有焦痂的伤口在没有去除焦痂时不能直接判断分期，要清除焦痂后才能判断。创面过于干燥或有难以清除的坏死组织时，用水凝胶进行自溶清创。水凝胶清创时在焦痂上用刀片划"♯"字样痕迹，以便于水凝胶吸收、焦痂溶解。焦痂开始溶解后，再配合外科清创的方法将焦痂和坏死组织清除，如有黑痂且伤口有红、肿、热、痛的感染症状，必须切开，将脓液引流出来，清除坏死组织。

（2）伤口有黄色腐肉、渗液多的处理：使用高吸收的敷料，如藻酸盐敷料，间隔换药。

（3）伤口合并感染的处理：使用银离子敷料或含碘敷料，但不能长期使用，1～2次炎症控制后就要停止使用，否则影响创面愈合。碘剂对肝脏有毒性作用，感染的创面应定期采集分泌物做细菌培养及药敏试验。每周1次，结果及时报告医师，按检查结果用药。对于合并骨髓炎的伤口，应请骨科医师会诊处理。

（4）对大且深的伤口清创后，基底肉芽好的伤口可请外科医师会诊，确定能否给予皮瓣移植修复术。

八、压力性损伤的预防

（一）评估对象

1. 年龄大于60岁，连续卧床时间超过3天，且需要他人协助翻身者。
2. 营养不良的病人：血清蛋白小于30g/L。
3. 意识障碍的病人。
4. 大便失禁或小便失禁未安置尿管的病人。
5. 偏瘫/截瘫/四肢瘫痪等躯体移动障碍的病人。
6. 已发生压力性损伤的病人。
7. 有发生压力性损伤的其他危险因素。

（二）评估工具

常用的压力性损伤评估工具包括Braden压力性损伤危险预测表、Norton压力性损伤危险评估表、Waterlow压力性损伤危险评估表。依据这些评估表的结果判断压力性损伤的危险性，并制定相应的护理措施，以降低压力性损伤的发生率。

（三）护理目标

预防病人发生压力性损伤，为有伤口的病人实施恰当的护理措施，促进伤口愈合。

（四）预防措施

1. 缓解和解除压力：解除压力是有效预防压力性损伤的关键。在形成压力性损伤的多项因素中，局部组织长期受压是致病的关键因素。因此，避免或减少压力对组织的损坏是首要的预防措施。

（1）适时变换体位是最基本、最简单有效的解除压力的方法，每隔 1~2 小时给病人翻身 1 次，病人侧卧时，人体与床成 30°。病情危重暂不宜翻身者，应每 1~2 小时用约 10cm 厚的软枕垫于其肩胛、腰骶、足跟部，减轻受压部的压力。

（2）使用减压工具（气垫床、U 形枕、三角枕、各种泡沫敷料、局部减压垫等）保护病人的骨隆突处。

（3）避免对局部发红皮肤进行按摩。

（4）避免出现剪切力。当床头抬高 30°时就会发生剪切力和骶尾部受压，因此，指导病人半坐卧位时床头抬高不应超过 30°，并注意不超过 30 分钟。

2. 减少皮肤摩擦：保持床单清洁、平整、无渣屑，减少局部摩擦。可使用提式床单帮助病人在床上移动，或使用保护膜（如透明薄膜）减少皮肤摩擦力。

3. 皮肤护理：恰当的皮肤护理是预防压力性损伤的重要方法。

（1）皮肤监测：护士要密切观察皮肤的情况，特别是容易发生压力性损伤的部位；同时指导病人或家属观察皮肤的情况。

（2）保持皮肤清洁：定时用温水和中性清洁剂清洁皮肤，更换汗湿的被服，保持皮肤干燥。皮肤清洁后用润肤霜或润肤膏外涂。尽量减少皮肤暴露在失禁、出汗及伤口引流液引起的潮湿环境中。

（3）避免皮肤过度干燥：过度干燥可能导致皮肤脆性增加，易受伤。

4. 改善机体营养：

（1）良好的伤口愈合需要机体良好的营养状况，保持健康均衡的饮食和丰富的蛋白质摄入。

（2）长期营养不良会增加伤口感染的概率，延长伤口愈合时间。

第二节　伤口敷料的选择及应用

伤口敷料是压力性损伤护理的中心内容。敷料的选择必须基于伤口床的情况、伤口周围皮肤的情况以及压力性损伤病人的目标。一般来说，当伤口床清洁并处于肉芽组织生长期时，维持伤口床湿润是最佳的，可促进伤口愈合或闭合。有很多保湿敷料可供选择。不过，随着压力性损伤的愈合或湿化，敷料的种类和选择可能会随时间推移而变化。更多关于各种敷料类型的完整叙述，以及使用的临床指征和禁忌证，请参考相关临床实践指南。

一、皮肤的结构和功能

皮肤作为人体最大的器官是极其复杂的，它有两个极具特点和功效的结构层。众多的附属物贯穿皮肤，丰富的毛细血管提供养分，同时控制体温。表皮由基底层、棘层、颗粒层和角质层组成，提供水分和屏障。真皮层维持皮肤的强度和弹性。角质层提供了主要的表皮屏障功能。表皮层的基底层通过富合Ⅳ和Ⅶ型胶原的复杂连接机制与真皮紧紧相连。

二、屏障功能丧失的后果

表皮屏障功能的丧失会导致严重后果，如液体直接损失和蒸发。如果伤口较大，可很快导致脱水和休克。蛋白质损失也很大，导致胶体渗透压下降和中等程度的水肿。微生物通畅地进入微循环，造成全身性感染。随着继发性细胞死亡和创面加深，组织变得干燥，干燥的伤口上皮再生受阻。对烧伤外科医师而言，恰当的生物性闭合与早期救治同样重要。

三、新型伤口敷料的种类

1. 含天然蜂蜜敷料：蜂蜜中含有矿物质、蛋白质、游离氨基酸、酶、维生素及多种微量元素，应用于创面后，不仅可以激活巨噬细胞，参与新生血管的生成，还可以为创伤愈合提供额外的营养支持，促进创面愈合。除此之外，蜂蜜还被认为可以通过渗透作用吸收伤口的水分到伤口表面，为创面愈合提供湿性愈合环境及降低伤口 pH 值，促进伤口自溶清创，最终达到伤口愈合的目的。

2. 水凝胶敷料：如清创胶，含 90% 的水分，给创面补水，软化硬痂，溶解坏死组织，参与自溶清创，还可以保护外露的骨骼、肌腱等。

3. 水胶体敷料：可以在局部形成低氧封闭的湿性愈合环境，加快新陈代谢和毛细血管、微小血管的增生，促进肉芽组织生长，适用于中等量渗出的伤口，如黄色腐肉或黑色坏死伤口、Ⅰ～Ⅳ期压力性损伤、糖尿病足溃疡、软组织损伤形成干痂的伤口、药物性溃疡有干痂的伤口。

4. 泡沫敷料：质地柔软，通透性好，用于皮肤较薄的部位，不仅能够吸收大量的渗液，减轻伤口周围皮肤浸渍，还可以起到局部减压的作用。将泡沫敷料用于干燥伤口创面时，它的结构亦能够防止水分蒸发，维持局部的湿润环境。泡沫敷料在临床上用于渗液量较多的伤口渗液管理，以及营养不良病人骨隆突处皮肤的保护，减轻局部压力。

5. 藻酸盐敷料：海洋中藻酸纤维是藻酸盐敷料的主要原料，能够吸收多达自身体重 17～20 倍的渗液，可用以填充腔隙、瘘管、窦道等，临床上广泛应用于植皮、压力性损伤、腿部溃疡、供皮区等，可止血，保护创面并为其愈合提供湿性环境。其主要作用是吸收渗液、清创、止血及促进窦道或腔洞闭合。

6. 透明膜敷料：透气和透视效果较好，方便医护人员观察创口的愈合进展情况，但该敷贴对于渗出液的吸收效果不好，仅适合于没有渗出液或没有创伤的皮肤表面的保护。其可用于溃疡初期或作为复合敷料外层保护膜使用，以及在伤口早期或使用多种敷料的最外面起到观察和保护作用。

7. 银离子敷料：含有银离子、银化合物，能够释放银离子杀菌，控制感染，促进肉芽组织生长，溶解坏死组织。其适用于感染、有脓性分泌物的伤口。

与传统敷料相比，新型伤口敷料可通过直接与间接作用加速伤口愈合。

四、湿性敷料在压力性损伤预防及各期护理中的应用

1. 预防压力性损伤：目前认为压力性损伤的预防包括预防新压力性损伤发生和防止已经发生的压力性损伤恶化。溃疡贴具有柔软有弹性、四周薄中间厚的特点，且有一定的减压作用，可保持局部组织良好的血液循环，有效降低压力性损伤的发生率。

2. Ⅰ期压力性损伤：除常规减压外，还可在局部使用溃疡贴、渗液吸收贴、透明贴、皮肤保护膜，用于骨隆突部位压力性损伤的预防及治疗，以减少摩擦。但值得注意的是，若此期皮肤出现发红，禁用按摩以防加重循环障碍。

3. Ⅱ期压力性损伤：局部有水疱未破损的创面，保持水疱的完整性，以水疱为中心将透明贴覆盖于水疱及周围皮肤上。对于较大的水疱，常规消毒后，使用无菌注射器在水疱下缘穿刺抽液，外用水胶体或透明贴等敷料覆盖。对于局部表皮真皮受损，渗液量较少，基底部呈红色的创面，可将水凝胶与透明膜共同使用。伤口无渗液，基底部呈粉红色的创面，可外用透明贴促进上皮细胞生长。

4. Ⅲ～Ⅳ期压力性损伤：伤口床有硬痂时，可选择外科清创或水胶体敷料盖于痂皮上1～2天，使其软化。伤口床有黄色坏死组织，渗液量多时，可选择以下几种方法。第一种方法：水凝胶（清创）+泡沫敷料；第二种方法：美盐或藻酸盐等吸收性敷料+纱布或泡沫敷料；第三种方法：银离子敷料（已有感染或有感染趋势的伤口）+纱布或泡沫敷料。

对于肉芽组织新鲜，呈红色的伤口，在促进肉芽生长的同时，注意保护，避免损伤原有的正常肉芽组织。可使用盐水纱布对创面进行湿敷，还可根据渗出量，选择藻酸盐或溃疡糊填充创面，外用纱布或封闭。Ⅲ期压力性损伤病人早期采用半透膜固定藻酸盐治疗创面，创面渗液减至少量后选择水胶体敷料治疗，创面愈合时间明显缩短。Ⅲ～Ⅳ期压力性损伤病人在清创阶段可采用机械清创+自溶清创方式，选用清创胶。有脓腔需引流者，可选用高渗盐敷料如美盐敷料。有感染存在时可选用银离子敷料，在肉芽生长阶段可选用藻酸盐敷料+泡沫敷料，有潜行或窦道也可用藻酸盐敷料填塞。表皮形成阶段，可保留湿性敷料6～7天不予更换，这样做有利于肉芽组织生长，直到创面愈合为止。

有文献报道，近年来，临床上将湿性敷料与光疗法和脉冲射频能量等物理因子治疗方法相结合，既利用了光疗法和脉冲射频能量有利于缩小压力性损伤创面面积的优点，又解决了其不能完全治愈创面的问题，在实际应用中取得了较好的效果。对于压力性损伤病人，临床上选择湿性伤口敷料进行护理干预，可以极大地提高病人的护理效果，促进伤口肉芽组织的高效率生长，而且显著减少压力性损伤愈合和恢复时间。

根据压力性损伤不同分期，选择相应的湿性敷料，能促进病人压力性损伤的愈合，有效预防压力性损伤的发生。

五、常规建议

1. 每次更换敷料时评估压力性损伤，以确保目前使用的敷料是合适的。
2. 应遵循生产商的建议，尤其是更换敷料的频率。

3. 护理计划应提示一般的敷料粘贴时间，并应包括必要时更换敷料的备用方案，如在敷料污染和松动时（对家属、病人和医务人员）。

4. 选择使伤口床保持湿润的敷料。

5. 选择与伤口床底部保持接触或隔离皮肤的敷料来保持伤口周围干燥，防止浸渍。

第三节 常用敷料介绍

一、水胶体敷料

水胶体敷料通常含有3层结构：疏松、柔软的贴附内层，甲基纤维素吸收剂中层以及半透膜外层。它们可以通过吸收渗出物来为伤口的生长提供湿润的环境，一个湿润的环境有利于伤口愈合。由水胶体物质所制成的糊糊和粉末得到了广泛应用。这些材料可以应用在表浅或慢性伤口来吸收伤口的渗出物，以维持湿润的伤口环境。水纤维能吸收伤口渗出物并可作为暂时覆盖伤口的生物膜。当其与银离子混合使用时，就会有额外的抗微生物作用。这种合成膜被成功用于治疗部分皮层烧伤和供皮区。

1. 对于清洁的Ⅱ期压力性损伤，可在不会导致敷料卷边和融化的某些身体部位使用水胶体敷料。

2. 未感染、浅表的Ⅲ期压力性损伤，可考虑使用水胶体敷料。

3. 如果粪便渗到敷料下，应更换水胶体敷料。

4. 对于深度溃疡，可考虑在水胶体敷料下面使用填充敷料，用于来填补伤口内的死腔。

5. 考虑使用水胶体敷料来保护某些有摩擦伤或者胶布粘贴伤危险的身体部位。

6. 在皮肤脆弱部位小心去除水胶体敷料，以减少对皮肤的损伤。

二、透明膜敷料

1. 考虑使用透明膜敷料来保护某些有摩擦伤或者胶布粘贴伤危险的身体部位。

2. 当病人无免疫力低下时，考虑使用透明膜敷料进行自溶清创。

3. 当使用藻酸盐敷料或其他伤口填充物，并需要在伤口中保留一段时间（如3～5天）时，可考虑把透明膜敷料作为二层敷料使用。

4. 在皮肤脆弱部位要小心去除透明膜敷料，以减少皮肤损伤。

5. 对于中度和重度渗出的溃疡，不要使用透明膜敷料作为组织接触层。

6. 不要把透明膜敷料作为覆盖敷料，覆盖在清创酶剂、凝胶或油性药膏上。

三、水凝胶敷料

1. 对于浅表、轻度渗出的压力性损伤可使用水凝胶敷料。

2. 在干燥的伤口床治疗中可使用水凝胶敷料，使伤口床保持湿润。

3. 对于疼痛的压力性损伤可使用水凝胶敷料。

4. 对于没有深度、边界不清晰和（或）敷料容易脱落的身体部位的压力性损伤，可使用水凝胶片状敷料。

5. 对于有深度、边界清晰和（或）敷料容易脱落的身体部位的压力性损伤，可使用无定形水凝胶状敷料。

6. 对于没有感染的肉芽生长期压力性损伤，考虑使用无定形水凝胶敷料。

四、藻酸盐敷料

1. 对于中度和重度渗出的压力性损伤，可使用藻酸盐敷料。

2. 对于感染的压力性损伤，当同时进行抗感染治疗时，可使用藻酸盐敷料。

3. 轻轻去除藻酸盐敷料，如有必要，可先冲洗使更换敷料更容易。

4. 如果藻酸盐敷料在规定更换时仍干燥，应考虑延长更换敷料的间隔，或者更换其他类型的敷料。

五、泡沫敷料

1. 对于渗出性Ⅱ期压力性损伤和浅表Ⅲ期压力性损伤，可使用泡沫敷料。

2. 对于渗出性腔洞伤口，避免使用单独的小片泡沫敷料。

3. 对于疼痛的压力性损伤，可使用泡沫敷料。

4. 可以将泡沫敷料用于有剪切伤危险的压力性损伤及身体部位。

六、聚氨酯膜敷料

对于Ⅱ期压力性损伤和浅表Ⅲ期压力性损伤，可使用聚氨酯膜敷料。

七、含银敷料

1. 对于感染和严重定植的压力性损伤，可使用含银敷料。

2. 对于高危感染的溃疡，可使用含银敷料。

3. 避免持久使用含银敷料。当感染得到控制时，停止使用含银敷料。

4. 对于严重定植或者感染的压力性损伤，可使用磺胺嘧啶银，直到彻底清创。

八、含蜂蜜敷料

对于Ⅱ期压力性损伤和Ⅲ期压力性损伤，可使用医用蜂蜜敷料。

九、含碘敷料

1. 对于中度和重度渗出的压力性损伤，可使用含碘敷料。

2. 碘过敏者和甲状腺疾病病人避免使用含碘敷料。

3. 对需要频繁（每天）更换敷料的巨型腔洞型溃疡，应避免使用含碘敷料。

十、纱布敷料

1. 对于清洁、开放的压力性损伤，避免使用纱布敷料。因为更换的工作量大，干燥时去除会引起疼痛，并引起组织脱水干燥。

2. 当其他类型的保湿敷料不能使用时，选择持续保持湿润的纱布优于干燥的纱布。

3. 当伤口接触层保持湿润时，可使用纱布敷料作为覆盖敷料，以减少水分蒸发。

4. 对于重度渗出溃疡，使用疏松有网眼的无纺纱布敷料；对于轻度渗出溃疡，使用致密的无纺纱布敷料。

5. 当其他类型的保湿敷料不能使用时，大量组织缺损和死腔溃疡应使用盐水浸湿的纱布敷料宽松地填满，而不是紧紧地包裹，以避免对伤口床造成压力。

6. 应频繁更换纱布敷料，以促进渗出物的吸收。

7. 使用一个单独的纱条/纱布卷填塞深度溃疡；不要使用多个单片纱布敷料，因为保留在伤口床的纱布可成为感染的源头。

8. 考虑使用含药液的纱布敷料来预防水分蒸发，保持纱布敷料潮湿。

纱布敷料在临床的应用千差万别。由于增加感染率、敷料碎屑残留以及疼痛等问题，全球部分地区的专家避免在开放的慢性伤口中使用纱布敷料，而是以现代伤口敷料替代。目前纱布敷料被明确限制使用，并仅仅作为外科手术敷料。由于需要频繁更换，使用纱布将花费专业人员更多的时间。当然，前面介绍的各种可用的敷料比较昂贵，而且并不是哪里都有。因此，可以使用盐水浸湿的纱布或者潮湿的纱布，保护伤口，防止变干。

十一、硅酮敷料

1. 可将硅酮敷料作为伤口接触层，防止因更换敷料而引起的机械性损伤。

2. 当伤口或伤口周围较为脆弱时，可使用硅酮敷料来预防组织损伤。

十二、胶原敷料

对于未愈合的Ⅲ期压力性损伤和Ⅳ期压力性损伤，可使用胶原敷料。

十三、复合敷料

上述许多敷料都是复合敷料。当使用复合敷料时，请注意每种敷料的成分。

十四、知识延伸——湿性愈合理念

（一）背景

20世纪60年代，伤口敷料的作用是吸收渗液和创面隔离。但其吸收性有限，易形成干燥的环境，使细胞脱水，导致结痂。

痂的形成明显阻碍伤口上皮化形成，还导致痂下脓肿，严重影响伤口愈合。

（二）伤口湿润环境愈合理论的诞生

1. 1958年，Odland首先发现水疱完整的伤口愈合速度比水疱破溃的伤口快。

2. 1962年，英国动物学家George Winter在研究中首次证实了与暴露于空气中的干燥伤口相比，湿润且具有通透性的伤口敷料应用后所形成的湿润环境中，表皮细胞能更好地繁衍、移生和爬行，从而加速伤口愈合。

3. 1972 年，Rovee 教授通过实验证实了清洁无痂伤口的上皮细胞移行、增生速度比结痂伤口快得多。由此，湿性疗法的观点开始被临床广泛接受。

4. 湿性疗法的开始：临床上运用药膏、药液及各种封闭敷料的目的是营造一种湿润的伤口环境。1991 年 Van 报道使用水胶或聚氨酯封闭敷料封闭伤口，具有较好的疗效。

5. 虽然说压力性损伤重在预防，但是使用合适的敷料能有效预防感染，促进创面愈合，阻止压力性损伤恶化。随着医疗水平的提高，现在人们的伤口愈合观念逐渐发生改变。临床上提倡"湿性愈合理念"，即在半密闭或者密闭的环境下，使创面保持适宜的温度和湿度，促进创口愈合。在这种愈合理念下，大量的新型敷料被开发出来，用于临床上各种病症的治疗。目前，临床上应用的新型伤口敷料种类繁多，其作用也各不相同，比如水胶体敷料，可吸收创面分泌的渗液，同时保持创面湿润，促进肉芽组织生长，撕除时也不会对新生肉芽组织产生损伤，所以适用于 Ⅰ 期压力性损伤及 Ⅱ 期压力性损伤的治疗，且该敷料是透明的，便于查看压力性损伤部位的愈合情况。

6. 藻酸盐敷料中含有藻酸钙等成分，具有较好的止血作用，而且敷料质地柔软，将创面的腔隙填充满，适用于 Ⅲ 期压力性损伤的治疗。银离子敷料中含有银离子，具有较强的杀菌效果，同时还可缓慢溶解坏死组织，吸收创面渗液，保持创面湿润，促进肉芽组织生长，适用于 Ⅳ 期压力性损伤以及不可分期压力性损伤的治疗。综上所述，新型伤口敷料在压力性损伤护理中具有较高的临床应用价值，能够有效促进创面愈合，缩短愈合时间，因此值得在临床实践中推广使用。

7. 湿性伤口敷料可阻隔外界微生物，创面感染率很低，同时可维持局部微环境处于低氧状态，令细胞的生长速度加快，刺激细胞释放生长因子，有利于坏死组织的溶解，具有实用价值。

8. 湿性伤口敷料应用于不可分期压力性损伤相较于干性创面，感染的概率降低，同时湿润环境能够使血管形成加速，进而让肉芽组织生长加速，创面愈合时间缩短。湿润环境下细胞能够移行，避免了出现压力性损伤干痂后，更换创面敷料掀起干痂造成再次创伤。湿性伤口敷料在不可分期压力性损伤护理中具有更高的治疗价值，病人更快看到愈合状况，心理压力小，对护理较为满意。

第四节　失禁相关性皮炎的护理

一、概念

失禁相关性皮炎（incontinence-associated dermatitis，IAD）是暴露于尿液或粪便所造成的皮肤损伤。

IAD 也被称为会阴部皮炎、尿疹，它包含于潮湿环境相关性皮肤损伤（moisture-associated skin damage，MASD）中。人们更愿意使用术语 IAD，因为它将由失禁问题接触尿液和（或）粪便而直接导致的皮肤问题与其他疾病区分开来，并且明确了该疾病的影响范围可能不止会阴部位。

二、确认失禁相关性皮炎

由于潜在的炎症影响，尚未发生皮肤破损的 IAD 要比周边正常的皮肤皮温更高、组织更加紧实。可能会观察到包括水疱或大疱、丘疹或脓疱在内的伤口。表皮可能会有不同深度的伤口。在某些情况下，整个表皮可能会溃烂，真皮层外露并伴随渗出。在受影响部位，IAD 病人会出现不适、烧灼、疼痛、瘙痒或刺痛感，即使表皮完好，也可能会出现疼痛。此外，随着排泄物频率和量的增加，IAD 会造成额外的护理负担，病人独立性丧失，活动和（或）睡眠中断，生活质量降低。IAD 病人易发生继发性皮肤感染，念珠菌感染就是一种最常见的与 IAD 相关的继发性感染。一个单项研究发现，32％的 IAD 病人患有一种真菌感染的皮疹。这种皮疹通常从中心部位向四周扩散，颜色为亮红色。卫星病灶（即点状丘疹或脓疱）出现在延伸进正常皮肤的皮疹边缘。如果肤色较深或长期感染，则念珠菌感染的中心部位颜色可能会更深。真菌皮疹可能也作为一种非特定的融合性丘疹出现，在临床上可能很难诊断出来，应采取微生物培养来指导治疗。IAD 影响的皮肤区域可能远远超出会阴部（肛门与外阴或阴囊之间的部位），取决于皮肤接触尿液和（或）粪便的程度。在尿失禁中，IAD 往往会影响女性大阴唇或男性阴囊的褶皱，以及腹股沟褶皱。它还遍及下腹部以及大腿前部和内部。与大便失禁相关的 IAD 起源于肛周部位。其通常涉及臀沟和臀部，并且会向上延伸至骶尾部和背部，以及向下延伸至大腿后部。IAD 的常见好发部位有生殖器（阴唇/阴囊）、右腹股沟褶皱、左腹股沟褶皱、下腹部/耻骨弓、右大腿内侧、左大腿内侧、肛周皮肤、臀沟、左上方臀部、右上方臀部、左下方臀部、右下方臀部、左大腿后部、右大腿后部

三、引起失禁相关性皮炎的原因

1. 由于失禁，尿液或粪便中的水分进入和留存在角化细胞中，水分过多引起肿胀和角质层结构破坏，导致皮肤出现肉眼可见的变化。由于水分过多，刺激物可能更容易穿透角质层，从而加重炎症。当皮肤水分过多时，表皮更容易因接触衣物、失禁垫或床单所引起的摩擦而受伤。

2. 由于暴露在尿液和（或）粪便中，皮肤的 pH 值增加。皮肤上的细菌把尿素（尿液中发现的蛋白质代谢产物）转化成碱性的氨。皮肤 pH 值的增加可能会使微生物生长，并增加皮肤感染的风险。

3. 粪便中所含的脂肪酶和蛋白水解酶能破坏角质层。临床经验表明，水样便比成形粪便的破坏力更强，因为水样便中的消化酶往往最多，能作用于尿素产生氨，从而进一步增高 pH 值，pH 值越高，酶的活性越强，随着碱性环境出现，皮肤破损的风险增加。所以与单独的尿失禁病人相比，大便失禁同时又尿失禁的病人患上 IAD 的风险更高。

四、失禁相关性皮炎的临床表现

1. 颜色：肤色较浅者，IAD 最初出现的症状是红斑，颜色从粉红色到红色不等。肤色较深者，皮肤可能会变白，颜色变深，或变为紫色、深红色或黄色。
2. 边界：受影响部位界限不清，可能是不完整的斑块或连续的一大片。
3. 皮温：未发生皮肤破损的 IAD 皮温更高，组织更加紧实。
4. 伤口：出现水疱或大疱、丘疹或脓疱，表皮可能会有不同深度的伤口。
5. 感染：IAD 病人易继发皮肤感染。

五、失禁相关性皮炎与压力性损伤的关系

失禁是导致压力性损伤的公认危险因素。

1. IAD 和压力性损伤有许多共同的危险因素，一旦出现 IAD，发生压力性损伤的可能性就变得很大。
2. IAD 和压力性损伤有不同的病因。IAD 是一种"自上而下"的损伤，即损伤从皮肤表面开始；而压力性损伤则被认为是"自下而上"的损伤，即损伤从下方软组织和皮肤的内部开始。
3. 潮湿皮肤的摩擦系数更高。摩擦系数增加，组织对更深组织内的压力和剪切力的耐受力会同时降低，最终形成压力性损伤，因此采取措施预防 IAD 以减少摩擦力可能有助于预防浅表性压力性损伤的发生。

六、IAD 评估

（一）IAD 风险失禁病人的皮肤评估

1. 部位：会阴、生殖器周围、臀部、臀部褶皱、大腿、下背、下腹和皮肤褶皱（腹股沟、大腹部血管翳下方等）。
2. 临床表现：浸渍、红斑、水疱、丘疹、脓疱、溃烂或剥脱、真菌或细菌性皮肤感染的迹象。
3. 评估。

（1）评估失禁：采用各种评估工具对病人进行重点评估，以确定失禁的风险、促成因素和可逆原因，对已存在失禁的病人评估其失禁类型、失禁频率、IAD 的风险及其严重程度等。

（2）有效管理失禁：提供行为训练、肠道和膀胱训练、骨盆肌肉训练及生物反馈等，制订个体化训练计划；选择适当的尿、便管理产品（如吸收产品、外部粪便收集器、肛门内粪便管理系统）；基于区分 IAD 和其他类型皮肤损伤的差异评估，指导留置尿管、外置尿管和间歇置管的合理使用。

（3）预防和处理置管相关并发症，如尿路感染、梗阻、渗漏、皮肤破损；为病人饮食和体液改变提供咨询服务；制订最佳实践方案，以预防和管理留置导管相关的并发症，如导管相关性尿路感染；提供先进的皮肤护理措施，以预防和（或）治疗 IAD；评估干预措施的有效性和疾病的进展，以确定是否需要更改护理计划和是否需要转诊进

行进一步评估或治疗。

（二）IAD严重程度分类

1. 无发红，皮肤完好（有风险）：与身体其他部分相比，皮肤是正常的（无IAD迹象）。

2. 发红，但皮肤完好（轻度）：红斑、水肿。

3. 发红，皮肤破裂（中、重度）：水疱/大疱/皮肤溃烂、皮肤剥脱、皮肤感染。

4. IAD与压力性损伤的区分：如果病人没有失禁，则不属于IAD。

七、预防和处理IAD的两大重要措施

（一）处理失禁

识别和治疗可逆的病因（如尿路感染、便秘、利尿剂），从而最大限度地消除皮肤与尿液和（或）粪便的接触。处理失禁需要对病人进行全面评估，以查明失禁病因并建立一个全面的护理计划。治疗可逆的病因通常始于非侵入性行为干预，如营养和液体摄入管理或如厕技巧。一般而言，如可行的话，对于能走动的病人或当病人外出坐在椅子上时，成人纸尿裤之类的吸收性失禁处理产品应保留，因为这些产品可以让皮肤远离潮湿环境。在急诊机构的IAD病人，可能需要移除皮肤上的尿液和（或）粪便，使得皮肤获得充分的保护和治疗。就尿失禁而言，这可能需要使用留置尿管，但这应被看作应对医院感染的高风险而不得已采取的最后手段。液体粪便处理可以通过粪便处理系统（FMS）来实现。如果FMS不可用，则可以使用粪便袋（类似造口袋）。不建议将大规格尿管用作肛管，因为会出现肛门结构损伤的风险。在实施适当的皮肤护理方案后1～2天，皮肤状况应有明显改善，疼痛减轻，并在1～2周解决问题。对于失禁问题尚未解决的病人，请尽可能向失禁专家寻求帮助。

（二）实施结构化皮肤护理方案

保护暴露于尿液和（或）粪便的皮肤，并帮助恢复有效的皮肤屏障功能。就IAD的预防和处理而言，这些干预措施类似。预防IAD应针对所有的失禁病人，目的是避免病人受到伤害。一套结构化皮肤护理方案包括两种主要干预措施：

1. 清洗皮肤（清洗）：目的是清除尿液和（或）粪便（导致IAD的刺激物）。这应在涂抹皮肤保护剂之前实施，作为清除尿液和（或）粪便的例行程序的一部分。

2. 保护皮肤（保护）：目的是避免或尽量减少暴露于尿液和（或）粪便以及摩擦。使用一款合适的护肤产品可支持和维持皮肤屏障功能，这一额外修复步骤可让病人受益。

结构化皮肤护理方案将温和清洗和皮肤保护剂的使用结合起来，能减少IAD的发生。这也可能会减少Ⅰ期压力性损伤的形成。

八、处理IAD时能否使用敷料

1. 对于出现皮肤缺损（如渗出性溃烂、剥脱）的严重IAD，可用敷料来促进伤口的湿性愈合。但是，皮肤褶皱处或经常出现潮湿和污物污染的皮肤可能效果不佳。敷料

最适用于扁平或轮廓起伏不大的地方，例如臀部或骶椎部位。

2. 评估病人对持续护理的反应：应定期重新评估病人。评估结果和护理计划的任何修改应编制在册。应坚持选定的计划以评估该计划是否有效。若在结构化皮肤护理方案实施 3~5 天后皮肤无改善或皮肤状况恶化，则应重新评估护理计划，并提交专家审查。

第五节　造口护理

随着人们生活结构的不断变化，疾病谱也随之发生了改变，难治的创面疾病增多。有调查报告显示，我国伤口造口的发生率已经升至 3％~35％，并且随着人口老龄化呈现上升趋势。皮肤作为人体最为重要的组织之一，一旦受到损伤，就使人体自然而然丧失第一道防线，各种类型的感染、疾病及并发症也会接踵而至。因此对于伤口造口病人来说，治疗中的护理工作是非常重要的，其直接影响到治疗效果和预后。一旦护理不到位或质量不达标，很容易导致其他病症，威胁到病人的生活质量。近年来，对伤口造口的护理取得了很大的进步。伤口造口专科护理可以使胃肠手术之后的病人的伤口愈合速度加快，并且可以有效地将伤口的感染率以及并发症的发生率降低，从而提高病人的满意度和生活质量。

一、造口的分类

造口按解剖位置分为小肠造口（空肠造口、回肠造口）、大肠造口（盲肠造口、升结肠造口、横结肠造口、降结肠造口及乙状结肠造口）、泌尿造口（膀胱造口）、胃造口等。

造口按用途分为暂时性造口和永久性造口。

造口按术式分为单腔造口、双腔造口及襻式造口。

二、造口的选择

1. 理想的造口位置：

（1）病人自己能看到。

（2）有足够的位置贴袋。

（3）避免渗漏的发生。

（4）易于粘贴造口器材。

2. 造口应避开的部位：

（1）皮肤褶皱、乳房下垂的地方、肚脐。

（2）腰部、髂骨、耻骨、肋骨。

（3）瘢痕、手术切口。

（4）腹直肌外、有疝气的部位。

（5）有慢性皮肤病处。

3. 造口部位：通常，回肠造口、泌尿造口位于右下腹部，横结肠造口位于左或右上腹部，降结肠造口位于左上腹部，乙状结肠造口位于左下腹部。

肠道造口选择位于腹直肌内，因腹直肌有腱鞘固定，造口开口于此可减少造口旁疝、脱垂等并发症的发生。

4. 各类造口特点。

（1）回肠造口：①时间，术后 48～72 小时开始排泄；②排泄量，肠蠕动恢复阶段，500～1800mL/d；③近端小肠"适应"，排出量降至 500～800mL/d；④排泄物性状，黏稠，绿色，有光泽。

（2）空肠造口：①时间，术后 48 小时开始排泄；②排泄量，约 2400mL/24h；③排泄物性状，透明或深绿色水样。

（3）结肠造口：排出量依造口位置而定。

1）横结肠造口：①时间，术后 3～4 天开始排泄；②排泄物性状，糊状，柔软。

2）降结肠造口和乙状结肠造口：①时间，肠蠕动恢复较慢，术后 5 天恢复；②排泄物性状，大便通常柔软成形。

三、造口的观察与描述

在一般情况下，皮肤的角质层适度水合可发挥皮肤的屏障功能，同时正常皮肤酸碱度是 5.5～5.9，可抑制嗜碱性环境细菌的生长。造成造口周围皮肤损伤的原因是多样的，其中最重要的原因是皮肤长时间暴露于尿液、粪便、伤口渗液、汗液等中，皮肤角质层的水合过度导致皮肤的屏障作用削弱，皮肤表面粪便酶活性增加，引起细菌定植增多。任何导致造口周围皮肤与粪便接触次数增加、接触时间延长的因素都有可能导致造品相关并发症（PSCs）的发生。相对于体型正常者，肥胖者脂肪含量较高，热量储存时间更长，需要通过汗液排出热量的时间和量增加，排汗增多造成造口周围皮肤潮湿度增加，影响造口袋黏性；同时，肥胖者皮肤褶皱，尤其是腹部皮肤褶皱较深，造口袋粘贴和维持困难，此外，肥胖者在术前定位时造口位置的选择也存在困难，不良的造口位置会影响造口本身的形状和张力，影响造口袋的使用。

（一）观察

1. 了解手术程序、手术方式、病理结果。

2. 观察造口黏膜、周围皮肤以及皮肤黏膜缝线情况。

（二）描述

1. 造口位置：右上腹、右下腹、左上腹、左下腹、伤口正中或脐部。

2. 造口情况、活性、开口方向、造口大小、高度（理想高度为 1～2cm，记录为平坦、回缩、突出或脱垂）。

（三）观察：术后早期（黏膜—造口颜色）

颜色：牛肉红或粉红色，正常；苍白，提示血色素低；暗红或紫红色，提示早期缺血（用手电侧照看是否透光）；深棕色或黑色，提示严重缺血或坏死。

四、造口并发症

相关文献报道显示，肠造口术后 1 年内，造口相关并发症发生率为 21%～70%。《成人肠造口护理标准》罗列了 11 个常见造口及周围皮肤并发症的观察及护理要点，包括造口出血、造口水肿、造口缺血/坏死、皮肤黏膜分离、造口回缩、造口狭窄、造口脱垂、造口旁疝、造口周围皮肤损伤、造口周围肉芽肿及造口周围毛囊炎；强调了造口及周围皮肤并发症的管理需要临床护士、造口专科护士和医师的共同参与。如发生严重并发症，需根据病人情况进行造口用品、附件、功能性敷料及局部用药的调整，必要时行手术治疗等。该标准为临床护士早发现、早干预造口相关并发症提供了有效指导，可避免病情进一步恶化。

在实践应用中，护理敏感质量指标被充分证实在护理质量持续改进中具有重要价值，如降低肠造口、泌尿造口的并发症发生率以及提高病人生活质量等。

（一）出血

1. 表现：肠造口黏膜有少量或较多的活动性出血，常发生在 72 小时内。

2. 原因：

（1）造口黏膜糜烂。

（2）擦洗造口用物过于粗硬。

（3）动作过于粗暴。

（4）造口受到外伤。

（5）系膜小动脉未结扎或结扎线脱落。

（6）肠管内毛细血管破裂（肠道菌群失调严重、腹泻、放疗、化疗等）。

3. 护理措施：

（1）出血量多时用 1/1000 肾上腺素溶液浸湿纱布压迫或云南白药粉外敷、纱布压迫。

（2）活动性出血时，缝扎止血。

（3）摩擦出血时，护肤粉喷洒压迫止血。

（二）旁疝

1. 表现：造口旁膨胀，或伴有造口肠祥脱垂，巨大膨胀时伴有腹痛。

2. 原因：

（1）造口位于腹直肌外。

（2）筋膜切口过大。

（3）腹部肌肉软弱（老年人）。

（4）持续腹压增加。

（5）腹部多次手术，腹壁薄。

3. 护理措施：

（1）定期自查造口两侧腹部是否对称。

（2）使用造口腹带，控制慢性咳嗽。

（3）避免过度肥胖或消瘦，限制剧烈活动及抬举重物。

（4）解除尿路梗阻，保持大便通畅。

（5）有嵌顿、梗阻、穿孔等，则需手术。

（三）狭窄

1. 表现：造口狭窄及紧拉，造口皮肤开口细小，难以看见黏膜，或造口皮肤开口正常，指诊时手指难以进入。

2. 原因：

（1）造口周边愈合不良。

（2）血运不良，造口黏膜皮肤缝线感染。

3. 护理措施：

（1）手指扩张法：轻者，用手指或扩肛器扩开造口，但不可损伤造口，从尾指开始，慢慢好转后应用食指，涂润滑剂后轻轻进入造口，停留 2~5 分钟，每天 1 次，需要长期进行。

（2）手术：尾指无法通过者、肠梗阻者需手术。

（3）减少粗纤维摄入，保持大便通畅。

（4）高风险者可行预防性造口扩张。

（四）水肿

1. 表现：造口黏膜水肿（手术早期）。

2. 原因：

（1）腹壁及皮肤开口过小或低蛋白血症。

（2）有时是由肠造口底盘开口过小影响血液回流造成的。

3. 护理措施：

（1）轻度水肿者注意卧床休息即可。

（2）严重水肿者用 50% 硫酸镁或 3% 氯化钠湿敷，每天 3 次，改用两件式造口袋。

（3）术后早期造口底的内圈要稍大。

（4）腹带使用时不能太紧，造口不应扎在腹带内。

（5）观察黏膜颜色，避免缺血坏死。

（五）脱垂

1. 表现：肠管由造口内向外翻出来，多发生于环状造口，可能引起水肿、出血、溃疡、肠扭转、阻塞或缺血坏死。

2. 原因：

（1）肠管固定于腹壁不牢。

（2）腹壁基层开口过大。

（3）腹压增加。

（4）腹部肌肉软弱。

3. 护理措施：

（1）选用一件式造口袋。

（2）轻度，用两件式造口袋+腰带。

（3）重度，一件式造口袋+外科手术。

（4）腹部造瘘口病人使用专用腹带，有利于观察造瘘口黏膜，并对造口底盘起到承托作用，造口袋固定效果更佳，避免腹带对造口造成压迫，有利于血液循环，防止肠管坏死，降低病人术后并发症发生率及二次手术的风险。

（5）必要时，脱垂部分从造口推回腹内。

（6）严重病例需手术治疗。

4. 注意事项：

（1）告知病人肠梗阻的症状和体征、肠坏死的症状。

（2）袢式造口远端脱垂，回纳后可用奶嘴塞住造口，固定在底板上。

（3）乙状结肠造口者，排空排泄物后采用腹带或束裤固定。

（4）避免剧烈运动。

（5）肠管黏膜有糜烂、坏死或伴旁疝者，需要手术。

（六）缺血坏死

1. 表现：

（1）轻度，造口黏膜边缘呈暗红色，局部黑色不超过造口黏膜的 1/3，无分泌物，无臭味，周围皮肤无改变。

（2）中度，黏膜 2/3 黑紫色，有分泌物，有异常臭味，造口中央呈淡红色或红色，用力擦洗黏膜有出血。

（3）重度，全部黏膜呈漆黑色，分泌物多，有异常臭味，擦洗黏膜没有出血点。

2. 原因：

（1）肠造口腹壁开口太小。

（2）严重动脉硬化。

（3）肠肿胀导致肠壁长期缺氧。

（4）提出的肠管过度牵拉、扭曲及压迫肠系膜血管。

3. 护理措施：

（1）拆除缝线，严重者手术。

（2）检查肠管血运情况、坏死的广度和深度。

（3）逐步清除坏死组织，黏膜上撒护肤粉，待坏死的黏膜自然脱落。

（4）有腹膜刺激征者须剖腹探查，切除坏死肠管，造口重建。

（5）密切观察转归，防止造口狭窄和回缩。

（七）毛囊炎

1. 表现：红色皮疹。

2. 原因：剃毛或不当换胶片引起。

3. 护理措施：

（1）局部用药（软膏）。

（2）用剪刀或电动刀除去毛发，忌用手拔出，也不宜用一般剃须刀或脱毛膏。

（3）严重感染者需要进行细菌培养、药敏试验，采用抗生素治疗。

（八）周围皮肤炎

1. 表现：造口周围皮肤浸渍，潮红糜烂。

2. 原因：

（1）造口位置差，回肠造口没有形成适当的突起乳头。

（2）造口护理不当（由于操作不对，出现渗漏的情况）。

（3）皮肤褶皱造成渗漏。

3. 护理措施：

（1）治疗皮肤炎症，预防粪水外漏。

（2）提倡造口定位。

（3）造口回缩者使用凸面底板。

（4）底板内圈大小裁剪合适。

（5）使用护肤粉、防漏膏、皮肤保护膜。

（6）造口袋粘贴后保持体位 10~15 分钟，必要时手掌加温。

（九）尿结晶

1. 表现：造口及周围皮肤有白色粉末结晶附着，可有轻微出血，强烈尿味。

2. 原因：入量少、尿 pH 值不正常。

3. 护理措施：

（1）积极处理皮肤问题，防止尿结晶形成。

（2）更换造口底板时用 1：1 白醋水清洗造口及周围皮肤，再用清水洗净。

（3）调节尿液酸碱度。

（4）补充足够的水分，2000~3000mL/d。

（5）使用抗反流的泌尿造口袋，夜间接床旁引流袋。

（十）皮肤黏膜分离

1. 表现：造口黏膜与腹壁皮肤的缝合处分离，形成一个开放性伤口。

2. 原因：

（1）造口开口处肠壁黏膜部分坏死。

（2）造口黏膜缝线脱落。

（3）腹压过高。

（4）伤口感染。

（5）营养不良。

（6）糖尿病。

（7）长期使用用类固醇药物。

3. 护理措施：

（1）评估营养状况，良好的营养状况有利于伤口愈合。

（2）浅表分离可以用加热至体温的生理盐水冲洗，涂防漏膏，2~3 天更换一次造口袋。

（3）较深分离，可冲洗后予以吸水性强的敷料覆盖伤口处，再涂防漏膏，配合使用造口袋及腰带。

（十一）造口回缩

1. 表现：造口内陷低于皮肤表层，容易引起渗漏，导致造口周围皮肤损伤。

2. 原因：

（1）肠管游离不充分，产生牵拉。

（2）肠系膜过短。

（3）造口周边缝线固定不足或缝线过早脱落。

（4）造口周边愈合不良，引致瘢痕组织形成。

（5）环状造口的支架过早去除。

（6）体重急剧下降。

3. 护理措施：

（1）轻者可使用凸面底板，重者可能需手术治疗。

（2）皮肤有损伤者，可用皮肤保护粉或保护膜。

（3）过度肥胖者宜减轻体重。

（十二）机械损伤

1. 表现：造口周围皮肤发红、疼痛，有撕脱后的皮肤红肿或破皮。

2. 原因：产品黏性太强，产品使用方法不当，去除造口袋时动作粗暴。

3. 护理措施：

（1）保护皮肤。

（2）掌握更换造口袋的技巧。

（3）使用黏性较轻的底板。

（4）避免频繁更换造口袋。

五、更换造口袋

肠造口用品主要包括一件式造口袋、二件式造口袋和造口附件。不同的造口袋及附件有不同的适用范围。正确合理的选择造口护理用品可以更好地保护造口及周围皮肤，降低造口及周围皮肤并发症的发生率。因此，帮助病人找到适合其造口、皮肤、体型的造口袋可以有效保护造口及局部皮肤，使造口袋达到预期使用时间，进而促进病人术后康复。2018年，欧洲9个国家的15名专家就凸面造口用品的使用达成首个国际共识，内容涉及凸面产品特征、病人评估、适应证和结局4个方面，共26项共识，为医护人员针对病人情况选择合适的造口用品提供了一定依据。该共识指出，应根据术后不同时期、排泄物情况，以及病人的视力、手部灵活性及腹部形态等选择合适的造口护理用品。具体护理工作中需结合病人的需求、造口开口最低黏膜高度、周围皮肤情况等综合考虑，必要时使用造口附件以提高造口的密封性，减少由粪便渗漏等导致的频繁更换造口袋，降低造口相关并发症的发生率，改善病人术后生活质量。

（一）更换造口袋造口测量

1. 圆形造口的测量：测量直径。

2. 椭圆形造口的测量：测量最宽最窄点。

3. 不规则造口的测量：图形、描摹。

（二）更换造口袋的流程

1. 排空造口袋。

2. 去除底盘：要轻柔缓慢地撕下，切忌用力、动作太快，剥离困难时可用温水浸湿底盘数分钟，用柔软的布或者纸巾将皮肤彻底擦干。

3. 清洗：用清水或者生理盐水清洗，由内及外，再以清水棉球或纱布将其洗净，切忌用乙醇、碘酒或双氧水等强刺激性液体进行清洗。

4. 裁剪：底板的开口应大于肠造口直径 1~2mm，过大会失去对皮肤的保护，过小会损伤黏膜和刺激肠造口黏膜增生，在更换造口袋时会摩擦造口黏膜，甚至引起出血。

5. 粘贴：保证造口周围皮肤干爽，将皮肤撑平粘贴造口袋，粘贴时注意造口袋开口位置，防止倾倒引流时不便，粘贴底板后再按压粘胶数分钟以加强黏附力。注意用手掌熨烫，与人体接触遇热后底板和皮肤粘贴更紧密。有尿液或粪水流出时，使用棉球、纸巾等暂时堵塞造口。粘贴速度要快，用力要均匀。

（三）注意事项

1. 不可使用热水、温水冲洗造口袋（大便内含有蛋白质，遇热会凝固在便袋内，易产生臭味）。

2. 评估肠造口及周围皮肤情况，对特殊情况如凹陷、造口旁疝、皮炎、破溃等，选择适当造口用品。

3. 检查造口袋有无渗漏，造口袋应紧贴皮肤，不应贴在伤口的敷料上。

4. 术后应使用透明造口袋，方便观察。

5. 术后初期，若需要更换造口袋，小心勿按压腹部伤口。

六、饮食指导

1. 禁食易产生异味的食物，如洋葱、鱼类、大葱、蛋类、卷心菜、香辛类调味料等。

2. 禁食易引起腹泻的食物，如咖喱、菠菜、绿豆、南瓜子、丝瓜、啤酒、冷饮等。

3. 禁食易引起便秘的食物，如番石榴、巧克力、隔夜茶等。

4. 肠管切除影响食物的消化吸收，术后需要调整食谱，直至适应。

5. 造口排气排便后，恢复饮食，由流质逐步过渡到普食。

6. 康复期可按需进食，应定时定量，避免暴食暴饮。回肠造口者要少吃高纤维素类食物，防止阻塞造口。

七、造口病人住院、出院指导及护理

随着人们饮食结构及作息规律的改变，各种因素引起的胃肠疾病逐渐增多，部分肛肠类疾病病人病情发展迅速，严重者可发生结直肠癌、肛管癌等恶性肿瘤，临床上通常采取手术方式切除病变肠道，并在病人体表缝合形成肠造口，以维持肠道或泌尿道排泄通畅。造口术作为肠道病变病人维持生命的手段，可起到肠道减压、保护远端肠管等作用。

（一）住院期间

1. 术后1~2天：根据医师与循证护士客观描述造口相关知识及操作，为病人及家属详细讲解造口形成方式、造口目的及意义、造口术后可能发生的并发症。

2. 术后3~5天：根据伤口造口护士操作经历及临床案例提供的主要经验，告知病人及家属造口并发症风险应对措施。

（1）避免造口旁疝。术后应加强营养，规律饮食，接受二次手术者可行造口易位，手术不耐受病人可通过腹带治疗。

（2）造口狭窄发生率较低，可术后早期定期扩张，若已产生瘢痕，可通过手指进行扩张，待瘢痕软化后消除。

（3）合理使用造瘘袋，对造口周围皮肤加强护理，灌洗造口，避免接触性皮炎产生，若发生接触性皮炎，可给予氧化锌软膏外用。

3. 术后6~10天：经上述交流后，鼓励病人与家属沟通，医护人员辅助为其答疑解惑，引导病人倾诉心理状态，与病人达成"减少并发症发生与积极心态"的共识，了解病人压力来源，针对病人疑问提供参考建议。

（1）出院后日常出行需注意造口袋储存量，及时寻找卫生间或方便位置，避免渗漏引发尴尬情况。

（2）出行前需清洗造口袋，将备用袋及护理用品携带充足。

（3）外出饮食需避免辛辣食物，以免刺激肠道引发腹泻。

4. 术后11~14天：结合病人主观想法与医护人员客观资料，护士协助病人综合利弊，制订符合其个人情况的短期或长期造口护理计划。

（二）出院后指导

1. 衣着：着宽松的衣裤，避免穿紧身衣裤、裙装，以免压迫或摩擦造口，影响肠造口的血运循环。

2. 沐浴：手术造口愈合后，可以沐浴和游泳。沐浴时用造口袋覆盖或拿开造口袋，以淋浴的方式清洗，造口不怕水，但注意不要用力擦洗造口或碰撞造口，中性肥皂不会刺激造口，也不会流入造口。

3. 锻炼和运动：选择一些力所能及的运动，如打太极、散步、体操、游泳、跑步等；应避免贴身运动，如摔跤，以免造口意外受损；避免举重运动，以减少造口旁疝的发生。

4. 社交活动：造口者体力恢复，掌握造口的护理方法后即可正常进行社交活动。

5. 工作：恢复体力后，可以恢复以前的工作，但应避免重体力劳动，尤其是术后第一年，避免提重物或举重。

6. 旅行：应携带较多造口袋，以备腹泻情况发生，放在随身的行李中，随时更换，宜用开口袋或配有碳片的用品。注意饮食卫生，尽量不改变饮食习惯，最好随身携带矿泉水，既可保证饮水，又可在意外时冲洗。

7. 行结直肠肿瘤根治术后病人腹部伤口一般需要腹带包扎，减轻咳嗽或翻身时伤口疼痛，减轻切开张力，保护腹部切口。而普通腹带不适用于结直肠肿瘤根治术后合并造口的病人。普通腹带使用时腹部两侧的弹力带会压迫造口，可能会引起造口缺血坏死及造口周围组织坠胀感，不利于造口排气排便及观察造口黏膜色泽情况。

8. 出院后定期电话随访：若病人对制订计划产生不确定想法，护士应辅助其回顾决策步骤。

参考文献：

[1] 胡秀英，宁宁，田永明，等. 临床护理指南丛书：ICU 护理手册［M］. 2 版. 北京：科学出版社，2015.

[2] 吴琳珊. 湿性敷料在不可分期压力性损伤治疗中的应用效果评价［J］. 吉林医学，2015（13）：2880－2881.

[3] Sheridan R L，Tompkins R G. 伤口敷料的选择［J/CD］. 李彦青，崔小雪，贾赤宇，译. 中华损伤与修复杂志：电子版，2013，8（4）：443－445.

[4] 黎笑媚，杨静谊，魏秀文. 湿性伤口敷料应用于不可分期压力性损伤的护理方法探讨［J］. 临床护理杂志，2016（1）：74－76.

第十一章　神经外科专科护理

第一节　颅脑损伤的护理

颅脑损伤是指大脑组织受伤引起的疾病，这种疾病可以单独存在，也可以合并存在。按照解剖部位，颅脑损伤可以分为头皮损伤、颅骨损伤以及脑损伤等。此外，按照发病的时间和类型，颅脑损伤又可以分为原发性颅脑损伤和继发性颅脑损伤。

一、颅骨骨折

颅骨骨折按骨折部位分为颅盖骨折和颅底骨折，按骨折形态分为线性骨折和凹陷骨折，按骨折是否与外界相通分为开放性骨折和闭合性骨折。

（一）临床表现

颅盖骨折常表现为局部压痛、肿胀、偏瘫、失语、癫痫等神经系统病症。颅底骨折常为线性骨折，易产生脑脊液外漏而形成开放性骨折。

（二）治疗

单纯线性骨折无需特殊处理，仅需卧床休息、对症治疗即可，但需关注有无继发性颅内血肿等并发症。凹陷性骨折有脑受压症状或大面积骨折片凹陷，应手术治疗。颅底骨折不需要特殊处理，重点观察有无脑损伤及着重处理脑脊液漏、脑神经损伤等并发症。

（三）护理措施

1. 神经外科一般护理：观察病人的意识、瞳孔、生命体征、肢体活动及精神状态，进行心理护理、营养支持，早期给予被动活动。

2. 体位：取头高位或半卧位。有脑脊液耳漏者，应取患侧卧位，以利于引流，合并休克时取平卧位。有脑脊液耳、鼻漏者，用消毒棉签轻轻擦拭外耳道及鼻孔，保持局部清洁，严禁填堵、冲洗、滴药。严禁从鼻腔吸痰或放置胃管，禁忌腰穿，嘱病人避免用力咳嗽、打喷嚏、擤鼻涕及用力屏气。

3. 注意观察脑脊液流出的量及颜色，准确记录，遵医嘱合理应用抗生素并观察其疗效。

4. 对于躁动不安的病人应注意床挡保护，加强病情观察，及时发现颅内压增高及脑疝早期迹象。

（四）健康教育

注意休息，劳逸结合，避免过度劳累和过度用脑。合并神经功能缺损者应坚持功能锻炼，可遵医嘱选择辅助治疗。有癫痫发作者注意安全，按医嘱服药。按医嘱要求定期复诊，如出现头痛、呕吐、脑脊液漏等，应及时复诊。

二、脑挫裂伤

脑挫裂伤是指头颅受到暴力打击而导致脑组织发生的器质性损伤，是一种常见的原发性脑损伤，多发生在脑表面的皮质，如脑皮质和软脑膜仍保持完整，即为脑挫伤，如脑实质破损、断裂，软脑膜亦撕裂，即为脑裂伤。

（一）临床表现

1. 意识障碍，生命体征改变，出现迷走神经兴奋症状，如面色苍白、出冷汗、血压下降、脉搏缓慢、呼吸深慢。

2. 出现与损伤部位相对应的神经系统体征，如偏瘫、失语、感觉障碍、局灶性癫痫等。

3. 脑膜刺激征，表现为头痛、呕吐、畏光、颈项强直等。

（二）治疗

减轻脑损伤后的病理生理反应，预防并发症。经保守治疗无效，出现脑疝迹象时，应行脑减压术或局部病灶清除术。

（三）护理措施

1. 神经外科一般护理：休克者应积极抢救，平卧，保暖，补充血容量，避免不必要的搬动。抬高床头 15°～30°，昏迷病人取侧卧位，及时清除口鼻分泌物，关注气道是否通畅。术后可暂时禁饮食，在神志清楚、吞咽功能恢复后可进流质，并逐渐改为半流质及普通饮食。

2. 保持呼吸道通畅：及时清除口腔和咽部血块或呕吐物，可将病人侧卧或放置口咽通气道，必要时行气管切开。

3. 病情观察：严密观察病人意识、瞳孔、生命体征、神经系统体征。

4. 躁动的护理：不要盲目使用镇静剂或强制性约束，以免引起颅内压增高，应积极寻找原因。关注压力性损伤，每 2 小时翻身一次，保持床褥干燥、平整，使用气垫床、减压敷料等。

5. 加强呼吸道护理。

6. 严格执行无菌操作，做好留置尿管护理。

7. 对于眼睑闭合不全者，可给予凡士林纱布敷眼，遵医嘱外用眼膏。

8. 对于关节挛缩、肌萎缩病人，应加强功能锻炼。

（四）健康教育

在神志、体力逐渐好转时，鼓励病人生活自理，防止过度依赖医务人员和家属。告知病人注意安全，以防发生意外。切实执行运动计划。给予病人协助及心理支持，并时常给予鼓励。告诉出院的病人树立战胜疾病的信心，除功能锻炼，应遵医嘱按时服药。告知癫痫病人发作时的意外伤害及注意事项，颅骨缺损病人半年后再次复诊。

第二节　颅骨修补的护理

颅骨缺损是颅脑外伤和颅脑手术后常见的后遗症，脑组织因失去正常的屏障而易受伤，且颅骨缺损能引起各种症状并影响美观，常需要进行修补。

一、临床表现

（一）颅骨缺损处表现

根据缺损的部位高低，可能会出现头皮向颅骨陷入，或者合并部分脑组织、脑室向外膨出。病人感觉局部胀痛，缺损边缘疼痛。

（二）颅骨缺损综合征

主要表现为头痛、眩晕。病人对缺损区的膨隆或塌陷常感到恐惧，表现为易疲劳、易激惹、记忆力下降、抑郁等。长期颅骨缺损，儿童会出现智力偏低，成人可出现反应迟钝，甚至出现神经系统症状。

二、治疗

施行颅骨修补成形术。目前，可使用的修补材料有自体组织和异体组织两种。前者指用病人自身的肋骨、额骨或颅骨，后者指用高分子聚合物及金属等植入材料。

三、护理措施

（一）术前准备

术前常规备皮，避免头部皮肤损伤，备血。行心理护理，术前与病人进行良好的沟通，避免病人对二次手术的恐惧。术前尽量为病人提供安静的睡眠环境，保证病人有良好的睡眠，必要时遵医嘱给予帮助睡眠的药物。

（二）术后护理

监测生命体征，严密观察生命体征及神志、瞳孔的变化，特别是注意血压的变化，警惕颅内高压的发生。病人术后全麻清醒前去枕平卧，头偏向一侧。全麻清醒后抬高床头 15°～30°，有利于静脉回流，减轻脑水肿。病情稳定后，早日进行康复锻炼。遵医嘱进半流质饮食或软食。

四、健康教育

拆线后 3 周内不能洗头，避免抓破修补部位皮肤发生感染。注意局部保护，外出时可戴帽子保护伤口。不应在高温环境下长期工作，头部不可长期暴晒，尤其夏季外出应戴遮阳帽。合并癫痫的病人，出院后继续按医嘱服用抗癫痫药，不可突然停药，以免诱发癫痫发作，术后1个月、半年、1年分别复查CT，检查植入后的颅骨瓣有无异常及生长情况。

第三节 颅内动脉瘤手术的护理

颅内动脉瘤是指颅内动脉血管由于先天异常或后天损伤等原因导致局部的血管壁损害，在血流动力学负荷和其他因素作用下，逐渐扩张形成的异常膨出，主要见于30~60岁中老年人，青年人少见。动脉瘤发病率居脑血管意外的第三位，仅次于脑血栓形成及高血压脑出血。动脉瘤破裂出血常导致病人残疾或死亡，幸存者仍然有再次出血的危险。

一、临床表现

小而未破裂动脉瘤可无症状或压迫邻近组织出现相应局灶症状；动脉瘤破裂出血，可导致剧烈头痛、恶心、意识障碍、脑膜刺激征等，严重者可因颅内压增高而引发枕骨大孔疝，呼吸骤停，危及生命。

二、治疗

1. 一般治疗：绝对卧床休息至少2周，降低颅内压治疗；止血；抗血管痉挛治疗。
2. 手术治疗：常规动脉瘤夹闭术；介入治疗，行动脉瘤栓塞术。

三、护理措施

（一）颅内动脉瘤栓塞术病人的护理

1. 术前评估：评估生命体征、神经系统症状、女性病人有无月经来潮、自理能力及心理。介入治疗病人评估双下肢皮肤温度、双侧股动脉及足背动脉搏动情况。备皮范围为双侧股动脉周围30cm以上。上平脐，下至大腿上1/3，外界至腋中线延线，内界为大腿内侧。告知病人术前12小时禁食，6小时禁饮，勿戴义齿、首饰等。

2. 术后护理：了解术中情况，评估麻醉恢复情况以及生命体征、神经系统症状。遵医嘱使用防血管痉挛的药物。术侧下肢制动24小时，压迫器止血的病人术侧下肢制动6小时。观察意识、瞳孔、肢体活动情况，观察并记录股动脉部位敷料有无渗血情况、足背动脉搏动情况，观察有无突发剧烈头痛等继发颅内出血症状。如使用抗凝剂，需观察有无出血征象。病人术后6小时禁食、禁饮，6小时后无呕吐可少量饮水，必须评估病人情况和遵医嘱调整饮食。向病人和家属讲解术后禁食及卧位的方法和意义，使病人主动配合；避免情绪激动，限制探视，保持大便通畅，必要时使用缓泻剂，注意保暖，避免颅内压增高等因素。

（二）颅内动脉瘤夹闭术病人的护理

1. 术前评估：评估病人的病情、配合情况、心理状况、饮食、睡眠、排便、用药情况、神经系统症状、女性病人有无月经来潮以及自理能力。备皮，遵医嘱术前用药，进行健康教育，告知手术方法，给予心理安慰，交代 12 小时禁食，8 小时禁饮，勿戴义齿、首饰等。

2. 术后护理：评估麻醉恢复情况、术中情况、生命体征、神经系统症状。进行自理能力评估、昏迷病人 GCS 评估。遵医嘱进行药物治疗，术后 6 小时麻醉未清醒者去枕平卧，头偏向一侧。6 小时后抬高床头 15°～30°。严密观察意识、瞳孔、肢体活动情况，观察并记录头部敷料有无渗血，有引流管的病人观察引流情况，观察有无突发剧烈头痛等继发颅内出血症状。病人术后 6 小时禁食、禁饮，6 小时后无呕吐可少量饮水，次日饮食改为半流食，评估病人情况，遵医嘱调整病人饮食。

四、健康教育

对于颅内动脉瘤栓塞术病人，嘱其保持平稳心态，避免情绪激动；注意休息，避免重体力劳动，避免做突然加力运动；遵医嘱按时按量服药，血压高者学会血压的测量方法，规律用药，使血压控制在平稳状态；进食清淡、低盐、富含粗纤维的食物，保持大便通畅；注意保暖，预防感冒；嘱病人按医嘱复查，出现异常情况及时复诊。

对于颅内动脉瘤夹闭术病人，向其讲解术后禁食及卧位的方法和意义，使病人主动配合。嘱病人保持平稳心态，避免情绪激动；注意休息，避免重体力劳动，避免做突然加力的运动；遵医嘱按时按量服用药物，不可自行停药或改药；血压高者学会血压测量方法，规律用药，血压控制在平稳状态；进食清淡、低盐、富含粗纤维的食物，保证营养和保持大便通畅；预防感冒；嘱病人术后按时复查，出现异常情况及时复诊。

第四节　脑动静脉畸形的护理

脑动静脉畸形是一种先天性局部脑血管变异，在病变部位脑动脉与脑静脉之间缺乏毛细血管，致使动脉直接与静脉相接，形成了脑动静脉之间的短路，产生一系列脑血流动力学上的紊乱，临床上可表现为反复的颅内出血、部分性或全身性抽搐发作、短暂脑缺血发作及进行性神经功能障碍等。

一、临床表现

（一）出血

发病较突然，往往在病人做体力活动或有情绪波动时现剧烈头痛、呕吐，有时甚至出现意识障碍。

（二）抽搐

抽搐以局部性发作为主，有时可呈继发扩散性。抽搐也可发生于出血时，尤以额、顶叶动静脉畸形发病最多。

（三）头痛

头痛可能与脑血管扩张有关，常局限于一侧，类似偏头痛。畸形出血时头痛性质有改变，头痛剧烈且多伴有呕吐。进行性神经功能障碍主要表现为运动或感觉性瘫痪。病人感受到颅内及头皮上有颤动及杂音，但旁人多不易听到。智力减退，眼球突出。

二、治疗

1. 非手术治疗：目的是防止或制止出血，控制癫痫发作及缓解已经存在的神经症状。非手术治疗包括调剂日常生活、控制癫痫、对症治疗

2. 手术治疗：目的在于杜绝病变破裂出血的危险，以改善脑部血供。手术治疗包括动静脉畸形全切除术、供血动脉结扎术。

3. 介入栓塞治疗。

三、护理措施

（一）术前护理

1. 严密观察意识、瞳孔、肢体活动情况，病人有无头痛加剧、烦躁、呕吐、癫痫发作先兆，避免颅内压增高诱发畸形血管破裂。评估病人的意识、生命体征及睡眠情况，睡眠状态不佳的病人遵医嘱服用镇静剂，以保证充分的睡眠，以最佳的身心状态迎接手术。为病人及家属讲解手术的方法并给予安慰。

2. 术前剃头，遵医嘱进行抗生素过敏试验，化验血型并备血。

3. 健康教育：饮食应清淡易消化，术前 12 小时禁食，8 小时禁水。勿戴义齿、首饰等。

4. 保持头部敷料整洁、干燥，出现异常及时报告医师。

（二）术后护理

1. 全麻未清醒的病人去枕平卧，头偏向一侧，防止呕吐时呛咳误吸，及时清除呼吸道分泌物，以防窒息和坠积性肺炎的发生。

2. 遵医嘱准确及时地执行治疗及给药措施。严密监测病人生命体征，保持血压稳定，防止高灌注损伤。

3. 加强基础护理，保持呼吸道通畅，对卧床病人做好皮肤护理，意识障碍病人给予鼻饲饮食，防止压力性损伤和感染的发生。

四、健康教育

遵医嘱按时按量服药；进食清淡、低盐、富含粗纤维的食物，保证营养和保持大便通畅；保持乐观情绪，早日并坚持进行康复训练，保持血压稳定，避免做突然加力的运动；出院后于第 1 个月、第 3 个月按时复查，忌烟酒；再次出现头痛、呕吐、意识障碍等症状时应及时就诊。

第五节　脑出血病人外科治疗的护理

脑出血是指原发于脑内动静脉和毛细血管病变的出血，以动脉出血为主。各种因素导致脑内小动脉或深穿支动脉纤维素样坏死或脂质透明变性，小动脉瘤形成，血压骤然升高时血液自管壁渗出或动脉瘤壁直接破裂，血液进入脑组织形成血肿。

一、临床表现

（一）基底节出血

病人双眼向病灶侧凝视，病灶对侧深感觉障碍，对侧偏瘫，同向性偏盲，优势半球受累可伴失语，出血量大时很快出现昏迷。也可出现双眼分离性斜视，凝视鼻尖，瞳孔缩小，对光反射迟钝。

（二）脑叶出血

病人表现为头痛、呕吐、癫痫发作等，与脑叶功能相关。

（三）脑桥出血

病人突发头痛、呕吐、眩晕、复视、眼球不同轴、偏瘫等，大量出血时出现双侧瞳孔针尖样、视觉麻痹、四肢瘫痪、呼吸困难，有去大脑强直发作。

二、治疗

一般治疗：脱水降颅内压，减轻脑水肿；调节血压，防止继发性出血，促进神经功能恢复；防止并发症。

手术治疗：开颅清除血肿、穿刺吸除血肿、内镜清除血肿、脑室穿刺引流术。

三、护理措施

（一）术前护理

准备急查血化验项目，剃头，备血，行抗生素过敏试验，控制血压，禁食、禁饮，摘除病人义齿、首饰等，术前用药，同时观察病情变化。

（二）术后护理

1. 评估病人的意识、瞳孔、肢体活动和生命体征情况，进行自理能力和 GCS 评估。

2. 密切观察病人意识变化、双侧对比瞳孔大小及对光反射。监测生命体征，尤其注意血压、脉搏及呼吸节律的变化及肢体活动情况，如病人出现剧烈头痛、喷射性呕吐、躁动不安、血压升高、脉搏减慢、呼吸不规则、一侧瞳孔散大、意识障碍加重等脑疝先兆，立即报告医师处理。观察引流管情况及切口敷料有无渗血。

3. 向病人家属讲解脑出血的临床表现、病程、时间及预后，让家属认识到不良情绪对病人预后的影响，使其积极配合治疗。告知术后 24～48 小时翻身变换体位时尽量减小头部的摆动幅度。保持肢体功能位置，指导和协助肢体被动运动，预防关节僵硬和肢体挛缩畸形。

4. 急性期卧床休息 2～4 周，抬高床头 15°～ 30°，以减轻脑水肿；对谵妄烦躁的病人加设床挡，必要时使用约束带；保持环境安全、安静，限制探视；各种治疗操作集中进行；床旁挂防坠床的标识；做好家属的安全宣教工作。

5. 预防肺部感染、泌尿系统感染和压力性损伤的发生。

四、健康教育

病情稳定后尽早开始康复锻炼，保持肢体功能位。耐心倾听病人说话，为病人提供笔、纸等交流工具，鼓励病人尝试说话交流等。尽量避免血压骤然升高，保持情绪稳定和心态平衡，建立健康生活方式，保证充足的睡眠，保持大便通畅。遵医嘱正确服用降压药，维持血压稳定，减少血压波动。发现异常，及时就诊。

第六节　神经外科常见并发症的护理

一、开颅术后颅内压增高

颅内压增高是神经外科术后并发症之一。颅腔内容物体积增加或颅腔容积减少超过颅腔代偿的容量，导致颅内压增高，典型表现主要是头痛、喷射状呕吐和视神经盘水肿。

（一）主要原因

1. 二氧化碳潴留：开颅术后拔除气管插管后，由于麻醉药、肌松剂等产生中枢性或外周性呼吸抑制，引起通气不足，二氧化碳浓度升高，导致脑血管扩张，颅内压升高。

2. 术后颅内血肿：术后颅内血肿导致颅腔内容物体积增加，引起颅内压升高。这是颅内压增高的常见原因。

3. 脑水肿：与术中脑组织暴露时间过长、过度牵拉组织、脑血管损伤、静脉回流不畅等有关。

4. 发热：导致脑血流和脑代谢增加致颅内压升高。

（二）治疗

1. 非手术治疗：去除诱因，纠正过度通气，改善脑组织循环，控制感染。遵医嘱应用脱水剂、利尿剂、激素、镇静剂等。

2. 手术治疗：颅内血肿较大导致颅内压过高时，手术清除。

（三）护理措施

1. 严密观察意识、瞳孔变化（正常瞳孔直径 2～5mm）。若病人出现嗜睡、意识模糊或意识障碍加深，提示有颅内压或脑疝可能，特别是一侧瞳孔进行性散大，对光反射迟钝或消失，提示脑疝早期，应立即脱水行床旁 CT，做相应处理，及时进行手术治疗。

2. 观察头痛、呕吐症状。病人由于颅内压增高，均有不同程度的头痛及呕吐。对于头痛剧烈、颈项强直、呕吐频繁者应密切观察意识、瞳孔变化，并加强脱水治疗，防止发生脑疝。

3. 观察生命体征。生命体征是判断病情变化的重要依据之一，呼吸不规则是颅内压增高的特征，临床上常见潮式呼吸、毕奥式呼吸、抽泣样呼吸及双吸式呼吸等。尤其对小脑、后颅窝术后病人应重视呼吸变化。血压进行性升高，脉搏慢而有力，常是颅内压增高所致。

4. 观察脑疝的先兆症状：观察期间出现躁动不安者，应提高警惕，可能是颅内压增高或脑疝的先兆，应该寻找躁动的原因，给予对症处理。

5. 呼吸道护理：保持呼吸道通畅，如呕吐应注意头偏向一侧，严防呕吐物误吸入呼吸道而引起窒息。必要时行气管切开或气管插管。

6. 休息与体位护理：病人血压平稳后头部抬高 $15°\sim30°$，可降低颅内压。

7. 给氧：适当低流量吸氧，可防止血管扩张，减少大脑的血流量，降低颅内压。

8. 保持病室安静，做好心理护理。说明疾病性质，解除顾虑，使病人配合治疗，避免用力动作，保持大便通畅。

9. 脱水治疗的护理：脱水治疗期详细记录 24 小时出入量，水肿期应控制输液量。

二、开颅术后血肿

由于颅内血运比较丰富，在对病人进行开颅术后，脑组织内出现血肿的概率增加，颅内积血达到 10mL 甚至更多时，可引发脑疝。因此术后要注意防止颅内出血及血肿的发生。

（一）主要原因

1. 术中止血不彻底：部分切除的肿瘤，其残面出血引起硬膜下血肿或脑内出血。

2. 术后颅内压降低：对颅内血肿进行清除，切除肿瘤，以及使用脱水剂后，会降低病人的颅内压，可引发出血现象。

3. 高血压：当血压升高时，部分动脉破裂出血。

4. 全身因素：凝血功能异常、术后合并肝炎、肿瘤化疗后病人易发生凝血功能障碍等。

（二）治疗

1. 术后颅内血肿量较大时，须考虑手术清除血肿。

2. 对于术后少量硬膜下血肿，如病人无临床症状，可严密监护，血肿有自行吸收的可能，也有少数可发展为慢性硬膜下血肿。

（三）护理措施

1. 术后密切观察病人的意识、瞳孔、生命体征及肢体活动。

2. 遵医嘱准确给予脱水药物，可合并利尿剂以及激素药，观察疗效。

3. 保持呼吸道通畅，给予吸氧，翻身时动作轻稳，注意体位，避免头部扭曲。

4. 保持良好抢救环境，镇痛，癫痫高发者可预防给药，解除紧张，行心理护理，使其配合抢救，以保证抢救措施落实。

5. 病情允许下抬高床头 30°。

6. 正确护理各种引流管，维持正常的颅内压，防止引流液返流；不可牵拉引流管，保持引流管通畅在位；准确记录引流液的颜色、性质及量。

7. 积极治疗原发病灶，需行去骨瓣减压术，病人应遵医嘱做好术前准备。

三、开颅术后颅内感染

开颅术后颅内感染分为直接感染和间接感染。直接感染是与手术相关的感染，包括头皮切口感染、脑膜炎。

（一）主要原因

1. 与手术室环境污染、无菌操作不严格、颅内留置各种导管时间过长以及头皮消毒不严等有关。病人烦躁不安引起引流管接头松脱也可导致颅内感染。

2. 脑脊液漏和切口漏：切口缝合不严密，易发生漏。有脑脊液漏者，术后颅内感染发生率明显增高。此外，皮下缝线残留过长、遗留头皮缝线未拆等因素也可造成头皮感染。

3. 颅内置管：在开颅术后置管时间较长者易合并感染。

（二）治疗

1. 根据细菌培养结果，合理选用抗生素。

2. 如继发骨髓炎，应给予去骨瓣治疗。对于已发展为化脓性脑膜炎者，应根据细菌培养结果，选择透过血－脑屏障的抗生素治疗，定时腰椎穿刺。

（三）护理措施

1. 保持手术室的无菌环境，定期监测。严格无菌操作。可根据情况术前半小时使用抗生素预防感染。

2. 术后应密切观察病人生命体征，尤其是体温，如果术后体温高，并持续上升，排除其他原因（如肺部感染、泌尿系统感染）后，应高度警惕，及时报告并处理。注意区别外科热。

3. 观察颅内压：由于炎症刺激，脑膜粘连，循环受阻，病人可出现头痛、呕吐、意识障碍、颈抵抗等颅内压增高症状，应及时报告医师，做好降低颅内压处理。

4. 引流管的观察与护理：脑室引流是颅内感染的重要诱因，应严格无菌操作，注意检查引流管是否打折或阻塞，术后尽早拔管。防止头皮引流口漏液，引流管口要进行无菌缝合，引流管接头及时用无菌纱布包裹，以确保整个引流装置无菌。烦躁病人酌情给予约束。

5. 脑脊液漏、切口漏的预防：术前应对手术区域头皮做初步评估，术中硬脑膜严密缝合非常重要。术后密切观察切口敷料有无渗液、渗血，敷料潮湿时及时更换，保证切口无菌，防止感染。

四、开颅术后并发癫痫

（一）主要原因

1. 与手术操作有关。
2. 术前有癫痫病史。
3. 术后水肿、出血、手术创伤等。

（二）治疗

1. 全身强直（阵挛性发作）的治疗：
（1）应保持呼吸道通畅，病人张口状态下，在上、下齿间垫软物，防止舌咬伤。
（2）遵医嘱给予药物治疗，如地西泮、苯妥英钠、苯巴比妥钠、丙戊酸钠等。
（3）减轻脑水肿，遵医嘱给予甘露醇、呋塞米等脱水。
2. 发作间歇期的治疗：口服抗癫痫药物，如苯妥英钠、苯巴比妥钠、丙戊酸钠、卡马西平等。

（三）护理措施

1. 密切观察意识、瞳孔、生命体征的变化。
2. 应用抗癫痫药时，严格按医嘱执行，做到时间、剂量准确。
3. 保持呼吸道通畅，预防肺部感染，遵医嘱雾化。
4. 详细记录病人发作持续时间、部位、抽搐方式。
5. 注意采取安全措施，使用床挡，必要时需专人看护。

五、术后肺部感染

肺部感染是神经外科术后病人严重的并发症。

（一）主要原因

1. 全身和局部免疫力低下。
2. 致病菌侵入下呼吸道引起感染或滥用抗生素等。

（二）治疗

1. 抗生素治疗：根据感染源选择敏感的抗生素。
2. 对症治疗：有呼吸困难、发绀、休克者给予吸氧。

（三）护理措施

1. 加强口腔护理，防止口腔细菌感染；按时翻身拍背，呕吐时头偏向一侧，及时清除口鼻分泌物，防止误吸；病室定时通风，适时吸痰，保持呼吸道通畅；管喂速度不应过快，短时间内尽量不吸痰，以防引起呕吐；在出现胃液返流时，可适当减少每日鼻饲量，严重者应禁食。
2. 积极治疗脑出血，控制脑水肿。早期恢复意识，以利于肺部感染早期控制。
3. 一般2小时翻身一次。抬高床头，半卧位与卧位变换，以利于排痰及呼吸道分泌物引流。

4. 湿化气道：雾化吸入，室内通风换气。

5. 合理输入抗感染药物，对症处理。监测病人体温变化。

6. 避免和减少医源性感染，护士应严格无菌操作。

六、术后下肢深静脉血栓形成

深静脉血栓形成又称为血栓性深静脉炎，是神经外科较为常见的并发症，多发生于手术后、昏迷或因瘫痪造成肢体活动受限的病人。

（一）主要原因

血液黏稠、血管壁损伤及血流缓慢是造成本病的三大主要原因。

（二）治疗

治疗分为非手术治疗、介入治疗和手术治疗。非手术治疗：卧床休息，抬高患肢，使用弹力绷带或弹力袜，抗凝治疗及溶栓治疗。

（三）护理措施

1. 鼓励病人尽早活动，腿抬高。昏迷和长期卧床的病人抬高下肢 $20° \sim 30°$，促进静脉回流。避免下肢静脉输液，尤其是瘫痪侧肢体。与家属沟通可使用弹力袜预防深静脉血栓。必要时遵医嘱使用空气波压力治疗仪。对已发生深静脉血栓的高危人群，遵医嘱抗凝治疗，但应注意出血的风险。

2. 心理护理：减轻病人的疼痛，缓解焦虑与恐惧，做好昏迷病人家属的宣教工作。

3. 病人制动，不能按摩，应每日测量腿围，做好记录，注意观察末梢血液循环、皮肤颜色、温度和注射部位有无异常等。

4. 密切观察应用抗凝剂的病人有无出血倾向，出现异常应及时报告医师。

5. 若需介入治疗和手术治疗，指导病人积极配合医师进行术前准备。

七、应激性溃疡

颅脑损伤后急性上消化道出血是急性上消化道黏膜病变发展的必然结果，是严重颅脑损伤常见的并发症。出现应激性溃疡出血者病死率高达 50%，严重影响病人的预后。因此，临床上把创伤后并发应激性溃疡视为重型颅脑损伤标志。

（一）治疗

1. 非手术治疗：当颅脑损伤后出现应激性溃疡出血时，适当输血、输液，纠正休克和酸中毒，供给营养等。此外还应禁食，留置鼻饲管，胃内灌注治疗药物，应用制酸剂，联合应用抗酸剂和细胞保护剂，经胃镜止血，选择性动脉栓塞或滴注垂体后叶。胃内灌注治疗有如下方法：

（1）冰盐水去甲肾上腺素溶液可使胃内局部降温，胃动脉血管收缩，有利于止血，适用于有明显活动性出血的病人。

（2）凝血酶可单独应用，也可与冰盐水去甲肾上腺素溶液交替使用。凝血酶可直接作用于溃疡出血的黏膜表面，避免凝血块的影响，用药至出血停止。

（3）云南白药可用于隐形应激性出血的病人或用于上述两种药物的后续治疗。

2. **手术治疗**：仅限于某些药物治疗无效的应激性溃疡出血与穿孔。手术治疗采用迷走神经切断术。应激性溃疡出血部位常在胃底、体部，往往执行胃大部切除术是不够的。到病情严重时再手术，则病死率很高。手术指征包括：

（1）在药物治疗中，每日输血 1200mL 以上仍然不能维持血压者。

（2）经输血及药物治疗，血细胞比容不升，仍有出血倾向者。

（3）纤维内镜检查证实上消化道出血来自胃或十二指肠溃疡病灶，非手术治疗无明显好转，仍有活动性出血，24 小时内需输血 1000mL 以上方能维持血压或血压不稳定，应紧急手术切除溃疡病灶。

（4）高龄合并心肺功能不全，药物治疗未能止血，难以控制液体治疗者。

（5）虽然出血量不大，但伴幽门排空障碍者。

（6）有胃及十二指肠穿孔者。

（二）护理措施

1. **病情观察**：密切观察病情，发病后一周内是观察的重要时段。有胃管的病人每次鼻饲前回抽胃液，观察胃液颜色，测胃液 pH 值。胃液呈咖啡色或暗红色提示胃内出血。无胃管的病人注意是否有呃逆、呕吐现象，观察呕吐物及大便的量、颜色、性质。如呕吐物为咖啡色、暗红色或新鲜血液，排黑色便或柏油样便，应及时处理。密切观察生命体征，皮肤颜色、温度、湿度，尿量，意识变化。脉搏增快、血压下降、面色苍白、尿量减少、皮肤湿冷、意识障碍加深等提示循环血量不足。

2. **一般护理**：卧床休息，抬高床头 15°～30°。昏迷者平卧，头偏向一侧或取侧卧位，必要时放置口咽通气道，有利于分泌物引流，还可防止舌后坠，避免呕吐物误吸引起窒息或吸入性肺炎。保持病室安静，定时通风，减少探视。加强呼吸道护理，保持气道通畅。翻身拍背，给予中流量氧气吸入，避免缺氧后加重脑水肿进而加重应激性溃疡。做好昏迷病人的生活护理，如口腔护理、翻身、按摩骨突处，防止压力性损伤发生。对于腹泻严重者，及时清理排泄物，保持肛周清洁、干燥，外涂皮肤保护膜，防止糜烂。

3. **饮食护理**：对于昏迷病人，早期肠内营养有缓冲胃酸、促进黏液分泌、增加黏液表面疏水性、促进黏膜上皮更新的作用，可维持胃液 pH 值在 4 以上。也可在早期进食，为胃黏膜的局部供能提供保证，增强胃黏膜抗损害能力。应给予高热量、高蛋白、易消化、无刺激性流食，如米汤、牛奶、新鲜蔬菜汁、米粉、肉汤等。开始时宜少量，待病人无腹胀等不适后，再逐渐加量，每次鼻饲前回抽胃液，如有尚未消化的食物应暂停鼻饲或酌情减量。鼻饲时和鼻饲后 30 分钟尽量避免给病人翻身、吸痰，防止食物反流。能自行进食者，可给予软质饮食，避免粗糙食物。

4. **药物护理**。

（1）局部用药：遵医嘱给予生理盐水 100mL＋去甲肾上腺素 8mg 胃内冲洗，每日 2～4 次，云南白药 0.5g 每日两次胃内注入并协助病人翻身，以使药物与病变部位充分接触。

（2）止血药：凝血酶 1KU 肌内注射，1KU 静脉注射，每日 1 次。

（3）抑制胃酸分泌的药物：奥美拉唑 40mg＋生理盐水 100mL，遵医嘱匀速持续泵入。在治疗应激性溃疡时，持续小剂量稳定的奥美拉唑血药浓度与抑酸作用成正相关。

5．心理护理：清醒病人存在焦虑、恐惧心理。应做好解释工作，介绍疾病知识、治疗方法及预后，减轻病人心理负担，稳定病人情绪。了解并满足病人的心理需求，每项护理操作前详细讲解操作目的、方法，取得病人的配合。如病人昏迷，应向家属交代护理目标及方法。

6．术前护理。

（1）健康教育：术前 6 小时禁食、禁饮，术前练习床上使用便盆，做好心理护理。

（2）了解术前相关检查及病史，做好碘过敏试验及抗生素皮试。

（3）备皮：范围为双侧股动脉周围 30cm 以上。上平脐，下至大腿上 1/3，外界至腋中线延线，内界为大腿内侧

（4）观察病人意识状态、生命体征、肢体活动情况、足背动脉搏动情况、皮肤颜色及末梢循环情况。

7．术后护理：观察病人穿刺部位有无出血、渗血情况。穿刺点加压包扎 6 小时，穿刺肢体制动。

第七节　神经外科常用药物简介

药物治疗是神经外科疾病的治疗方法之一，必须有效安全。这就要求护士执行医嘱时必须做到"三查八对"，还要纠正医师或药师可能发生的失误，同时观察药物不良反应及疗效。

一、降低颅内压类药物

（一）20％甘露醇注射液

1．临床应用：

（1）常用于各种原因引起的急性颅内压增高、脑水肿。

（2）用法：静脉快速滴注。

2．注意事项：

（1）溶液应室温避光保存。低于 20℃，溶液可有药物结晶析出现象，使用前应加热使结晶完全溶解，以免影响疗效。

（2）一般以 20％甘露醇注射液 125～250mL 快速静脉滴注，滴速为 5～10mL/min，15～30 分钟滴完。

（3）使用时宜选用粗大的血管，并确保针头在血管内，避免药液外漏而导致组织水肿和皮肤坏死。

（4）急性肺水肿和严重失水者禁用，冠心病、心肌梗死、心力衰竭病人遵医嘱慎用。

（5）65 岁以上老年人使用易引起肾功能不全，注意观察尿量。

（6）长期应用的病人可发生低钠、低钾，需复查肾功能、电解质以及监测血压等，发现异常及时报告医师。肾功能异常者宜选用其他脱水剂治疗。

（7）严格遵照医嘱按时按量给药，并观察病情变化。此药可引起高渗性口渴，一次用量过大，还可导致惊厥发生。

（二）甘油果糖注射液

1. 临床应用：

（1）常用于脑血管疾病、脑外伤、脑肿瘤、颅内炎症及其他原因引起的急、慢性颅内压增高，脑水肿等。

（2）用法：成人一般 250～500mL，分次静脉滴注，1～2 次/天，1～3 小时滴完。

2. 注意事项：

（1）严重循环系统功能障碍、尿毒症及糖尿病病人慎用，本品含果糖和氯化钠。

（2）一般无不良反应，滴注速度过快时可出现溶血、血红蛋白尿甚至急性肾衰竭，应告知病人及家属不可随意调整输液速度。

（3）遵医嘱定时监测血常规、尿常规和肾功能。

（三）呋塞米

1. 临床应用：

（1）适用于脑水肿合并左心力衰竭或肾功能不全的病人、肝硬化所致水肿或腹水的病人等。

（2）用法：口服、肌内注射或静脉推注。

2. 注意事项：

（1）药物应避光保存于阴凉处。

（2）禁用于严重肾功能不全伴有电解质紊乱者、孕妇、小儿及对本品过敏者。

（3）其不良反应有低钠血症、低钾血症、低血容量性休克、视力模糊、恶心等。严密观察病情变化，遵医嘱定期复查血常规、电解质以及肾功能，并注意观察尿色、尿量，防止发生贫血、粒细胞减少、血尿等情况。

（4）合并心功能衰竭且不能进食者用药时应先补足血容量，监测血压、电解质变化，特别是在开始用药时，以防发生直立性低血压。老年人应用时应警惕血管血栓形成和栓塞，应注意有无肢体麻木、无力等。

（5）了解病人是否有肾功能不全或使用了其他耳毒性药物，注意观察有无耳鸣、头晕、眩晕及听力改变。

（6）本药常与甘露醇交替使用，可减少各自的不良反应。

（7）使用小剂量阿司匹林类药物也可发生水杨酸盐中毒，应尽量避免与阿司匹林类药物合用。

（四）人血清蛋白和浓缩血浆

1. 临床应用：

（1）适用于血容量不足、低蛋白血症的颅内高压、脑水肿病人。

（2）用法：静脉滴注。

2. 注意事项：

（1）本品需冰箱冷藏保存。

（2）心功能不全者慎用，其可增加心脏负荷。

（3）对于血-脑屏障严重破坏者，其可致颅内高压，故应严密观察病人意识、瞳孔及生命体征变化，发现异常，及时处理。

二、降压及升压类药物

（一）乌拉地尔注射液

1. 临床应用：

（1）用于治疗高血压危象（血压急剧升高）、重度和极重度高血压及难治性高血压。

（2）用法：静脉注射或静脉滴注。

2. 注意事项：

（1）溶液应低于 25℃ 保存。

（2）此药不能与碱性液体混合，因其酸性性质可能引起混浊或絮状物。

（3）用药后观察病人有无头痛、头晕、恶心、呕吐、出汗、乏力等症状，这些症状多由血压下降太快所致，通常在数分钟内即可消失，一般无需中断治疗。过敏反应（如瘙痒、皮肤发红、皮疹等）少见。

（4）肝功能障碍病人、中度和重度肾功能不全病人、老年病人、合用西咪替丁的病人慎用本药。

（5）用药期间，观察病人血压变化，血压骤然下降可能引起心动过缓甚至心脏停搏。

（6）过敏病人及哺乳期妇女禁用。

（二）厄贝沙坦片

1. 临床应用：

（1）用于治疗原发性高血压、合并高血压的 2 型糖尿病肾病。

（2）用法：口服。

2. 注意事项：

（1）本药宜在 30℃ 以下干燥保存。

（2）对本品过敏者禁用。

（3）本药可能导致高血钾。存在肾功能损害、糖尿病肾损害所致蛋白尿或心力衰竭的病人等需监测血清钾。

（三）苯磺酸氨氯地平片

1. 临床应用：

（1）治疗原发性高血压病，可单独使用，也可与其他抗高血压药物合用。

（2）治疗慢性稳定性心绞痛及变异心绞痛，可单独使用本品治疗，也可与其他抗心绞痛药物合用。

（3）用法：口服。

2. 注意事项：

（1）药物过量可导致外周血管过度扩张，引起低血压，还可能出现反射性心动过速。药物过量后，必须监测血压，同时进行心脏和呼吸监测。一旦发生低血压，则采取支持疗法。

（2）对二氢吡啶类钙拮抗剂类药物或该品任何成分过敏者禁用。

（3）肝肾功能受损病人应慎用。

（四）盐酸多巴胺注射液

1. 临床应用：

（1）适用于心肌梗死、创伤、内毒素败血症、心脏手术、肾衰竭、充血性心力衰竭或血压较低的休克。

（2）由于本品可增加心排血量，也用于洋地黄和利尿剂治疗后无效的心功能不全。

（3）用法：静脉注射。

2. 注意事项：

（1）本品宜避光密闭保存。

（2）用药期间注意观察病人有无胸痛、呼吸困难、心悸、心律失常等，药物过量时可出现血压升高，此时应停药，必要时给予 β 受体阻滞剂。

（3）交叉过敏反应：对其他拟交感胺类药高度敏感的病人，可能对本品异常敏感。

（4）使用此药需稀释，稀释液的浓度取决于剂量及个体需要的液量。选用粗大的静脉输注，以防药物外渗导致组织坏死。

（5）使用过程中注意观察病人血压。

（6）纠正休克时减慢滴速。如在使用多巴胺时血压继续下降或经调整剂量仍持续低血压，应停用多巴胺，停用时应遵循逐渐减量的原则，避免突然停药产生严重低血压。

三、止血类药物

（一）卡络磺钠氯化钠注射液

1. 临床应用：

（1）适用于血管血小板性出血，如皮肤紫斑、牙出血等。

（2）用法：静脉滴注。

2. 注意事项：

（1）对本品过敏者禁用，癫痫、精神病病人慎用。

（2）用药期间应观察病人有无头痛、头晕、耳鸣、视力减退等症状。

（3）大量使用该药可导致精神紊乱，过快输注可引起心悸等症状。

（二）氨甲环酸注射液

1. 临床应用：

（1）主要用于急性或慢性、局限性或全身性原发性纤维蛋白溶解亢进所致的各种出血，中枢动脉瘤破裂所致的轻度出血等。

（2）用法：静脉滴注。

2. 注意事项：

（1）本药需避光密闭保存。

（2）用药过程中注意观察病人有无腹泻、呕吐、视力模糊、头痛、头晕、疲乏等中枢神经系统症状。

（3）有血栓形成倾向者（如急性心肌梗死）慎用。

（4）慢性肾功能不全时，用量应酌减。

（5）与青霉素或尿激酶等溶栓剂有配伍禁忌。

（6）高龄病人因生理功能减退，应注意减少用量。

四、激素类药物

（一）地塞米松磷酸钠注射液

1. 临床应用：

（1）主要用于治疗脑水肿、抗过敏、抗休克、增强应激反应。

（2）用法：静脉输注。

2. 注意事项：

（1）长期使用可引起医源性库欣综合征、创口愈合不良、痤疮、月经紊乱、低血钾综合征、恶心、呕吐、消化性溃疡或穿孔等。

（2）长期使用可引起物质代谢和水盐代谢紊乱。

（3）可诱发或加重感染，以真菌、结核菌、葡萄球菌、变形杆菌、铜绿假单胞菌和各种疱疹病毒为主。

（4）孕妇及哺乳期妇女慎用。

（二）注射用甲泼尼龙琥珀酸钠

1. 临床应用：

（1）主要应用于治疗脑水肿、急性脊髓损伤，抗过敏。

（2）用法：静脉输注。

2. 注意事项：同地塞米松磷酸钠注射液。

五、抗凝溶栓类药物

（一）低分子肝素钙

1. 临床应用：

（1）用于预防和治疗血栓栓塞性疾病，在血液透析中预防血细胞凝集块形成。

（2）用法：皮下注射。

2. 注意事项：

（1）药品应低于30℃，室温保存，避热，条件允许时可置于冰箱冷藏室。

（2）对本药过敏者，有出血性脑血管疾病、活动性消化性溃疡血小板减少和出血倾向、活动性出血史者禁用；有严重肝肾衰竭和严重的动脉性高血压、近期手术史者应慎用或不用；孕妇及哺乳期妇女一般不用。

（3）注射过量可导致自发性出血倾向。告知病人注意安全，防止跌倒、碰伤等情况发生，如发现上、下肢体皮肤瘀斑或注射后局部青紫现象，及时报告医师立即处理。必要时可给予1‰鱼精蛋白对抗。一般以0.6mL鱼精蛋白中和大约0.1mL低分子肝素钙。

（4）偶有全身性变态反应，包括血管性神经性水肿。注射前后应注意观察病人，若有不适应及时报告医师处理。

（5）注射腹壁前外侧时，应左右交替注射，针头垂直进入拇指和食指捏起的皮肤褶皱。皮下注射后局部按压时间超过5分钟。

（6）严密监测血小板计数和凝血功能全套，定期复查血常规。

（二）阿司匹林肠溶片

1. 临床应用：

（1）降低急性心肌梗死疑似病人的发病风险，用于脑卒中的二级预防，降低短暂性脑缺血发作及其继发脑卒中的风险，用于血管外科手术或介入手术后，预防大手术后深静脉血栓和肺栓塞，降低有心血管危险因素者心肌梗死发作的风险。

（2）用法：口服。

2. 注意事项：

（1）观察手术期间病人有无出血、血肿、鼻出血、泌尿生殖器出血、牙龈出血等症状。

（2）观察病人有无胃肠道不适，如消化不良、胃肠道和腹部疼痛。

（3）布洛芬可能干扰阿司匹林肠溶片的作用，如病人合用，应咨询医师。

（三）尿激酶

1. 临床应用：

（1）主要用于治疗脑梗死早期（3～6小时）及静脉栓塞、肺栓塞、动脉血栓形成（脑、冠状动脉栓塞除外）。

（2）用法：静脉推注。

2. 注意事项：

（1）药品应放冰箱冷藏，避光保存；药液应现配现用。

（2）常用量为50万～150万IU，其中25万IU在10分钟内静脉推注完毕后，余量可溶于5‰葡萄糖注射液或生理盐水中2小时内静脉滴完。静脉滴注时，液体总量不应超过200mL。

（3）有出血、出血倾向或出血史，近期大手术或创口未愈，严重高血压、活动性溃疡、严重肝肾功能不全、空洞型肺结核及分娩后的病人均禁用。

（4）主要不良反应有变态反应和出血。因此注射药物前后应注意观察病人意识，了解大便情况，注意术后创口有无渗血。如有异常情况，及时处理。

（5）监测病人生命体征变化及病情进展，溶栓后前3天每天监测血小板、出血/凝血时间、凝血酶原时间、尿常规、大便常规与潜血试验，以后遵医嘱定期复查，及时追查结果。

（6）防止损伤与出血。避免不必要的触及；尽量减少肌肉、动脉和静脉注射次数，以防注射部位出血；注射完毕局部按压 5～10 分钟。

（7）仔细倾听病人诉说，及时发现颅内出血、栓子脱落阻塞等，及时报告医师，并给予相应处理。

（8）做好宣教工作，告知病人不可擅自服用吲哚美辛、保泰松或阿司匹林等药物，因为这些药物可改变血小板功能，加重出血倾向。

六、扩血管类药物

（一）尼莫地平（片）注射液

1. 临床应用：

（1）常用于预防和治疗动脉瘤性、创伤性蛛网膜下腔出血后脑血管痉挛引起的缺血性神经损伤以及急性脑血管病恢复期血液循环的改善。

（2）用法：口服或缓慢滴注。

2. 注意事项：

（1）本品储存于 25℃以下，避免阳光直射，严禁与其他药品混合使用。

（2）低血压（收缩压小于 100mmHg）、脑水肿和颅内压明显升高的病人慎用。

（3）有反应时应酌情减慢滴速，一般要求 6～8 小时滴完。滴注过快时可出现明显低血压现象，此时应立即停用尼莫地平，或遵医嘱给予多巴胺或去甲肾上腺素注射。

（4）告知病人该药可伴有胃肠道不适等不良反应，停药后即可缓解。

（5）输液前后了解病人血压变化，如输液中病人出现面色潮红、发热或血压过低等现象，应调慢输液速度并及时报医师，必要时中止输液。

（6）宜选择大静脉注射，减轻药液对血管的刺激，如出现静脉炎，应及时局部热敷或硫酸镁湿热敷。

七、抗癫痫类药物

（一）苯巴比妥

1. 临床应用：

（1）主要用于癫痫、惊厥、睡眠障碍。

（2）用法：静脉输注、口服及肌内注射。

2. 注意事项：

（1）本品应密闭避光保存。

（2）严重肺、肝、肾功能不全者，昏迷者，休克病人禁用。

（3）常见不良反应有头晕、嗜睡、精神萎靡、关节疼痛，偶见发热、皮疹、剥脱性皮炎、呼吸抑制等。

（二）卡马西平

1. 临床应用：

（1）主要用于癫痫发作、躁狂症、戒酒综合征、原发性或继发性三叉神经痛、原发性舌咽神经痛等。

（2）用法：口服。

2. 注意事项：

（1）本品应于阴凉干燥处保存，防受潮。

（2）心、肝、肾功能不全者及孕妇、哺乳期妇女禁用。

（3）常见不良反应有头晕、嗜睡、疲劳、共济失调等神经系统症状，以及皮肤过敏、荨麻疹、恶心、呕吐、口干等。

（三）丙戊酸钠

1. 临床应用：

（1）用于单纯性、多发性和失神发作性癫痫或癫痫小发作。

（2）用法：静脉输注或口服。

2. 注意事项：

（1）药品应防潮保存。

（2）孕妇与哺乳期妇女禁用，有肝病者慎用，严格限制钠盐摄入者不应服用丙戊酸钠。

（3）可有恶心、呕吐、消化不良等反应，所以饭后服用或与饭同服，并从小剂量开始逐渐加量。

（4）药物可影响血液凝固和肝功能，故服药前后及服药期间应监测病人凝血功能、肝功能及血药浓度，发现异常及时通知医师。

（5）长期服药病人应避免从事驾驶、高空作业、炉火旁及操作机器工作，且最好有专人陪护，以免发生意外。

（四）地佐辛注射液

1. 临床应用：

（1）用于需要使用阿片类镇痛药治疗的各种疼痛。

（2）用法：肌内注射或微量泵入。

2. 注意事项：

（1）对阿片类镇痛药过敏的病人禁用。

（2）使用中偶有恶心、呕吐、镇静、头晕及注射部位反应发生。

（3）偶见出汗、脸红、寒战、血红蛋白低、水肿、高血压、低血压等。

（五）地西泮注射液

1. 临床应用：

（1）用于抗癫痫和抗惊厥。

（2）治疗癫痫持续状态的静脉注射首选药，对破伤风轻度阵发性惊厥也有效。

（3）静脉注射可用于全麻诱导和麻醉前给药。

（4）用法：静脉注射及肌内注射。

2. 注意事项：

（1）孕妇、妊娠期妇女、新生儿禁用或慎用。

（2）本品含苯甲醇，禁止用于儿童肌内注射。

（3）常见不良反应有头晕、嗜睡、乏力等，大剂量可有震颤、共济失调，罕见皮疹、白细胞减少。个别病人发生兴奋、睡眠障碍、多语，甚至幻觉。

（4）长期连续用药可产生成瘾性和依赖性，停药可能发生撤药症状，表现为忧郁或激动。

（六）盐酸右美托咪定注射液

1. 临床应用：

（1）主要用于全身麻醉的手术病人气管插管和机械通气时镇静。

（2）用法：静脉注射。

2. 注意事项：

（1）对本品及其成分过敏者禁用。

（2）主要不良反应有低血压、窦性停搏和心动过缓、暂时性高血压、口干等。

参考文献：

[1] 李宝民. 神经介入血管内治疗学［M］. 北京：人民军医出版社，2004.
[2] 段传志，李铁林，田喜光，等. 血管内栓塞颅内动脉瘤破裂的处理［J］. 中华医学杂志，2000，80（1）：47.
[3] 王忠镐. 实用血管外科与血管介入治疗学［M］. 北京：人民军医出版社，2004.
[4] 毛燕君，许秀芳，杨继金，等. 介入治疗护理学［M］. 北京：人民军医出版社，2007.

第十二章　消毒供应专科护理

第一节　消毒供应中心的功能与作用

消毒供应中心（central sterile supply department，CSSD）是医院内承担各科室所有重复使用的诊疗器械、器具和物品的清洗消毒、灭菌以及无菌物品供应的部门。其工作质量直接反映全院无菌物品的质量，关系到医疗护理安全，是预防与控制医院感染的重要部门。

一、消毒供应中心的功能

医院各科室使用的诊疗器械、器具及物品不同，尤其是手术器械、呼吸机配件、腔镜等材质特性不同。消毒供应中心要满足不同科室需要，对手术器械以及诊疗护理器械、器具、物品进行正确的处理，并根据临床诊疗技术的发展和所用器械、器具与物品的变化，不断提高管理和技术水平，以适应医院感染预防与控制要求，达到清洁、消毒和灭菌的质量标准。

二、消毒供应中心的作用

（一）消毒供应中心中的"消毒"

1. 消毒供应中心中的"消毒"是广义概念，包括清洗、消毒及灭菌的全过程，从污染到清洁，最后达到无菌水平。清洗技术包括清洗使用的水、清洗工具、清洗剂、清洗设备、清洗方法、清洗质量评价及标准。消毒技术包括选择正确的消毒方法、消毒效果评价。灭菌技术包括选择正确的灭菌方法、灭菌程序、灭菌过程。包装技术包括包装材料、包装方法。这些环节都包括在"消毒"中。

2. 要确保消毒质量，消毒供应中心工作人员需掌握基础医学理论，医院感染预防与控制、消毒隔离、消毒灭菌等消毒供应行业的基本知识，并将其融于工作的每个环节，保证消毒供应中心发挥应有的作用。

（二）消毒供应中心中的"供应"

1. 消毒供应中心中的"供应"是个广义概念。消毒供应中心通过对全院重复使用的诊疗护理器械、器具和物品的回收、清洗消毒、灭菌及下送等环节，完成医院整个消毒及无菌物品物流系统的转运。

2. 理想的物流系统应按照科室需要，及时提供消毒或无菌物品，最大化减少过期物品，提高每件器械的使用率和周转率，选择最优化的回收污染物品和下送无菌物品的时机与方法，正确核算成本、物资及资源，实现高质高效的生产、配送，并对运行成本进行有效控制。

3.《医院消毒供应室验收标准》已强调消毒供应中心在医院的地位与作用，明确消毒供应中心是医院感染管理的重点科室，是保障病人安全的基础。

第二节　消毒供应中心去污区常规操作

消毒供应中心的特点是人工操作多，机械化和自动化程度低，工序流程长，影响因素多。不同人员的工作方式、操作步骤以及责任心等各不相同。因此，消毒供应中心应建立一套标准操作规范，通过不断的实践总结，将操作中的关键点进行细化、量化、标准化，用以指导和规范日常工作。

一、分类原则

1. 应在消毒供应中心去污区进行污染器械分类操作，包括清点、核查、清洗、装载等步骤。要求环境光线充足，应备有器械分类操作台、器械清洗机位、U形卡、清洗架、转运车、分类标识、记录表格等。电子网络系统应处于备用状态，备有污染敷料收集袋或容器、锐器收集容器、消毒剂等。需双人进行清点核查操作并填写各类统计记录表，满足质量追溯管理要求。发现问题及时处理或报告，与器械归属部门沟通、反馈。

2. 使用清洗篮筐、清洗架等用具进行分类。分类的器械应摆放有序，充分打开关节。可拆卸的部分应在指导手册的规定下拆开清洗。确保器械表面、管腔、缝隙和小孔等处能够充分接触清洗介质（水和清洗剂）进行浸泡或冲洗。采用机械清洗方法时，器械盛载量和装载方法应经过验证，避免清洗装载超量，影响清洗效果。酌情使用分类标识，以满足清洗质量追溯的管理要求，有利于后续操作。严格执行手卫生消毒和职业防护要求，着装符合器械清点工作要求，戴帽、口罩、手套，穿去污区专用鞋和隔离衣（遮盖全部头发）。操作人员防护用具的使用应符合要求。严格遵循标准预防的原则，禁止操作时手接触污染器械，防止发生职业暴露。分类结束后，对分类台及用具及时进行清洁，必要时进行消毒。操作人员应掌握发生职业暴露时的紧急处理方法。

二、分类装载

（一）按材质分类

1. 操作目的：为避免器械/物品因清洗方式错误造成损坏，不同材质的器械/物品需分开放置；为避免器械/物品因灭菌方式错误造成报废，不同材质的器械/物品需分开放置。为便于合理选择清洗方式，避免耗材浪费，不同材质的器械/物品需分开放置。

2. 操作流程：做好职业防护，戴口罩、帽子、双层乳胶手套，穿好隔离衣，头发不外露；做好清单本、回收盆、标识牌等物品的回收准备；观察器械/物品的材质属性；

确认器械/物品的耐湿热性；将不同材质的器械/物品分开放置，放置相应的标识牌；根据器械/物品的材质选择适宜的清洗方式。

3. 注意事项：对于外来器械/物品或对外服务单位的器械/物品，要求对方提供材质说明；对于新进器械/物品，必须详细阅读产品说明书；外来器械/物品和对外服务单位的器械/物品由对方填写回收清单，避免风险和纠纷；灭菌方式由对方决定，我方可提供一些建议，避免纠纷；应严格按照厂家说明对器械/物品进行处理。

（二）按精细程度分类

1. 操作目的：为防止器械/物品损伤，需对不同的器械/物品进行精细程度区分；为避免清洗质量不合格，需对同包器械/物品进行精细程度区分和处理。

2. 操作流程：做好职业防护，戴口罩、帽子、双层乳胶手套，穿好隔离衣，穿戴整齐，头发不外露；观察回收器械/物品的精细程度，分类放置和装筐；精细器械/物品放在精密小篮筐里，普通器械/物品放在标准清洗篮里；选择正确的程序进行器械/物品清洗，将同一包中的精细器械/物品分开处理，清洗干净后放回原器械/物品包。

3. 注意事项：回收时保护精细器械/物品，所有的器械/物品盒加盖，避免重叠和挤压；按照操作要求放置和装筐；精细器械/物品和普通器械/物品分开放置；组合器械/物品拆分后放置在同一清洗筐内；小物件应选择密纹清洗筐，如发现缺失或损坏应立即与使用科室相关人员沟通；为保证清洗质量，精细器械/物品和普通器械/物品应选择不同的清洗方法和程序；为避免混淆和错乱，同一包中的器械/物品分开清洗后要还原。

（三）按污染程度分类

1. 操作目的：为防止污染扩散，需对不同的污染类型进行区分；为保证清洗质量，需对器械/物品按照污染严重程度分别处理。

2. 操作流程：做好标准的职业防护，戴口罩、帽子、防护面罩、双层乳胶手套，穿好隔离衣、防水鞋，回收时准备多酶清洗液；了解器械/物品的污染种类，特殊污染按照国家规范正确处理；回收时检查器械/物品的污染程度进行分类处理，轻度污染可直接回收，污染严重的器械/物品筛选出来预浸泡5～10分钟后，按照标准程序清洗。

3. 注意事项：回收时发现污染严重的器械/物品应立即放入备好的多酶清洗液内浸泡5～10分钟后，放回原器械/物品包。入筐时发现污染严重的器械/物品应立即放入备好的多酶清洗液内浸泡，用清洗刷进行水下刷洗，去除污渍和血渍后放回原器械/物品包，避免器械/物品混淆。被朊病毒、气性坏疽杆菌及突发原因不明的病原体污染的器械/物品应做相应消毒处理。

（四）按来源分类

1. 操作目的：为避免来源地错误，需将不同来源地的器械/物品分开放置；为避免交叉，需对相同来源地的不同科室也进行区分。

2. 操作流程：制作来源地标识，包括不锈钢标牌、数字标牌等；标准着装；准备好回收用物，按照回收要求清点器械/物品的数量，在回收好的器械/物品中放置相应的区分来源地的标识牌；传递给相应的操作人员进行下一步的操作。

3. 注意事项：标识牌需放置正确，有疑问时要及时查对和确认；为避免模糊不清造成识别差错，标识牌要定期检查和更新。

（五）医疗废弃物的分类处理

1. 操作目的：正确处理医疗废弃物，明确医疗废弃物的种类和处理方法，防止职业暴露及污染扩散。

2. 操作流程：做好职业防护，戴口罩、帽子、双层乳胶手套，穿好隔离衣，穿戴整齐，头发不外露；明确医疗废弃物污染的类型，包括病理性废弃物、感染性废弃物、损伤性废弃物、化学性废弃物、药物性废弃物；对不同的废弃物做好处置和标识；医疗废弃物装好后，使用结扎绳将袋口封好，填好相应的感染类型标识，注明时间，张贴在口袋外面醒目的位置；将医疗废弃物放置在医院或科室规定的位置，等待回收；收走后要做好登记；脱去所有的防护用品，做好洗手和消毒。

3. 注意事项：为便于做相应的处理，医疗废弃物分类需准确；为防止职业伤害，需仔细处理医疗废弃物。

三、清洗的标准作业程序

清洗是指去除医疗器械/物品上污物的全过程，包括冲洗、洗涤、漂洗和终末漂洗。洗涤方法和清洗介质应针对器械/物品的材质、污染程度选择，从而达到清洗的目的。

（一）清洗概述

1. 手工清洗：适用于精密、复杂器械/物品的清洗和有机物污染较重的器械的初步处理，不能采用机械清洗或难以去除污渍的精密器械/物品。在使用机械清洗前，用手工清洗进行预处理，去除器械/物品上的血渍、污渍、锈渍、水垢、化学剂残留等。在15~30℃流动水下冲洗，多酶清洗液浸泡后刷洗，刷洗在水面下进行，防止产生气溶胶。终末漂洗应用软水或蒸馏水，刷洗时注意保护器械的光泽度，顺着齿纹方向刷洗。管腔器械及导管用加压水枪冲洗或用长毛刷上下反复刷洗。贵重、易损坏的光学镜头须熟练地单独处理，除非厂家说明可使用超声清洗器清洗，否则不能使用超声清洗器清洗。选用相匹配的洗涤剂和刷洗用具、用品，不能使用钢丝球和去污粉，管腔器械须进行管腔内壁刷洗，否则无法彻底清洗。关节部位需使用软毛刷刷洗，外壁需使用软毛刷、纱布或海绵球清洗。器械所有的结构都是为了功能端的使用，要避免功能端直接碰撞清洗的盆、池。拆卸的零配件要小心保管，防止遗失。

2. 机械清洗过程：以水为介质，形成流动水，去除器械/物品上的污染物，达到能进一步处理的程度。洗涤：以含有化学清洗剂的水为介质，通过水的溶解清洗作用、清洁剂的乳化和皂化作用，去除器械/物品上的有机类污染物等。漂洗：以水为介质，通过水的溶解清洗作用，去除器械/物品上的污染物和化学残留物，达到清洗质量要求。终末漂洗：以纯水或蒸馏水为介质，进行流动水冲洗。终末漂洗能进一步提高清洗质量，是器械/物品的最终清洗步骤。

3. 清洗原则：

（1）根据器械材质和精密程度选择有效的清洗方法。耐水洗、湿热材料的器械首选机械清洗，不耐水浸泡、湿热材料的精密复杂器械采用手工清洗，污染量较重的器械应进行预处理后再做常规清洗；精密器械的清洗应遵循生产厂家提供的说明书或指导手册。

（2）根据诊疗器械/物品处理基本原则，去污程序为先清洗，再消毒。

（3）根据相关规定，器械清洗后，必须符合清洗质量标准，即器械表面及其关节、齿牙处应光洁，无血渍、污渍、水垢等残留物和锈斑，功能完好，无损毁。

（4）制定完善的常规器械、精密贵重器械清洗操作规程。手工清洗和机械清洗程序应包括冲洗、洗涤、漂洗、终末漂洗，清洗操作方法应符合要求。

（5）操作人员要注意个人防护，操作人员必须经上岗前培训。精密贵重器械清洗人员应经过专项技能培训。

（6）根据医院规模、任务及工作量，合理配置清洗消毒设备、水处理设备及配套设施，加强设备的日常维护和保养，确保清洗效果。

（7）开展日常和定期清洗质量检查工作，记录清洗质量问题，并满足质量追溯和持续改进管理要求。

（二）标准作业程序

1. 浸泡操作：目的是为器械/物品的灭菌合格做好保障，将耐湿热的器械/物品清洗干净。配制好手工清洗所需要的多酶清洗液，对器械/物品上的污渍、血渍进行预洗。把器械/物品放在流水下冲洗，为将大量的有机物充分地分解去除，需将器械/物品浸泡在多酶清洗液内 5~10 分钟。使用碱性清洁剂去除器械/物品上的有机物，使用流水漂洗，清除生物负荷。使用流动的酸化水冲洗或浸泡 2 分钟，用纯水对器械/物品进行终末漂洗。应注意充分浸泡污染严重或干燥的器械/物品。严格按照手工清洗步骤。手工清洗的器械/物品须经过消毒环节才能传入检查包装及灭菌区。

2. 擦拭操作：目的是将不耐湿热的器械/物品清洗干净，为器械/物品的灭菌合格做好保障。将可以浸泡的部件浸泡在多酶清洗液内，将不能浸泡的部件先用多酶清洗液擦拭，再用自来水擦拭，去除清洁剂，使用酸化水擦拭，达到消毒效果，最后用纯水擦拭，擦拭完毕放在清洁的塑料篮筐内。应注意按照手工清洗步骤操作。电动工具与电池应分开清洗和放置。管腔类机械应使用高压气枪进行干燥。

3. 返洗器械的清洁：目的是重新清洗存在清洗质量问题的器械，使其符合清洗质量要求；清洗干燥完成，为包装和灭菌做好准备工作。检查包装人员将清洗不合格的器械放在传递窗的"返洗器械筐"内，告知去污区操作人员。去污区操作人员立即判断器械的性质，按照手工流程清洗返洗器械，放在传递窗的"洗净器械筐"内，并告知检查包装人员。为避免等待时间过长，需判断返洗器械的紧急程度并立即清洗。

4. 除锈器械的清洗：目的是重新清洗仍有锈迹和锈渍的器械，使其符合清洗质量要求，延长器械寿命，降低医疗成本，合理地对器械进行除锈和保护。检查包装人员将有锈迹的器械放在传递窗的"返洗器械筐"内，告知去污区操作人员。去污区操作人员配制除锈剂溶液。按照厂家的说明配好溶液，温度以 60~80℃为佳，将器械放在除锈剂溶液内 5~10 分钟，在除锈剂液面下刷洗干净，将器械在流水下冲洗干净。酸化水冲洗消毒，纯水终末漂洗，将除锈后的器械放在干燥箱内，由检查包装人员取出。应注意除锈剂的浓度应配制准确，为避免时间过长造成器械损伤，除锈的时间要把握准确。锈迹严重、无法处理的器械应更换。

5. 穿刺针与管腔器械的清洗：目的是保障灭菌质量，避免针刺伤，减少职业暴露。使用专用的穿刺针清洗槽回收，针芯和针套分开放置，浸泡5～10分钟，穿刺针及管腔器械拆卸后用流水冲洗，用棉签或管腔清洗刷，刷洗内壁，用高压水枪冲洗，使用超声清洗机清洗5～10分钟，清洁剂按产品使用说明配制，再次刷洗及高压水枪冲洗，放入立式穿刺针清洗架或吸引头专用罐内，使用高压气枪进行消毒和干燥。应注意：为减少包装错误，穿刺针的针芯和针套应配对放置，穿刺针及管腔器械拆开清洗，清洗时应注意避免针刺伤。

6. 呼吸机管道的清洗：目的是保证呼吸机管道的清洗质量，为合格灭菌做好准备。为防止交叉感染，需做好清洗消毒。呼吸机管道内外用自来水冲洗，使用多酶清洗液充分冲洗呼吸机管道内外，用自来水漂洗后，用酸化水冲洗呼吸机管道内外，从而达到消毒目的并进行干燥，放在清洁的专用篮筐内传送到包装及灭菌区。应注意：呼吸机管道内壁要用环钳夹持纱布进行擦拭，如管道过长，则使用压力气枪进行干燥。

7. 湿化罐的清洗：目的是将湿化罐清洗干净，为合格灭菌做好准备。将湿化罐拆卸成最小部件，用流水反复冲洗，用多酶清洗液浸泡1～2分钟，用自来水漂洗干净。用流动的酸化水冲洗或浸泡消毒2分钟，用纯水漂洗后进入烘干箱干燥。应注意：物品拆卸时，不能损坏物品的性能，配件要放在一起便于组装。湿化罐应拆卸到最小配件，干燥时湿化罐应倒立放置，便于沥水，并及时从烘干箱中取出。

8. 活检枪的清洗：目的是保障灭菌质量，保证活检枪正常使用。打开活检枪盖板，在多酶清洗液中浸泡5分钟，在水面下反复刷洗活检枪各部位，超声清洗5～10分钟，清洗后使用酸化水消毒，再次纯水漂洗，再将活检枪弹簧保持在正确的位置，在干燥箱中进行干燥。应注意将关节处清洗干净，活检枪弹簧应处于松弛状态。

9. 活检钳的清洗：目的是去除器械上的污物，为病人提供安全可靠的诊疗器械。制定标准的活检钳清洗操作规程，确保工作标准化和统一化。操作时应清点数量，检查功能。咬合端的闭合性应完好。将活检钳整齐平放在清洗筐内，在流动温水下冲洗活检钳表面30秒以上，将肉眼可见的有机物洗掉。有干涸血迹则用酶浸泡3～5分钟后再冲洗，将冲洗后的活检钳置于碱性清洗剂内浸泡3～5分钟。若有锈迹，则用毛刷蘸配制好的除锈剂刷洗锈斑部位，直至锈斑被清除后再浸泡，在碱性清洗剂液面下用毛刷反复刷洗活检钳各个部位，尤其是开口与关节位置，去除所有污渍和血迹。将刷洗后的活检钳排列为一层整齐放置于清洗筐内，将清洗筐置于清洗架上并推入全自动超声清洗消毒器，关闭清洗机门，选择适合的器械清洗程序，并随时观察机器的运行情况（清洁消毒清洗池→清洗工具→更换清洗剂→整理用物及环境），做好相关记录。为确保清洗效果，需按照要求配制各类清洗剂，消毒程序设置应达到相关标准要求，刷洗应在液面下进行，避免产生气溶胶和水花飞溅。进清洗机前，用手工转动喷水臂，观察能否正确定位及转动是否平衡。进清洗机后，保证器械装载位置不影响喷水臂自由旋转，喷洒不受阻，检查清洗架放置是否正确。装载后，在按"开始"键前，再次检查选择程序是否正确，检查清洗剂泵入是否通畅，观察显示板温度、时间与选择程序参数是否一致。对每批次器械/物品进行清洗及质量监测评价，清洗质量不合格的，及时由传递窗退回去污区重新处理。设备运行中应确认清洗消毒程序的有效性，使用后做好日常维护。

10. 硬式内镜的清洗：目的是去除器械表面有机或者无机污染物，降低生物危害，为病人提供安全可靠的诊疗器械，对内镜进行维护保养，延长使用寿命，降低成本。配制清洗液，根据专用多酶清洗液使用说明书在清洗槽和超声清洗槽配制多酶清洗液。检查多酶清洗液的有效期，用筒量出 20000mL 水倒入池中及超机池中，用量杯量出多酶清洗液 100mL 倒入池中，并充分搅匀。按照回收单与下收人员核对器械种类、数量，检查功能是否完好，镜体是否完整无磕痕，轴杆有无凹陷或刮伤、是否平直，镜面有无裂痕；360°目测图像是否清晰；器械部件是否齐全、有无破损，结构是否完整，关节前端是否闭合完全，套管、密封圈是否完整无变形；电凝线、气腹管有无折痕、破损、老化。将可拆卸的器械拆卸到最小部件，并装入有孔器械盘（孔径小于或等于 0.2mm）内浸泡于水中，冲洗、刷洗，在流动水下进行，洗后根据是否需要超声清洗分类平放于清洗筐内（清洗筐网眼小于或等于 0.2mm），最后漂洗取出超声机内的器械放入纯水池中，用纱布擦洗表面，高压水枪冲洗残留在管道内和器械上的多酶清洗液及松脱的污物。按器械及附件数量有序摆放在专用有孔器械盘内。取出浸泡在多酶清洗液中的光学目镜、电凝线、气腹管、水管、烟管，用预处理方法进行漂洗，消毒时用 75%乙醇纱布擦拭电凝线、气腹管头端、镜身和镜头。

器械及附件采用物理消毒法或 75%乙醇、酸性氧化电位水消毒。镜子用镜头拭纸擦干，放在专用镜盒内固定妥当，传递到包装区。电线、水管、烟管器械表面及管腔用高压气枪吹干或使用专用干燥柜。根据厂家说明书调节干燥温度和时间。最后将器械及附件整齐有序地放置于器械盒内，传递到包装区，清洗消毒清洗槽和用物，整理环境，做好相关记录。对于结构复杂的精密器械，在清洗时要拆卸到最小部件。拆卸下来的零配件要小心保管（清洗筐和器械盘孔径小于或等于 0.4mm），防止遗失。硬式内镜属精密仪器，价格昂贵，下收、下送器械途中应使用减震设备，避免运送不当造成器械损坏。对于贵重易损坏的光学镜头，一定要轻拿轻放并单独处理。

各个环节均应防止器械混装，造成器械不配套影响手术。应及时清点器械的种类、数量，检查器械的质量，发现问题及时反馈。如器械存在质量问题，可立即拍照，作为解决问题的依据。清洗过程中要保护功能端，选择低泡、易冲洗、无残留的清洗剂，多酶清洗液现配现用，控制好水温，手工清洗温度 15～30℃，超声清洗温度小于或等于45℃。不能用钢丝球刷洗器械及附件，必须在流动水液面下刷洗，关节部和外壁选择软毛刷、纱布或海绵球清洗。管腔器械必须进行管腔内壁的刷洗和冲洗。彻底刷洗器械的轴节部、弯曲部和管腔，再用高压水枪反复冲洗管腔内壁，出水口放在水面下。对于无法拆卸的物件一定要加强清洗管道、关节和齿纹。清洗光学目镜时不能用毛刷或硬性的清洗物品，只能用纱布或镜头拭纸擦洗，以免划伤镜面。不应采用机械清洗，禁止超声清洗。

管腔器械在多酶清洗液里浸泡时，一定要将管腔内注满多酶清洗液。带光源的线头和电凝线应与其他器械分开清洗，电源处不能直接用水清洗，可用 75%乙醇纱布擦拭，以免漏电造成损伤。电凝线应以大小适宜的弧度盘绕，无锐角及直角。合理使用超声清洗，根据器械材质、性能选择适宜的超声清洗时间和频率，包装时应对器械关节和齿槽处进行彻底消毒、润滑与干燥。清洗机的管道冲洗系统能对管腔进行干燥，包装时应对器械关节和齿槽处进行保养。

11. 动力系统的清洗：目的是防止动力系统损坏，将动力系统清洗干净，保障灭菌质量，延长使用寿命，节约成本。将动力系统进行分类，将电池与主机分开，能够进水的部分放在多酶清洗液中浸泡，流水下用小刷子清洗电钻头部，连接电池的部位不能沾水，可蘸自来水擦拭，先后用多酶清洗液擦拭机身和电池，用低纤维擦布擦干动力系统，用酸性氧化电位水消毒动力系统，用纯水漂洗后放入篮筐，从传递窗传入检查包装及灭菌区，将盛放动力系统的器械盒进行规范手工清洗或机械清洗后传入检查包装灭菌区。应注意严格按照厂家的指导说明进行维护保养，接触电源处不能与水接触，以防止造成短路而损坏动力系统。

12. 台式超声清洗机清洗：目的是保证正常使用，延长使用寿命，保证精密仪器、管腔器械的清洗质量。在开机前先检查排水阀是否关闭，然后按照产品说明配制多酶清洗液，打开电源开关，按加温键设定温度，按设备说明设定排气时间，排气完毕红灯熄灭后方能进行下一步操作。待清洗物品放置在篮筐内（水面以下）盖好盖子，启动超声键，时间设定 5~10 分钟。清洗完毕，所有红灯熄灭后关闭电源开关，打开排水阀将水箱的废水排尽，清洁超声清洗机和用物。操作过程中应注意：程序已设定，勿擅自更改，在注水和排水时关闭电源，机器运行时，勿将手伸入水箱，保持溶液在水位线上，保证仪器正常运转，将物品放在篮筐内并充分浸没，保持控制面板及水箱周围清洁干燥。

第三节　消毒的标准作业程序

清毒供应中心清洗后的器械在包装前应进行消毒处理，以保证操作人员及病人安全。消毒是对细菌杀伤性较低的处理方式，器械消毒处理包括污染器械清洗后进行消毒的过程及方法。器械消毒要求污染器械上自然微生物数量减少 90% 以上，并不得检出病原微生物。

一、常用的消毒方法

（一）物理消毒

物理消毒是利用物理因子杀灭或清除病原微生物。消毒供应中心采用的物理消毒为湿热消毒。湿热消毒是指利用较高温度的热水（大于或等于 90℃）或蒸汽作为消毒介质，在维持相应温度和时间的条件下使菌体蛋白质变性或凝固。

1. 湿热可使菌体蛋白质变性或凝固，酶失去活性，代谢发生障碍，从而使微生物死亡。蛋白质的变性和凝固需要水分子。湿热处理时在热水或热蒸汽的环境下，湿度越高，蛋白质的变性和凝固越快。

2. 蛋白质的变性和凝固越快，对微生物的杀灭效果越好。

3. 细菌繁殖体、病毒和真菌等对湿热均较敏感。

4. 湿热消毒是器械消毒的首选方法。《世界卫生组织医院感染控制指南》推荐：如果一种器械耐受热力和湿度并且不要求灭菌，选择热力消毒是恰当的。通过热力和一定温度的热水就能杀灭致病因子，这是一种非常有效的消毒方法。

5. 湿热消毒采用高温蒸汽和热水作为消毒介质，具有安全、无毒无残留、环保的优点。

6. 耐湿、耐热的器械/物品应首选物理消毒。

（二）化学消毒

1. 化学消毒指利用化学药物杀灭病原微生物。

2. 不耐受湿热的器械/物品可采用化学消毒。

3. 消毒剂可分为高效消毒剂、中效消毒剂、低效消毒剂。

4. 由于化学消毒对器械/物品具有一定的腐蚀性，因此需谨慎选用。

5. 选用的消毒剂应取得国务院卫生行政部门卫生许可批件。

二、消毒的作用

为临床提供合格的消毒器械/物品，确保病人安全，有效切断传播途径，提高器械/物品处理流程质量，保证环境及工作人员的安全，防止交叉污染。

三、消毒的基本原则

1. 接触皮肤、黏膜的诊疗器械/物品应进行消毒处理，不能耐受湿热消毒的器械/物品可采用化学消毒。

2. 耐湿、耐热的器械/物品应首选物理消毒。消毒后直接使用的诊疗器械/物品，湿热消毒温度大于或等于90℃，时间大于或等于5分钟或 A0 值大于或等于3000；消毒后继续灭菌处理的，其湿热消毒温度大于或等于90℃，时间大于或等于1分钟或 A0 值大于或等于600。

3. 开展消毒质量的日常监测和定期监测。

4. 应留存清洗消毒器和灭菌器运行参数的打印资料或记录，消毒监测资料和记录的保存期应大于或等于6个月。消毒记录内容应有可追溯性。

四、消毒设备与方法

（一）煮沸消毒器消毒

1. 适用范围：利用煮沸消毒器进行湿热消毒的方法，可用于消毒耐高温、耐高湿材质的器械/物品，如金属类、玻璃类、一些耐高温的塑胶类材质的器械。

2. 使用方法：常用设备为电热消毒煮沸器，使用时煮沸槽中加入纯化水（或蒸馏水），通过电加热待水达到90℃或沸腾达到100℃后，将清洗后的器械/物品浸泡于热水中，开始计算消毒时间，消毒时间1～5分钟。该方法具有简单、方便、实用、经济、效果可靠等优点。

3. 注意事项：器械/物品应清洗后再煮沸消毒，需用蒸馏水或纯水煮沸，避免器械/物品上有水碱。中途加入物品时，应按照最后放入器械的时间，重新计算消毒时间。煮沸器的盖应严密关闭，以保持沸水温度。煮沸消毒的器械/物品应及时取出，以免生锈。玻璃类物品冷水时放入。橡皮类物品水沸后放入，以免橡胶变软。所有物品必须浸在水面以下，注意物品放置量。

（二）自动清洗消毒器消毒

自动清洗消毒器可以进行湿热消毒，利用热水进行喷淋冲洗，保持一定温度和时间，实现器械消毒。

1. 消毒时间：消毒后直接使用的诊疗器械/物品，湿热消毒温度大于或等于90℃，时间大于或等于5分钟或 A0 值大于或等于3000；消毒后继续灭菌处理的，其湿热消毒温度大于或等于90℃，时间大于或等于1分钟或 A0 值大于或等于600。

2. 注意事项：各类设备操作遵循生产厂家的使用说明或指导手册。

（三）酸化水消毒（氧化电位水生成机消毒）

1. 适用范围：适用于包装前手术器械、内镜等的消毒。

2. 原理：氧化电位水生成机是利用有隔膜式电解槽将混有一定比例氯化钠和经软化处理的自来水电解，在阳极侧生成具有低浓度有效氯、高氧化还原电位的酸性水溶液，同时，在阴极侧生成负氧化还原电位的碱性水溶液的装置。

3. 使用方法：对于器械/物品消毒，手工清洗后，用酸性氧化电位水流动冲洗，浸泡消毒2分钟，净水冲洗30秒，取出干燥后进行包装、灭菌等处理。物体和环境表面消毒、手消毒、卫生洁具和织物消毒遵循国家卫生健康委员会《医疗机构消毒技术规范》。

4. 注意事项：酸性氧化电位水消毒时只能用原液，现用现制备，储存时选用避光、密闭、硬质聚氯乙烯材质制成的容器，室温储存不超过3天，每次使用前，应在酸性氧化电位水出水口处，分别测定 pH 值、有效氯浓度、氧化还原电位（ORP）。要求 pH 值为2.0~3.0，有效氯浓度为50~70mg/L，氧化还原电位值大于或等于100mV。长时间排放酸性氧化电位水，可造成排水管道腐蚀，故排放后应再排放少量碱性还原电位水或自来水。碱性还原电位水不慎入眼后应立即用水冲洗。应每半年清理一次电解质箱和盐箱。

5. 有效指标的检测。

（1）有效氯含量的检测：应使用精密有效氯检测试纸，其有效氯范围与酸性氧化电位水的有效氯含量接近，具体方法见试纸使用说明书。

（2）pH 值的检测：应使用精密 pH 值检测试纸，其 pH 值范围与酸性氧化电位水的 pH 值接近。

（3）氧化还原电位（ORP）的检测：取样时开启酸性氧化电位水生成器，等出水稳定后，用100mL 小烧杯接取酸性氧化电位水，立即进行检测。氧化还原电位检测可采用铂电极，直接检测读数。具体方法见使用说明书。

（4）残留氯离子的检测：取样时开启酸性氧化电位水生成器，等出水稳定后，用

250mL 磨口瓶取酸性氧化电位水至瓶满后，立即盖好瓶盖，送实验室进行检测。

（四）乙醇消毒

1. 作用原理：乙醇能够吸收细菌蛋白质的水分，使其脱水、变性凝固，从而达到杀灭细菌的目的。

2. 75%乙醇与细菌的渗透压相近，使细菌所有蛋白质脱水、变性、凝固，达到杀死细菌的目的。

3. 乙醇为中效消毒剂，能杀灭细菌繁殖体、结核杆菌及大多数真菌和病毒，但不能杀灭细菌芽孢，短时间内不能灭活乙肝病毒。

4. 具有中效、速效的杀菌作用，无毒、无刺激，对金属无腐蚀性。

5. 受有机物影响大，易挥发、易燃烧。

6. 适用于皮肤、环境表面及医疗器械的消毒，可用于不耐湿热器械的消毒处理。

7. 注意事项：乙醇易燃，忌明火；盛装乙醇的容器用后盖紧，密闭，置于阴凉处保存；对乙醇过敏者勿用。

（五）含氯消毒剂

1. 作用原理：含氯消毒剂是指在水中能产生具有杀菌活性的次氯酸的消毒剂，可分为无机化合物和有机化合物。

2. 含氯消毒剂杀菌谱广，能有效杀灭多种微生物和原虫，对金属有腐蚀作用，器械消毒时不宜选用。

3. 适用范围：适用于对朊毒体、气性坏疽杆菌、突发原因不明的传染病病原体污染的诊疗器械和器具的消毒。

4. 注意事项：粉剂应于阴凉处避光、防潮、密封保存。水剂应于阴凉处避光、密闭保存。所需溶液应现配现用，配制溶液时应戴口罩、手套。

五、消毒操作基本程序与要求

操作人员须经过岗位培训，操作时，达到去污区人员的职业防护要求。消毒处理方法首选机械热力消毒，消毒设备主要有清洗消毒器、煮沸消毒槽等。不耐湿热器械可采用75%乙醇、酸性氧化电位水或取得国务院卫生行政部门卫生许可批件的消毒器械进行消毒。建立消毒质量记录表，湿热消毒记录温度、时间、A0 值。化学消毒记录消毒剂的名称、浓度、作用时间等参数。不能水洗或不耐受高温的器械可采用75%乙醇擦拭消毒，并在操作流程中加以规定。器械厂商特别说明接触化学消毒剂或高温水会导致材质变形以及功能受损的器械，在确保清洗质量的情况下，可直接进行检查、包装、灭菌。操作时有可遵循的技术操作规程，符合先清洗后消毒的原则。评估器械材质与所采用消毒方法的兼容性，正确使用消毒方法，避免器械损坏。消毒时间、温度或浓度等指标符合要求。填写消毒记录表，复核消毒指标，确保消毒质量。

第四节　灭菌质量监测

灭菌是指杀灭或清除传播媒介上的一切微生物，包括细菌芽孢及非致病微生物。灭菌的概念是绝对的，但是一些微生物总是以有限的机会得以保留，遵循概率函数的要求，灭菌是将微生物存活概率降到最低限度，这一概率定义为灭菌保证水平（SAL），即灭菌后单位产品存活微生物概率。

一、压力蒸汽灭菌监测

压力蒸汽灭菌器分为下排气式和预真空（脉动真空）式两种模式。按腔体的内部体积大小，体积大于 60L 者为大型压力蒸汽灭菌器，体积小于 60L 者为小型压力蒸汽灭菌器。

对压力蒸汽灭菌的监测有多种方法，但物理监测是重要指标，化学监测和生物监测合格，但物理监测不合格，也不应认定该锅次灭菌合格。物理监测数据均可通过压力蒸汽灭菌器自动控制系统记录，灭菌显示屏、压力表、温度表、打印记录装置应正常。确认灭菌器运行条件符合设备技术要求，运行符合灭菌操作要求，选择灭菌运行程序和灭菌参数应有可依据的质量标准。

操作步骤：按照灭菌器生产厂商的使用说明正确选择灭菌循环；灭菌结束后，检验是否符合技术要求，认真比对和查阅物理监测数据；经判读后，物理监测数据应签名确认，并保存记录。

注意事项：应按照厂商的使用说明对压力蒸汽灭菌器进行正确操作，只使用具备物理监测功能的压力蒸汽灭菌器。每次灭菌应连续监测并记录灭菌时的压力、温度和时间等灭菌参数。温度波动范围在 ±3℃ 以内，时间满足最低灭菌时间要求，应记录灭菌阶段所有临界点的压力值、温度与时间，结果应符合灭菌要求。

结果判定及处理：对物理监测数据进行判读时，应按照《医疗机构消毒技术规范》（WST 367—2012）和生产厂商的使用说明；合格的物理监测数据应与其他监测手段共同用于对灭菌质量的评价；物理监测数据不合格的应认定为该灭菌批次灭菌失败，此批次的所有物品应重新进行灭菌处理，并分析原因进行改进。

二、干热灭菌监测

（一）物理监测

干热灭菌的关键参数是温度和时间，物理监测是干热灭菌重要的监测手段。

操作前评估：根据不同器械/物品，确定灭菌参数。

操作步骤：每次连续监测并记录每个灭菌周期的温度和时间。选择具备灭菌过程参数显示和记录功能并能打印结果的灭菌设备，灭菌结束后应及时完成物理监测，并签名确认。

结果判定及处理：物理监测数据的判定应符合 WS 310.3—2009 相关标准，按照设备厂商的使用说明判定。物理监测数据不合格的，该次灭菌应认定为失败。物理监测结果记录应保存至少 3 年。

（二）生物监测

操作前应选择符合标准的生物指示剂，干热灭菌采用枯草杆菌黑色变种芽孢菌片，生物监测应每周 1 次。

操作步骤：将枯草杆菌黑色变种芽孢菌片制成标准生物测试包，置于灭菌器最难灭菌的部位，对灭菌器的灭菌质量进行生物监测，并设阳性对照和阴性对照。干热灭菌只有菌片，无自含式生物指示剂。移位、新安装和大修后的监测，应重复 3 次。

结果判定及处理：生物指示物结果判定应依照生产厂商的使用说明或卫生许可批件中的描述与要求进行。若不合格，该测试认定为失败，应分析原因后予以纠正。结果应记录在案，并保存至少 3 年。

三、环氧乙烷低温灭菌器监测

环氧乙烷灭菌的关键参数包括温度、时间、相对湿度和环氧乙烷气体浓度。操作前可依据操作规程，根据不同环氧制定灭菌周期的时间、温度、浓度、压力等。正确使用环氧乙烷灭菌器。按照生产厂商的操作规程和使用说明进行正确的灭菌循环。每次灭菌应连续监测并记录灭菌时的温度、压力和时间等参数并打印物理参数结果。灭菌结束后，认真比对和查阅物理监测数据，经判读后，签名确认，并保存记录。

没有物理监测功能的环氧乙烷灭菌器不应使用，各参数的波动范围应符合生产厂商和相关标准的要求。物理监测数据的结果应按照生产厂商的使用说明、卫生许可批件等文件中涉及的内容进行判读，凡是物理监测数据不合格的，该次灭菌应认定为失败。物理监测结果至少保存 3 年。

四、过氧化氢低温等离子体灭菌器的监测

操作前应评估所设定的灭菌程序参数。每次连续监测并记录每个灭菌周期的临界参数，如舱内压、温度、过氧化氢浓度、电源输入和灭菌时间等。

灭菌设备运行参数的显示和记录装置工作正常。灭菌结束后应及时完成物理监测工作。物理监测数据的结果应按照生产厂商的使用说明、卫生许可批件等文件中涉及的内容进行判读，凡是物理监测数据不合格的，该批次灭菌应认定为失败。物理监测结果至少保存 3 年。

第五节　消毒供应中心应急预案

一、环氧乙烷毒气泄漏应急预案

发生环氧乙烷毒气泄漏时，所有人员立即撤离现场，立即报告护士长、上级主管部门，通知医技部查找毒气泄漏的原因并处理；维修后经相关部门检测合格，生物监测连

续 3 次合格后方可使用。如吸入毒气，做相应紧急处理。

若接触毒气，迅速脱离现场至空气新鲜处，保持呼吸道通畅，尽快就医。立即通知医师或毒物控制中心，饮水后主动诱发呕吐。神志不清者，不能诱发呕吐或喂入任何东西。提起眼睑，用大量流动清水或生理盐水彻底冲洗至少 15 分钟，立即脱去被污染的衣物，用大量流动清水冲洗至少 15 分钟。

二、压力蒸汽灭菌器故障应急预案

应立即查找故障原因（观察水压、气压是否满足要求）并尽快解决问题。若为机器故障，及时联系设备维修科。通知相关科室做好相应工作安排，实施告知义务，将故障灭菌器内物品转移至正常运行的压力灭菌器内重新灭菌，灭菌物品灭菌结束后及时送至各科室，并做好相关事件记录。

三、自动清洗消毒机故障应急预案

立即查找清洗失败的原因，如水压、清洗剂是否足够，解决问题。短时间内无法正常清洗时，立即改用其他清洗机或手工清洗，并及时调整去污区的人员分配。立即通知相关部门及科室，实施告知义务并及时做出物资、工作调整。如为机器故障，立即通知专业维修人员，并做好相关事件记录。

四、污染朊病毒的器械/物品处理应急预案

疑似或确诊被朊病毒感染的病人宜选用一次性诊疗器械/物品，使用后应进行双层密闭封装并焚烧处理。可重复使用的污染器械/物品应先浸泡于 1mol/L 氢氧化钠溶液内，60 分钟后再进行清洗、灭菌处理。压力蒸汽灭菌采用 134～138℃、18 分钟，或132℃、30 分钟。使用后的清洁剂、消毒剂应每次更换。每次处理工作结束后应立即消毒清洗的器具，更换个人防护用品，进行洗手和手部消毒。

五、灭菌物品质量缺陷应急预案

一旦发生灭菌物品质量问题，立即通知护士长、质控员及其他相关人员，立即停发现场灭菌物品，妥善封存、登记。立即查找缺陷原因，上报护理部、院感科，并全部召回自上次生物监测合格以来的已发放物品，及时配送相应替代物资到使用部门，及时进行灭菌设备的检修、监测，强化各级人员的岗位职责和完善操作流程。若是人为因素，追究相关人员的责任并做好记录。

六、停电应急预案

突然停电时，立即通知配电室，协助查找原因，尽快恢复供电。接到停电通知后，立即告知科内相关人员，优先处理急件、要件并通知相关科室调整手术和治疗时间，汇报给相关部门，立即联系、调整、组织可供电源，保障供给，关闭相关仪器，以防突然来电导致仪器损坏，使用应急照明设备，启用常规储存物品。

七、停水应急预案

突然停水时，立即通知机电维修组，查找停水原因，关闭总水阀门，以防突然来水而造成泛水，启用常规储存物品，立即联系、调整、组织水源，保障供给，立即汇报给相关部门和管理人员，及时查找停水原因，尽快恢复供水。接到停水通知后，立即告知科室内相关人员，优先处理急件、要件，同时做好储水准备，保证急诊、重要器械/物品的清洗。立即通知相关科室调整手术和治疗时间。

八、泛水应急预案

发现泛水时，马上关闭总水阀门，通知医院相关部门，及时寻找原因，尽快找到并疏通下水管道出口，如需要维修，及时联系机电维修组到位处理，组织人员在最短的时间内转移物资，将损失降低到最低。泛水停止后，应对环境进行清洁，地面使用500mg/L含氯消毒液消毒。供水设备、供水系统应定期检查，若出现问题，应及时维修。

九、火灾应急预案

明确报告起火地点、部位、火势情况，初步判断起火原因，进行紧急处理。电起火，马上关闭电源，然后使用干粉灭火器，不可用水救火，以免触电。易燃物资起火，立即使用灭火器或用水扑灭，火势较小时，组织本科室值班人员使用灭火器及其他方式灭火。尽快组织疏散人员，转移贵重物资，协助维持秩序，为救助人员、救援设备进入现场创造条件。平时应加强消防安全培训，易燃易爆物品有醒目警示标识，保持安全通道畅通。设立兼职消防安全员，每日巡检重点设备（水处理系统、清洗消毒机、高压蒸汽灭菌器等）、重点部位（各区电源、电闸、防火门、饮水机电源、微波炉电源等）。

十、医疗废弃物污染应急预案

确定流失、泄漏、扩散医疗废弃物的类别、数量，事故发生时间、影响范围及严重程度，及时报告相关部门，对被医疗废弃物污染的区域进行处理时，应当尽可能减少对病人、医务人员、其他现场人员及环境的影响。组织有关人员对发生医疗废弃物泄漏、扩散的现场进行处理，采取适当的安全处置措施，对泄漏物及受污染的区域、器械/物品进行消毒或其他无害化处理，必要时封锁污染区域，以防扩大污染。对感染性废弃物污染区进行消毒时，消毒工作应从污染最轻的区域向污染最严重的区域进行，对可能被污染的所有使用过的工具也应当进行消毒。处理现场的工作人员应当做好卫生安全防护后再进行工作。工作结束后，对事件的起因进行调查，并采取有效防范措施，防止再次发生同类事件。医务人员要对防范医疗废弃物污染有重要认识，熟练掌握处理流程。

第六节　感染防控制度

一、检查包装灭菌区感染防控制度

严格遵守消毒供应中心消毒隔离制度，按检查包装区职业防护要求规范着装，工作期间不得以任何理由跨区活动，每日用动态紫外线消毒机对区域内进行 2 次空气消毒。空调及消毒机滤网每月第一周清洗，要有记录，每天用 400～700mg/L 有效氯的含氯消毒液对区域内地面、桌面、装载架进行擦拭消毒。包装操作前应评估台面清洁度，未达到清洁标准的物品不得放置或接触包装物品。工作人员对器械进行装配操作时应戴清洁手套，装配人员对器械清洗质量进行检测，合格后方可装配，经双人核查后再封包，器械包装和辅料包装必须分室进行。装配时，不符合清洗质量的器械，经传递窗退回去污区重新处置，每周一对本区域内所有抽屉用 75％乙醇擦拭消毒。外来植入器械按要求制作，记录打包件数，放置配包标签，各项操作按规程进行，注意手部卫生专人负责督促卫生员工作，按规范书写交班报告。

二、无菌物品储存发放区感染防控制度

工作人员进入该区必须更换鞋，必要时戴口罩，注意手部卫生，每日用 500mg/L 有效氯制剂擦拭柜内、物面、地面、墙面。做好相关记录。无菌物品入库按右进左出的原则，检查标识信息及质量，符合要求再入柜存放，所有无菌包装卸载必须在（无冷气条件）自然环境下冷却放置 30 分钟后再进行。无菌物品按类分柜放置，固定基数。严禁一切未灭菌的物品进入该区，保持环境清洁整齐，每日用动态紫外线消毒 2 次，做好记录，紫外线灯管每日用 95％乙醇擦拭消毒。空调及消毒机滤网每月第一周清洗，要有记录。从库房领取的一次性无菌物品均须先拆除外包装后方可进入该区，一次性无菌物品按规范要求检查相应质量、检验报告单数据，做好记录。灭菌包装一经发出，即使未使用过，一律不得再放回该区。该区工作人员相对固定，其他无关人员不得入内。

三、去污区感染防控制度

严格遵守消毒供应中心消毒隔离制度，按去污区职业防护要求规范着装，工作期间不得以任何理由跨区活动。工作人员在操作时应落实标准防护措施，防止职业暴露。必须戴双层防护手套，禁止裸手接触器械，使用后的清洗工具每日必须用消毒液浸泡处理后干燥放置。每日对清洗剂、消毒剂进行监测，符合要求方可使用，浸泡消毒容器必须密闭。各种洗涤剂、酶剂、除锈剂、乙醇均有开瓶日期，接收分类时，被朊病毒、气性坏疽杆菌及突发原因不明的传染病病原体污染的器械应单独处理，严格遵循 WS 310.2 标准及卫生行政部门的相关要求并做好记录。每日用动态紫外线消毒机对本区域进行 2 次空气消毒。空调及消毒机滤网每月第一周清洗，要有记录。每日做好纯水机、清洗机、干燥柜的维护保养工作并做好记录，定时开启传递窗紫外线进行消毒，做好监测记

录。各个浸泡槽用后及时清理、消毒、干燥，各项操作按规程进行，注意手部卫生，离开此区需洗手、更衣、换鞋。对自己使用的防护面屏、专用防护鞋每日进行消毒处理。

四、职业安全防护制度

（一）遵守标准预防的原则

采取相应的措施，去污区工作人员应穿防护隔离衣、防水围裙、隔离鞋、隔离衣裤，戴双层防护手套、防护面罩、口罩。工作人员掌握自我防护知识和标准预防知识，不同区域的工作人员，根据其工作性质采取不同的防护措施，穿戴相应的防护用品。供应室工作人员应严格执行操作规程，掌握暴露后危险评估方法，及时采取应急处理措施，掌握暴露后的应急预案。科室备急救小药箱。

（二）职业暴露防护措施

处理深层污染器械时必须戴手套，工作完成后尽快脱去被血液或体液污染的手套。脱去手套后，即使手套表面没有破损，也应立即清洗双手。在去污区工作时严格按标准防护着装，手及皮肤表面接触血液、深层体液或可能受污染的器具后，应立即彻底冲洗。

第七节 各种查对管理制度

一、查对管理制度

回收时，应认真查对用物的名称、数量、规格、性能是否符合要求，确保准确无误后做好登记，有疑问时需与相关科室沟通。配制各种消毒液、酶液、润滑液、除锈剂、除垢剂时，应认真查对原液名称、规格、有效浓度，以及配制方法、配制浓度和注意事项。包装器械时必须双人核对包内器材和辅料的名称、规格、数量、性能、清洁度以及包装材料的清洁度、完整性，指示胶带信息标记是否完整、正确，包的体积、重量、严密性是否符合要求。双人查对共同签字后方可封包。发放无菌物品包时，认真查对包的名称、数量、灭菌有效期、失效期、化学指示胶带变色情况以及包装容器的清洁度、完整性、严密性是否达到标准要求，确认无误后方可发放并登记。物资入库必须查对，查对厂家批号、物品名称、规格、数量、质量、灭菌日期、失效日期和相应检验报告单并登记。消毒灭菌员和主班护士共同查对。装载物品前，查物品数量、物品规格、装载方法、灭菌方式。装锅后，查压力、温度、时间。下载时，查有无湿包、破损包，化学指示胶带变色情况，标准包中的指示卡变色情况是否达标，无菌包装胶带信息是否准确。在灭菌记录本上双签名。发放外来植入器械包时，双人核对生物监测结果，签字后放行，对提前放行者应有记录。规范管理与常规操作。

二、缺陷管理制度

消毒供应中心工作人员必须有高度的责任感，遵守医院各项规章制度，认真履行岗位职责，严格遵守各项规章制度和技术操作规范流程。制定并落实各种缺陷应急预案。护士长、组长和质量监测员应严格把好环节质量关，加强质量监控，做好质量检查督促和信息反馈工作。

制定相应缺陷处理办法和应急预案，对薄弱环节和关键岗位重点监控，及时沟通，妥善处理，出现缺陷问题，当事人应及时报告并采取有效替代方案补救。定期对缺陷问题进行分析、讨论、评价，明确责任，及时整改，促进质量持续改进。

三、一次性耗材不合格品召回制度

一次性无菌器材发放前应查对配送单位的合格检验报告或医院感染科定期抽检的合格检验报告，合格方可放行；发放后，出现漏气、漏液、霉变、包装破裂、针尖脱落、颜色变化等问题时，应立即向器械处、器械库报告，追踪是否是批次问题，核实后立即召回该批次产品，更换合格品，并如实向相关部门汇报召回范围及数量、发生经过和处理过程。质量监测员随时随地收集内部、外部的产品不良信息，对反映的问题应立即进行追查核实，证实后应立即纠正，并向科室领导汇报。

第八节 报告与记录文书管理制度

一、报告管理制度

发生各类工作问题时，当班或值班人员应及时向护士长及组长如实报告，护士长及组长要对发生的问题进行分析，及时沟通，积极处理。如属于医疗器械质量问题，应积极调查发生问题的根源，及时调换物品以保证临床工作正常进行；如属于一次性医疗器材问题，应及时向器械处报告，并保留出现问题的器材，以便追查原因；如属于工作人员服务态度问题，教育当事人提高认识并向临床医护人员赔礼道歉，取得医护人员的谅解及信任；如属于后勤班组工作质量和维修问题，应及时请相关人员到现场解决，并将维修情况如实记录。发生差错或事故时，护士长应积极采取补救措施，避免对病人产生不良后果，指导当班人员对问题进行妥善处理，并及时报告。护理部要及时组织有关人员对发生的问题进行讨论，制定整改措施并提出指导意见，报院领导及有关部门。

二、记录文书管理制度

监测资料是消毒供应中心的原始记录，是管理、追溯、科研和法律依据，需妥善保管，以备查询。资料要完整、齐全、具有连续性。因此对记录文书必须认真核实。检测资料以书面文书记录，由当班人员在规定的时间内完成，正楷字体书写，应做到"四要"，即书写要完整、字迹要清楚、记录要及时、要运用专科术语。各种记录内容要求客观、真实、准确、及时、完整，不能涂改，签名处要签全名，每个月底将各种记录文书整理交护士长检查后集中保存。护理部定期对科室各种文书进行检查，护士长定期对各工作岗位的相关文书记录进行抽查并与个人考评挂钩。文书按要求保存在规定地点，由专人负责管理,超过保存期限销毁时应有销毁记录。

参考文献:

[1] 中华人民共和国卫生部. WS 310.1—2009 医院消毒供应中心第 1 部分:管理规范。

[2] 中华人民共和国卫生部。WS 310.2—2009 医院消毒供应中心第 2 部分:清洗消毒及灭菌技术操作规范.

[3] 中华人民共和国卫生部. WS 310.3—2009 医院消毒供应中心第 3 部分:清洗消毒及灭菌效果监测标准.

[4] 中华人民共和国卫生部. 卫生行业标准《医疗机构消毒技术规范》(WS/T 367—2012).

第十三章　血液净化专科护理

连续性血液净化（continuous blood purification，CBP）也称为连续性肾脏替代治疗（continuous replacement therapy，CRRT），是指用净化装置通过体外循环方式，连续、缓慢清除体内代谢产物、异常血浆成分以及蓄积在体内的药物或毒物，以纠正机体内环境紊乱的一组治疗技术。

CRRT 是在间歇性血液透析（intermittent hemodialysis，IHD）的基础上发展形成的，在临床上最初只是为了提高重症肾脏衰竭的救治效果。由于 CRRT 技术和生物膜的不断发展，其临床应用已扩展到各种临床常见危重病人的救治，广泛应用于全身炎症反应综合征（SIRS）、急性呼吸窘迫综合征（ARDS）、多器官功能衰竭综合征（MODS）、急性重症胰腺炎（acute severe pancreatitis，ASP）危重病人的救治，并取得了明显疗效。CBP 在国内外的 ICU 普遍应用，临床疗效日益肯定，已经成为当今危重病人的主要治疗措施之一。

一、常见连续性血液净化

（一）连续性动静脉血液滤过

连续性动静脉血液滤过（CAVH）利用人体动静脉压差，使血液通过一个高效能、低阻力的滤器，从而清除血浆中的水分、电解质，以对流的方式清除中、小分子溶质。

（二）连续性静脉－静脉血液滤过（CVVH）

连续性静脉－静脉血液滤过（CVVH）清除溶质原理与 CVAH 相同。不同之处是采用深静脉留置单针双腔导管建立血管通路，应用泵驱动进行体外循环。因此有人称之为血泵辅助的连续性静脉－静脉血液滤过（pump assisted contiuuousvenovenoushemofiltration，PA－CVVH）。它克服了 CAVH 的缺点，并且随着静脉留置单针双腔导管和新一代持续治疗血泵的出现，为治疗带来了很多便利。目前 CVVH 已逐渐取代了 CAVH，并已成为标准的治疗模式，为广大医务人员所推崇。

（三）连续性动（静）静脉血液透析

为增加尿素及肌酐清除率，Geronemus 等于 1984 年提出了连续性动（静）静脉血液透析（CAVHD），即在 CAVH 的基础上进行改良，用相对低通量的透析器，不输入置换液而是沿着血流相反的方向输入透析液，依靠弥散作用清除小分子物质。当流速较慢时，尿素和肌酐可以跨膜达到平衡，而清除率与透析液流量呈直线增加。1987 年，Uldall 将动脉与静脉连接改为静脉与静脉连接，称为连续性静脉－静脉血液透析（CVVHD）。

（四）连续性动（静）静脉血液透析滤过

连续性动（静）静脉血液透析滤过（CAVHDF）也是在 CAVH 的基础上发展起来的，加做透析以弥补 CAVH 对氮质清除的不足。连续性动（静）静脉血液透析滤过溶质转运机制已非单纯对流，而是对流加弥散，不仅增加了小分子物质的清除率，还能有效地清除中、大分子物质，溶质清除率增加 40％。连续性静脉－静脉血液透析滤过（CVVHDF）采用静脉建立血管通路，应用血泵驱动血液循环。该项技术适用于有高分子代谢的病人。

（五）缓慢持续超滤

缓慢持续超滤（SCUF）以对流的方式清除溶质，也是 CAVH 的一种类型。不同的是，SCUF 不需要补充置换液，也不用透析液，对溶质的清除不理想，不能控制肌酐水平，有时需要加用透析治疗。目前临床上主要用于水肿、难治性心力衰竭的病人，特别是心脏直视手术、创伤或大手术复苏后伴有细胞外液容量负荷过重的病人。

二、连续性血液净化的特点

1977 年，Kramer 创造了 CAVH，将连续性血液过滤引入了血液透析领域。CBP 可以连续缓慢等渗地清除水分和溶质，不断调节液体平衡，清除较多的液体量，十分符合生理状况，能较好地维持血流动力学的稳定性，十分有利于肾脏功能及其他器官功能的恢复。

（一）血流动力学稳定

IHD 通常每周 2~3 次，每次病人体内大量的液体要在短时间内清除，可能造成血流动力学的不稳定及低血压，加重肾脏损害，延长急性肾衰竭（acute renal failure, ARF）的恢复时间，尤其是 ICU 中血流动力学不稳定的病人更加不耐受 IHD。与 IHD 相比，CBP 可以连续、缓慢、等渗地清除水分和溶质，不断地调节体液平衡，清除更多的液体量，十分符合生理状况，能较好地维持血流动力学的稳定性。

（二）纠正酸碱平衡紊乱

由于 CBP 治疗模式的多样性，以及透析液和置换液的可调换性，CBP 在纠正酸碱平衡紊乱方面有 IHD 所不能比拟的优势。

（三）溶质清除率高

CBP 可以缓慢、连续地清除溶质，通常采用高通量血滤器，不仅能清除中、大分子溶质，还能更多地清除小分子物质，更好地控制氮质血症，有利于重症急性肾衰竭或伴有多器官功能障碍、败血症和心力衰竭病人的治疗。

（四）营养支持

大多数肾脏衰竭、急性危重病人消化吸收功能差，加之反复感染、极度消耗，一般都伴有营养不良。但由于少尿，病人受输液量的限制，往往限制了营养液的补充。CBP 不仅为营养支持提供了"空间"，同时还控制代谢产物的水平，最大限度地纠正代谢性酸中毒和高磷血症，这些为营养支持治疗及静脉用药提供了充足的保障。

（五）炎性介质的清除

CBP 可以清除炎性介质，其主要机制是通过对流与吸附清除溶质。炎性介质的清除受介质本身因素和 CBP 方式的影响。滤器中的不同生物膜清除炎性介质的能力也不相同。

（六）缺点

与 IHD 相比，CBP 也有不足之处：连续治疗使体外循环凝血的风险增加，需要连续抗凝的同时也增加了出血的风险；滤过可能丢失身体里的有益物质，如抗炎性介质、微量元素等；乳酸盐对肝功能衰竭病人不利；能清除分子量小或蛋白结合率低的药物，故其剂量需要调整，难以建立每种药物的应用指南。

三、连续性血液净化的实施要素

（一）建立血管通路

血管通路是指将血液从体内引出，使之进入体外循环装置，再回到体内的途径。CBP 的血管通路有静脉－静脉、动脉－静脉两种。

1. 静脉－静脉血管通路：临床上最常用。目前多使用单针双腔导管作为 CBP 的血管通路，标准导管是动脉孔（在后）与静脉孔（在前）相距 2~3cm，血液再循环量不高于 10%，置管方向必须与静脉回流方向一致，否则会增加再循环。置管部位包括锁骨下静脉、颈内静脉、股静脉，依靠血泵将血液泵入血液滤过器进行滤过。

2. 动脉－静脉血管通路：临床少见。将血液滤器置入动静脉环路，依靠动脉－静脉血管压力差，使血流经过滤器进行滤过。

（二）操作要素

1. 血泵：实施静脉－静脉血液滤过时，需要应用血泵作为血流动力。

2. 血滤器：目前多采用空心纤维型血滤器，滤过膜的滤过功能接近肾小球基底膜。其优点如下：

（1）较好的生物相容性、无毒。

（2）截流分子明确，中、小分子物质能顺利通过，而蛋白质等大分子物质不能通过。

（3）通透性、高滤过率及抗高压性。

（4）血滤器内容积较小，为 40~60mL。

3. 置换液：血液过滤液中溶质的浓度几乎与血浆相等，当超滤为 10~20mL/min 时，需补充与细胞外液相似的液体，称为置换液。目前国内尚无商品化的置换液，临床上可根据需要自行配制，调节钾离子和碱基浓度。血液滤过过程中置换液的补充途径可分为前稀释（从滤器前动脉管输入）和后稀释（从滤器后静脉管输入）两种。

4. 抗凝剂：在血液滤过过程中，适宜的抗凝剂是保证治疗顺利进行的先决条件。CBP 抗凝有两个主要目标：一是尽量减轻血滤器的膜和血路对凝血系统的激活作用，长时间维持血滤器和血路的有效性；二是尽量减少全身出血的发生率，即抗凝作用局限在体外循环的血滤器和血路内。临床常用的抗凝剂有普通肝素、低分子肝素和枸橼酸等。

5. 液体平衡管理：血液滤过过程中，计算病人的液体平衡时应将所有的入量和所有的出量考虑在内。CBP治疗期间，一般每小时计算一次液体出入量，以免病人的血容量出现异常波动。

四、连续性血液净化的应用

（一）在复杂性急性肾衰竭中的应用

用CBP治疗复杂性急性肾衰竭的目的是维持水电解质平衡，维持酸碱和溶质稳定，防止肾脏功能进一步损害，促进肾脏功能恢复，为其他支持治疗创造条件。其适用于以下情况：

1. 急性肾衰竭合并高钾血症、酸中毒、肺水肿。
2. 急性肾衰竭合并心力衰竭。
3. 急性肾衰竭合并脑水肿。
4. 急性肾衰竭合并高分解代谢。
5. 肾移植术后。

（二）在非肾脏疾病中的应用

实现内环境平衡，不仅仅需要血液净化，而且还要彻底纠正代谢紊乱，以及清除炎性介质。CBP用于非肾脏疾病主要是为了清除炎性介质，是各种危重病人的重要支持疗法，临床上主要用于：

1. 全身炎性反应综合征（SIRS）：机体炎性细胞被某种损害因子过度激活后产生大量炎性介质，最终导致机体对炎性反应失控而引起的一种综合征。CBP可以通过弥散或对流产生的吸附/滤作用清除促炎、抗炎介质和血管活性物质，减轻组织水肿，改善供氧和器官功能。使用不含乳酸的置换液时，还可以清除乳酸。

2. 多器官功能障碍综合征（MODS）：病死的主要原因是对MODS发病过程中炎性失控的认识和处理不足。CBP可以有效地清除循环中的炎性介质，阻断炎症的级联反应，改善全身炎性反应及病人预后；通过血浆吸附/滤过，可清除血中的内毒素；通过清除间质的水分，改善微循环和细胞摄氧力，从而改善组织的氧利用率。

3. 急性呼吸窘迫综合征（ARDS）：可以纠正肺间质和肺泡水肿，改善气体和组织供氧；体外循环所致的低体温可以减少二氧化碳的产生，降低氧耗；通过清除炎性介质，下调炎性反应，恢复机体内环境稳定，从而改善呼吸功能。

4. 急性重症胰腺炎（ASP）：胰酶自身消化启动的严重全身炎性反应性疾病。在严重细菌感染、内毒素血症加剧时，已处于激发状态的免疫内皮细胞系统会发生更加剧烈的反应，导致炎症失控，出现SIRS，继而导致MODS。CBP可以明显降低ASP并发症的发生率和病死率，提高治愈率，缩短住院时间，降低住院费用。CBP可以明显改善机体免疫调节功能紊乱，减轻全身炎性反应，重建机体免疫系统内环境稳定状态，清除代谢产物，纠正水电解质、酸碱失衡，降低病人体温，控制高分解代谢，阻断ASP引起的心血管应激反应。因此，CBP是阻止ASP的重要措施。

5. 其他：在酸碱平衡紊乱、药物或毒物中毒、肝功能衰竭、脑水肿、乳酸性酸中毒、心脏病术后多器官功能衰竭、充血性心力衰竭、妇产科疾病（如重度子痫）、挤压综合征、自身免疫性疾病（如重症肌无力、系统性红斑狼疮、格林巴利综合征）中也有比较广泛的运用。

（三）CBP 的禁忌证

CBP 无绝对的禁忌证，但存在以下情况时需要慎重：①无法建立合适的血管通路；②严重的凝血功能障碍。

五、连续性血液净化的并发症

（一）技术并发症

1. 血管通路不畅：最严重的并发症之一，可导致体外循环中血流下降。监测循环压力，采取措施恢复正常的血管通路功能可以解决这一问题。

2. 滤器凝血：由于 CBP 抗凝持续时间比较长，经过治疗可能出现血小板滞留，并且行 CBP 治疗的病人大多数血流动力学不稳定，常合并低血压和（或）出血倾向，通常需要低流量、无肝素或小剂量透析，因此凝血发生率较高。此外，管道内径减少或扭曲，也会使血流停止导致体外循环凝血。血泵的应用使此类并发症的发生大为减少。

3. 管道连接不良：CBP 血流量高达 $50\sim250\text{mL/min}$，一旦血路中任何部位突发连接不良或者管道破裂，都可立即危及生命。因此必须在可视范围内确保整个管道连接密闭完好。

4. 空气栓塞：当静脉通路连接不良时，吸气相负压可以将气体吸入静脉系统形成空气栓塞。现代化泵辅助的 CBP，由于有特殊的监测和报警系统，可以预防空气栓塞的发生。

5. 水电解质紊乱：CBP 的另一个危险因素是容量负荷突然增多，水电解质紊乱。现在的机器一般都有液体平衡系统，精确地调节容量负荷，此并发症的发生率正在逐渐降低。另外，要避免配制大量置换液时出现差错导致容量和水电解质失衡。

（二）临床并发症

1. 出血：最为常见的并发症，包括留置静脉插管出血和体外抗凝引起的出血。在 CBP 过程中，抗凝剂的剂量应能立即发挥最大的体外抗凝作用，而对循环系统无作用或作用较小；对有出血倾向的危重病人，可采取特殊疗法以维持体外循环中的抗凝作用，减少出血风险。

2. 血栓：血栓形成后有时可影响腿部的血液灌注，并有可能扩展至腔静脉。常规用多普勒超声监测血管灌流情况，持续监测体外循环中的静脉压力，有助于早期发现血栓并发症。留置静脉插管相关的血栓与插管时的损伤和留置时间有关。

3. 感染：局部感染是严重的并发症。体外循环可成为细菌感染源，管道连接取样处和管道外露部分为细菌侵入的部位。因此操作时需要高度谨慎，严格无菌操作，避免打开管道留取标本，避免出血和血肿，防止导管相关血流感染。

4. 低温：适当降低温度有利于保持心血管功能稳定，但大量液体交换及体外循环可导致病人体温不升，加热装置可纠正此并发症。基于血液透析治疗的特殊性，病人常并发 CRBSI，严重影响病人的身心舒适状况和治疗效果。CRBSI 指带有血管内导管或拔除血管内导管 48 小时发生的菌血症、真菌血症。如何预防和减少 CRBSI 发生是血液透析治疗护理的重点问题。导致 CRBSI 的原因较多，包括直接入侵、置管操作入侵等。CRBSI 延长了病人的治疗时间，对病人的生命安全产生威胁。因此，临床对血液透析期间的护理工作提出了更高的要求，以积极预防 CRBSI 等并发症。

5. 过敏反应：血液透析时血液长期与人工膜及塑料导管接触，可产生血膜反应。另外，塑料碎裂及残存的消毒液可以激活多种细胞因子和补体引起过敏反应。使用高生物相容性的生物膜，能最大限度地避免这种并发症。

6. 其他：营养物质丢失、血液净化不充分、生物相容性不良相关并发症等。

六、连续性血液净化的监测和护理

CBP 是一种体外循环技术。保证体外循环的安全及连续运转是完成此项治疗的必要条件。

（一）CBP 机器的监测

1. 压力监测：现代化 CBP 机器都具有完善的压力监测装置，通过压力的动态变化，反映体外循环的运行状况，因此，CBP 治疗护理监测工作中连续观察和记录这些压力值的变化是有一定意义的。通常直接监测的压力包括动脉压（PA）、滤前压（PBF）、静脉压（PV）、超滤液侧压（PF）等。通过直接测量的值计算压力参数，包括跨膜压（TMP）、滤器压降（PFD）。压力监测是保证体外循环安全的重要方面。

2. 安全性监测：空气监测、漏血监测及容量平衡监测。

（二）CBP 治疗中的护理

1. 严密观察生命体征：使用心电监护仪持续监测病人的血压、心率、呼吸、血氧饱和度，密切观察病人意识变化。在 CBP 治疗中体温的监测不容忽视。CBP 用于非肾脏疾病治疗主要是为了清除炎性介质，降低病人体温，但一些体温不升或体温正常的病人由于治疗过程中大量置换液的输入以及体外循环丢失热量常出现寒战或畏寒。环境温度应该提高并保持在 22～25℃，有自动加温装置的机器需及时调整加温档，并为病人加盖棉被，采取保暖措施。

2. 液体的管理：准确记录出入量，在 CBP 治疗中出入量的动态平衡至关重要。根据病人的心、肺、肾的功能和状态制订相应的计划，正确设置血流量、每小时脱水量、置换液的速率等，每小时统计出入总量，根据病情及血流动力学监测指标及时调整流速，达到良好的治疗效果。

3. 血电解质和血气的监测：由于大多数病人均存在少尿或无尿症状和水电解质紊乱、酸碱平衡失调，因此，肾功能、电解质、酸碱平衡的监测尤为重要。应严密监测病人的血生化、血气分析指标。对于病情稳定的病人，在开始 4 小时内必须检测一次，如果无明显差异，可适当延长检测时间。

4. 出血的预防和监测：体外循环中抗凝剂的应用可增加出血危险。因此，密切观察病人各种引流液、大便的颜色，伤口渗血，术后肢体血运，皮肤温度、颜色等。严密监测凝血指标，如活化凝血时间（ACT）或活化部分凝血活酶时间（APTT）等，及早发现出血并发症，调整抗凝剂的用量或改用其他抗凝方法，避免引起严重出血并发症。

5. 预防感染：严格无菌操作是预防感染的重要措施。血液的体外循环本身可成为细菌的感染源，管路、滤器的连接处均是细菌入侵的部位。置换液的不断更换，也是引起感染的重要途径，处理这些接口应该严格无菌操作。感染是留置双腔导管的主要并发症，可发生在出口部位，引起脓毒症，应加强留置导管的护理，每日更换导管出口处敷料，用 0.5% 碘伏以导管出口为中心环形消毒，直径大于或等于 10cm，以防止细菌沿导管侵入机体，当敷料潮湿或被污染时应及时更换。

6. 血管通路的护理：在 CBP 治疗期间，妥善固定血管通路，防止脱管。每次治疗结束后需严格消毒接口处。用管腔容量的 100%～120% 的封管液对动、静脉封管，根据病人的出凝血情况选择合适的肝素液浓度，妥善封管，用无菌敷料覆盖，妥善固定，防止扭曲、污染、漏血。对凝血机制障碍、穿刺部位有渗血者，及时调整抗凝方式及补充凝血因子等，延长压迫止血的时间。

7. 其他：疼痛、焦虑、隔离和各种机器的噪声是危重病人的心理应激源，加之病人将较长时间卧床接受治疗，所以护士应加强病人的心理护理、压力性损伤的预防及护理。

总之，CBP 作为一种新技术是治疗学的一项突破性进展，具有良好的应用前景。但是 CBP 机器复杂，价格昂贵，限制了其在临床中的应用。今后还需大规模、多中心、前瞻性的临床研究探讨 CBP 对疾病病理生理及预后的影响。

参考文献：
[1] 张波，桂莉. 急危重症护理学［M］. 3 版. 北京：人民卫生出版社，2012.
[2] 陈万莉，李洁霞，黄雪芳，等. 留置血液透析导管致导管相关性血流感染的相关因素及其预防性护理干预研究进展［J］. 世界最新医学信息文摘（连续性电子期刊），2020，20（21）：240，243.
[3] 冼永玮. 血液透析导管相关性血流感染病人集束化护理干预的预防作用［J］. 饮食保健，2018，5（27）：116.
[4] 马利. 集束化护理在预防血液透析导管相关性血流感染的应用［J］. 养生保健指南，2017（44）：94.
[5] 陈孟华. 肾脏疾病家庭必备手册［M］. 银川：宁夏少年儿童出版社，2010.

第十四章 营养支持专科护理

营养学是生命科学的一个分支，具有很强的应用性。

营养学是门综合科学，与生物化学、生理学、病理学、公共卫生学、农牧渔业科学和食品加工学等都有密切关系。

营养学的研究主要分为两个主要阶段：一是发现食物中的各种营养素，预防与治疗营养缺乏病与营养不良以及根据各种人群的合理需要制定营养素需要量或供给量标准；二是研究营养如何促进健康、增强体质，研究与膳食有关的疾病，以及如何调整膳食以预防这些疾病。

第一节 临床营养学

临床营养学是研究病人营养的一门科学，主要讨论营养与疾病的关系、人体在病理状态下的营养需要以及如何满足这种需要。它利用增减营养素作为防治疾病的手段，通过多种途径供给病人合理的营养，达到减轻器官负担、恢复组织和器官功能、提高免疫力、促进病人康复的目的。目前，临床营养已成为临床综合治疗的一个重要组成部分，是现代医院管理的综合措施之一。正确的营养支持及治疗能显著提高病人的治愈率，降低死亡率，加速病床周转率。营养治疗在增进疗效上与医疗和护理有着同等重要的作用。合理的营养能增强机体的免疫力，促进组织修复，为药物治疗提供物质基础。由营养缺乏或失调直接导致的疾病，通过正确的营养治疗就能治愈。要处理好病人的营养问题，实施现代的营养治疗（支持），并不是一件简单的事，处理得好，可取得良效，处理得不当，可适得其反，甚至病人可能会受到某些伤害，如营养治疗不当所导致的并发症。

一、临床营养的内容

临床营养包括机体营养缺乏或过剩的诊断及治疗、机体代谢及其应激后的变化、营养评价、营养治疗（支持）的适应证、营养制剂的种类及其制备和特点、营养输入通路的建立及其监护、营养治疗的实施原则、并发症的防治、临床营养学的研究、营养制剂及营养品的研制开发、临床营养知识的科普宣传及教学等方面。另外，不同疾病的营养治疗方案还有具体的要求，采用个体化的治疗方案可以减少不良反应的发生并提高疗效。

二、营养治疗的内容

营养治疗指利用增加或减少营养素来防治疾病。根据病人营养失调的情况，增减的营养素不尽相同。

1. 热量：消瘦的病人、营养不良及基础代谢增高者，应提高热量供给；肥胖病人应限制热量摄入。

2. 蛋白质：结核病、长期高热、贫血、烧伤、大手术前后、蛋白质－能量营养不良的病人，应增加蛋白质摄入量，但肾衰竭、肝昏迷、急性肝坏死的病人，必须限制蛋白质的摄入。

3. 脂肪：对于体重不足的病人，提高热量供应时，需相应增加脂肪的摄入；而胆囊炎、胰腺炎、肝疾病、肥胖症、高脂血症的病人，可按不同病情控制脂肪摄入量。

4. 糖类：患有酸中毒以及急性肾小球肾炎的病人，应提高糖类的供给量，糖尿病、肥胖症的病人应限制糖类的摄入量。

5. 无机盐：艾迪生病、肠瘘、出血热多尿期的病人应视病情增加盐的摄入；高血压、心脏病伴有心力衰竭、肝硬化伴腹水、急性肾炎少尿期、脑水肿的病人，应限制钠盐摄入量；佝偻病、骨质软化症及断肢再植者，应补充足够的钙、磷；而甲状旁腺功能亢进者用试验膳食则应限制钙的摄入；当病人有缺铁性贫血或失血性贫血时均应补充铁；原发性血色素沉着病病人应减少铁的摄入量。

6. 维生素：品种繁多，作用各不相同，临床应用广泛。

三、营养治疗的途径及方式

1. 经口营养是指膳食经口摄入，经胃肠消化吸收以获取营养素，是最好的营养方式，应尽可能采用。

2. 管饲营养是将食物制成流质或糊状，通过插入胃管输入病人体内，保证病人获得维持生命所必需的营养素，常用于意识发生障碍不能进食的病人或消化道手术后的病人等。管饲膳食有混合奶、匀浆膳、要素膳等。

3. 完全胃肠外营养也称静脉营养，是指通过胃肠道以外的途径（周围静脉或中心静脉）输给病人所需要的部分营养或全部营养物质。其输注方式有单瓶输入和配制成"全合一"的静脉营养袋输入，以达到营养治疗的目的。

四、营养治疗的基本原则

1. 必须根据病情特点，与护理、药物以及外科手术治疗相结合。

2. 要合理全面，根据不同疾病和疾病的不同阶段，制订出合理的营养治疗方案。

3. 治疗饮食应经常变换花样和改变烹调方法。

4. 受热量或某些营养素限制的病人，禁止在定量饮食外私自增加任何食物。

5. 在采用饮食治疗时，必须使病人了解治疗的目的和要求，取得病人的合作。

6. 选择治疗方案时，尽量采用经肠营养的方法，非用不可时再选用经静脉营养治疗。

五、临床营养的研究趋势

经过 30 多年的发展，近代临床营养治疗已经比较完善，用于肠内营养（EN）、肠外营养（PN）的制剂日益丰富，适用于不同病情。肠外营养、肠内营养所需的导管、储袋及输注泵等器具已随手可得。可以认为，目前的营养治疗已能满足大多数病人的需要。但是，也有不少问题要做更深入的研究。归纳起来，大致有下列几方面。

1. 对应激后代谢变化的深入研究：人们对应激后代谢变化已有所认识，并认为有些分解代谢是不可逆的。严重的分解代谢会给机体带来灾难性的后果，至今还没有好的对策。如何采取相应的措施，有效地抑制分解代谢，是今后研究的重点之一。

2. 特殊病人营养治疗的研究：某些病人，例如肝肾功能不良、心肺功能不全、糖尿病、老年病人及恶性肿瘤病人等，其营养治疗有各自不同的特点。从专用制剂的研制到临床治疗方案的制订，需要分别进行研究，使疗效更好，不良反应更少。

六、特殊营养物质的研究

现在已发现谷氨酰胺、生长激素、胰岛素样生长因子、精氨酸等各具特殊作用，但究竟能发挥多大的作用以及其适应证等都还需更多的研究。另外，营养制剂中的某些成分的确切作用也是需要研究的内容。

七、营养的分子生物学研究

该领域的研究范围很广。从疾病角度（外伤、移植、营养不良、肿瘤及儿童生长发育不良等），或从激素及其调节物角度（胰多肽、生长激素、内毒素、谷氨酰胺、胰岛素、一氧化氮合酶、谷胱甘肽及胰岛素样生长因子-1 等），观察在营养干预的情况下，机体在细胞和分子水平的变化，如线粒体复合物-1（C-1）、炎性细胞因子（IL-6、IL-8）、T 淋巴细胞、PMN 及 NK 细胞、TNF-a 及其受体的变化等。这些研究结果对阐明营养状态和营养治疗中的某些现象的理论基础以及作用机制将具有非常重要的意义。

第二节　肠外营养和肠内营养

合理的营养支持不但可以维持机体的正常生理功能，而且也有利于原发病的治疗，是病人康复不可缺少的条件。近年来，临床营养学有了很大的发展，营养配方不断完善，不仅扩大了疾病治疗的范围，也为一些复杂病人的后期治疗创造了有利条件。因此，应该重视并合理进行病人的肠内营养和肠外营养。

一、肠外营养

肠外营养（parenteral nutrition，PN）又称胃肠外营养，是指通过静脉途径提供营养素，以达到维持机体代谢的要求。它可以分为完全胃肠外营养（total parenteral nutrition，TPN）和部分胃肠外营养，其中完全胃肠外营养是指从静脉途径供给病人每天所需的所有营养物质。

（一）肠外营养的适应证和禁忌证

1. 适应证：当外科病人出现下列病症而不能充分利用胃肠道摄入营养时，可以考虑肠外营养。

（1）无法从胃肠道正常进食者，如短肠综合征、消化道先天性畸形、严重腹泻、肠瘘的病人。

（2）消化道需要休息或功能障碍者，如溃疡性结肠炎、消化道大出血、长期腹泻的病人。

（3）高代谢状态者，如严重烧伤、多发性创伤、大手术、脓毒症的病人。

（4）特殊病例，如中/重度急性胰腺炎、急性肾衰竭的病人。

（5）蛋白质-能量营养不良者，如化疗或放疗等原因引起的严重呕吐、慢性胆管梗阻伴呕吐、幽门梗阻的病人。

2. 禁忌证：严重的水电解质紊乱、酸碱平衡失调、休克等。

（二）常见的肠外营养制剂

1. 葡萄糖制剂：葡萄糖是肠外营养的主要非蛋白质供能物质之一。成人每天葡萄糖需要量约为 5g/kg，一般占总能量的 $50\%\sim60\%$。但由于机体代谢葡萄糖的能力有限，当供给过多或输入过快时，部分葡萄糖可以转化为脂肪沉积在肝上，加重肝负担，因此葡萄糖的供量不宜超过 $300\sim400g/d$。

2. 脂肪乳剂：脂肪乳剂的能量供给量占总能量的 $20\%\sim30\%$，成人每天 $1\sim2g/kg$，高代谢状态时可增加至 $40\%\sim50\%$。临床常用的脂肪乳剂分为两类：一类是由 100%长链三酰甘油（long chain triglyceride，LCT）构成，另一类则由 50%中链三酰甘油（medium chain triglyceride，MCT）与 50%LCT 经物理混合而成（MCT/LCT）。LCT能提供必需脂肪酸，但需依赖肉毒碱进入线粒体，应激状态下由于肉毒碱水平下降，可能导致 LCT 代谢障碍。

MCT 不需依赖肉毒碱即可进入线粒体氧化，不易在肝蓄积，但纯 MCT 不能提供必需脂肪酸，而且可能引起代谢性酸中毒和神经系统不良反应。所以，将 MCT 和 LCT按一定比例物理混合可以达到扬长避短的效果。目前脂肪乳剂大多制成等渗液，因而也适用于外周静脉营养。

3. 氨基酸溶液：氨基酸是用于合成机体蛋白质及其他生物活性物质的氮源。现有的复方结晶氨基酸溶液可归纳为两类：平衡型氨基酸溶液与非平衡型氨基酸溶液。平衡型氨基酸溶液中所含必需氨基酸与非必需氨基酸的比例符合人体基本代谢所需，适用于多数营养不良病人；非平衡型氨基酸溶液是针对某一疾病的代谢特点而设计的，兼有营养支持和治疗的作用，如用于治疗肝昏迷的芳香族氨基酸溶液、治疗肾衰竭的必需氨基酸溶液等。临床每天提供的氨基酸量一般为 $1.0\sim1.5g/kg$，占总能量的 $15\%\sim20\%$。

近年来，随着代谢理念的改变，不少营养学家开始重视和强调谷氨酰胺、精氨酸等个别氨基酸的应用。谷氨酰胺是人体含量最高的非必需氨基酸，是许多重要代谢反应中的底物和调节物质，也是氮和氨的转运者，但在严重感染、手术、创伤等应激状态下体内谷氨酰胺大大下降，从而影响多器官的代谢功能。因此，在高代谢危重病人中谷氨酰胺又称为"条件必需氨基酸"。现已研制成功稳定的谷氨酰胺二肽制剂并用于临床。精氨酸能促进尿素形成，降低血氨浓度，同时对免疫反应有多种作用，如促进生长素分泌和伤口愈合、改善 T 细胞增殖反应等。

4. 维生素、电解质和微量元素。

（1）维生素：维生素每日需要量虽然很少，却至关重要，是参与调节物质代谢和维持人体内环境稳定所必需的营养物质。水溶性维生素在体内无储备，长期 TPN 时可通过常规提供多种维生素来预防其缺乏。脂溶性维生素在体内有一定的储备，但在应激状态或长期 TPN 时需常规补充以预防其缺乏。目前应用于 TPN 的维生素共有 13 种，包括 9 种水溶性维生素和 4 种脂溶性维生素。

（2）电解质：对大多数 TPN 病人，应根据病情和代谢状态变化来决定电解质的补充量。在无额外丢失的情况下，电解质按正常需要量补充，在大量引流、呕吐、腹泻等情况下需相应增加。肝、肾、心脏功能障碍时应适当减少电解质的用量。

（3）微量元素：对临床具有实际意义的微量元素包括锌、铜、铁、硒、铬、锰等。长期 TPN 时，应重视可能出现的微量元素缺乏问题。现已有商品化的复方微量元素制剂，基本可达到预防微量元素缺乏的目的。

（三）肠外营养液的配制

肠外营养液可在医院的营养科、肠内肠外配制中心、制剂室等符合要求的无菌净化室配制，统一配制后供院内各临床科室使用，甚至用于院外的病人。肠外 TNA 营养液（全营养混合液）是将碳水化合物、脂肪乳剂、氨基酸、维生素、电解质及微量元素等按一定比例配制出的混合液。它是微生物的良好营养剂，其混合配制需按无菌操作要求和一定的规程完成。

1. 建立肠外营养液的配制室：肠外 TNA 营养液在临床上多用于危重病人每日各种营养物质的供给，以维持其营养状况。TNA 营养液的配制环境要求很高。空气中的微生物是污染营养液的一个重要因素，应避免污染。因此，建立一个洁净的环境以专供 TNA 营养液配制是十分重要和必要的。

（1）配制室的构成：配制室由五个套在一起的房间组成，包括缓冲间、一更、二更、洁净室等，内有中央空调、超净化工作台、紫外消毒灯等。缓冲间内设置有衣橱鞋架、储藏橱、消毒柜、药品橱、洗手池等，用于营养液配制前工作人员的更衣、洗手及各种准备工作。里间是配制室，放置超净化台、药品车、输液架、坐椅等。

（2）设备要求：超净化工作台又称层流空气洁净台，由初效过滤器、中效过滤器、高效过滤器、多离心式风机、静压箱、风幕、工作台面、有机玻璃罩、横杠及挂钩等组成。净度等级为 100 级，操作区的气流速度为 0.3~0.6m/s，工作台台面震动小于或等于 2μm，噪声小于或等于 65bB。超净化工作台启动 20 分钟后，其台面可达到无尘、无菌，为配制肠外 TNA 营养液提供干净、无菌的安全环境。

2. 肠外 TNA 营养液的配制步骤：

（1）开启净化空调系统 30 分钟。

（2）配液前将所需药品及其他用物准备好，一次性放入传递橱内，毛巾清洗备用，用于清场。

（3）洗手、更换拖鞋，逐间进入缓冲间、一更、二更、洁净室，减少空气污染，做到稳、轻、少，减少喧哗及走动。

（4）在二更更换无菌隔离衣，认真佩戴口罩、帽子，75％乙醇浸泡双手1分钟。

（5）开启超净化工作台，用乙醇擦拭台面。

（6）将电解质、微量元素、水溶性维生素、胰岛素等注射剂加入葡萄糖注射液（或氨基酸注射液）中。

（7）将磷酸盐加入另外一瓶氨基酸注射液中（使用的注射器不能混用）。

（8）将脂溶性维生素溶解到水溶性维生素后加入脂肪乳剂中。

（9）将已加入添加剂的葡萄糖注射液、氨基酸注射液经配套的3L输液管灌入3L袋内混合，观察混合液有无异样。

（10）最后将脂肪乳剂灌入3L袋中。

（11）应不间断地一次完成混合、充袋，并不断轻摇3L袋，使之混合均匀。充袋完毕后应尽量排出袋中存留的空气，认真书写病人姓名、科室、床位、处方、加减药品。

（12）配制完毕，集中废弃物品，清洁配制室、更衣室、缓冲间，所有器具、物品归还原处。

（13）退出配制室，更换无菌隔离衣，开启臭氧消毒柜30分钟。

（14）开启紫外消毒灯或电子灭菌灯1小时，认真填写操作记录。

3. 注意事项：

（1）配制好的肠外 TNA 营养液在室温条件下24～48小时输注完，暂不使用时要置于4℃环境保存。

（2）配制过程中避免将电解质、微量元素直接加入脂肪乳剂内。磷制剂与钙镁制剂未经充分稀释，不能直接混合。

（3）肠外 TNA 营养液中葡萄糖的最终浓度应低于25％。钠、钾离子的总量小于150mmol/L，钙、镁离子的总量小于4mmol/L。

（4）肠外 TNA 营养液中应含有足量的氨基酸注射液，不应加入其他药液，如抗生素等。

（5）非配液人员不得进入配液室。

（6）每周彻底打扫配液室一次，每月做一次配液室内空气、净化工作台面、药品车上及最后一道缓冲间内空气的细菌培养。

（四）肠外营养的输注途径和输注方式

1. 输注途径：周围静脉和中心静脉，视病情、营养液组成、输液量及护理条件等而定。当短期（小于2周）、部分营养支持或中心静脉置管和护理有困难时，可经周围静脉输注。当长期、营养液渗透压大于900mOsm/L时，选择中心静脉途径为宜。

2. 输注方式。

（1）全营养混合（TNA）输注法：将每天所需的营养物质，在无菌条件下按次序混合输入由聚合材料制成的输液袋或玻璃容器内后再输注，以保证所提供营养物质的完全性和有效性。

（2）单瓶输注：在无条件采用 TNA 输注法时，可以用单瓶方式输注。但可因各营养素的非同步输入而造成某些营养素的浪费或负担过重。

（五）肠外营养的并发症

1. 与导管相关的并发症：在静脉穿刺和营养液输注过程中，可能发生一些与导管相关的并发症。常见的有气胸、血管神经损伤、空气栓塞、心脏或胸导管损伤、导管内血栓形成、导管错位或移位、静脉炎或血栓形成、纵隔损伤等。其中，空气栓塞是一种严重的并发症，可导致病人死亡。空气栓塞可发生在插管过程中，也可发生在更换输液管道时。

2. 感染：TPN 的常见并发症之一，主要包括导管性感染和肠源性感染。

（1）导管性感染：感染源可来自导管的皮肤入口处等。常见的病原体为白色葡萄球菌、金黄色葡萄球菌、真菌，大肠杆菌较少见。

1）穿刺部位感染：一般于置管后数天或数周出现。穿刺部位红肿，处理不当，可成为全身性感染的原发灶，关键在于加强局部护理。

2）导管性感染或败血症：常见原因为病人免疫力低下，静脉穿刺置管局部护理和营养液配制时无菌操作不严。当临床出现难以解释的发热、反应淡漠或烦躁不安，甚至休克时，应怀疑有导管性感染或败血症，必须立即按无菌操作要求拔管，剪下导管并采周围血送细菌培养，同时做抗生素敏感试验。对于导管性败血症，拔管后立即建立周围通道，更换输液系统和营养液，根据病情使用抗生素。观察 12～24 小时后，可按需要更换部位重新穿刺置管。

（2）肠源性感染：TPN 病人可因胃肠道黏膜缺乏食物刺激，肠黏膜结构和屏障功能受损、通透性增加而导致肠内细菌和内毒素易位，并发全身性感染。故尽可能应用肠内营养和经口饮食，或在应用肠外营养一段时间后，根据病人情况逐步过渡到肠内营养。另外，及时补充谷氨酰胺制剂可以减少肠源性感染的发生。

3. 代谢方面的并发症：长期 TPN 时，如营养液配制或使用不当，可发生代谢性障碍，如糖代谢紊乱、电解质紊乱和脂肪代谢紊乱等。

（1）非酮性高糖高渗性昏迷。

1）常见原因和临床表现：常见原因为单位时间内输入过量葡萄糖、胰岛素相对不足。临床表现为血糖升高、渗透性利尿、脱水、电解质紊乱、中枢神经系统功能受损，甚至昏迷。

2）处理：停输葡萄糖注射液或含有高糖的营养液；输入低渗或等渗氯化钠溶液，内加胰岛素，使血糖逐渐下降。但应注意避免血浆渗透压下降过快，以免引起急性脑水肿。

（2）低血糖性休克：常由突然停输高渗葡萄糖注射液或营养液中胰岛素含量过多所致。临床表现为心率加快、面色苍白、四肢湿冷、乏力，严重者有休克症状。一经证实，推注高渗葡萄糖注射液或输注含糖溶液即可缓解。较理想的预防方法是应用 TNA 输注法。

（3）高脂血症或脂肪超载综合征：脂肪乳剂输入速度过快或总量过多，可导致高脂血症。当临床出现发热、急性消化道溃疡、血小板减少、溶血、肝脾大、骨骼肌肉疼痛等症状时，应监测病人的脂肪廓清率。如果确定为脂肪超载综合征，应立即停止或延期使用脂肪乳剂。对长期应用脂肪乳剂的病人，最好定期做脂肪廓清试验以了解人体对脂肪的代谢、利用能力。

4. 肝胆系统并发症：胆汁淤积性肝炎、胆石症和肝功能衰竭。主要表现为肝酶谱异常、肝脂肪变性、胆汁淤积等，可能与长期禁食、配方不合适或胆碱缺乏有关。一般减少总能量摄入、调整葡萄糖与脂肪的比例、降低热氮比、更换氨基酸制剂或停用 TPN 1～2 周后可以逆转。

（六）肠外营养的护理

1. TPN 开始前应完善各项检查，做好心理护理。

2. 认真做好置管护理：严格遵守操作程序，置管后 24 小时内密切观察病人有无胸闷、呼吸困难、肢体活动障碍等症状，以确定有无并发症发生，及时发现，及时处理。

3. 观察病人全身情况，定期做好肝肾功能检测和营养状况评估。

4. 做好导管护理：加强导管局部护理，每天消毒导管的皮肤入口部位并更换敷料，注意观察穿刺点局部有无出血、渗血，以及红、肿、热、痛、脓性分泌物等炎性反应。每日更换输液外接系统，输液时保持通畅，避免导管受压、扭曲或滑脱。

5. 维持水电解质平衡：计算并补充病人所需要的各种营养素，同时应在治疗过程中进行较系统和全面的监测，为早期发现和早期处理提供线索。已经有电解质紊乱的病人，应该先纠正，再给予 TNA 营养液。

二、肠内营养

广义的胃肠内营养（enternal nutrition，EN），简称肠内营养，指经口或喂养管提供维持人体正常代谢所需的营养素的一种方法。狭义的肠内营养则专指经管饲方式将营养物质送至胃肠内的方法。本节内容主要指狭义的肠内营养。肠内营养对营养素的吸收及利用符合生理要求，使用方便，价格低廉，并有助于维持肠黏膜屏障的结构和功能。因此，在决定病人营养治疗的途径时，在没有禁忌证的情况下，通常首选肠内营养。

（一）肠内营养的适应证和禁忌证

1. 适应证：凡有营养支持指征，不能经口摄入足量食物，但胃肠道功能存在并可利用的病人都可接受肠内营养。

（1）吞咽和咀嚼困难病人，如口腔和咽喉部手术、下颌骨骨折的病人。

（2）消化道疾病稳定期病人，如胃瘘、胰瘘、胆瘘、肠瘘、短肠综合征后期、炎性肠道疾病和急性胰腺炎的病人。

（3）意识障碍或昏迷病人，如脑外伤、脑血管疾病所致的昏迷或意识障碍，精神病，老年痴呆的病人等无进食能力者。

（4）高分解代谢状态病人，如严重感染、手术、创伤及大面积烧伤的病人。

（5）慢性消耗性疾病病人，如结核、晚期肿瘤等造成食欲不振和慢性消耗导致营养不良的病人。

（6）手术前后可能存在营养不良的病人，如胃肠道疾病需手术的病人。

2. 禁忌证：完全性肠梗阻（麻痹性或机械性肠梗阻）、活动性消化道出血、严重肠道感染、严重腹泻及休克等。另外，极度吸收不良的病人慎用。

（二）常见的肠内营养制剂

1. 肠内营养制剂种类较多，可以分为要素型肠内营养制剂、非要素型肠内营养制剂、组件型肠内营养制剂和特殊应用型肠内营养制剂四类。

2. 要素膳（elemental diet）：源于 1957 年 Greenstein 等为开发宇航员经肠营养所研制的膳食。它是单体质（要素形式，elemental form）为氨基酸（或蛋白质水解物）、葡萄糖、脂肪、矿物质和维生素的混合物，并经胃肠道供给。要素膳既能为人体提供必需的热能及营养素，又无需消化，直接或接近直接吸收和利用。

人们曾认为蛋白质必须分解成氨基酸才易于吸收。现已知小肠除具有游离氨基运输体系外，其黏膜细胞的刷状缘上还存在二肽和三肽的转运系统。低聚肽经刷状缘上的酶水解为氨基酸后入血。鉴于此类膳食的化学成分明确，并可采用现代制药或食品工程技术配制，故称之为化学组成明确膳（chemicallydefined diet，CDD）似乎更确切。

（1）要素膳的基本组成。

1）氮源：L－氨基酸、蛋白质完全水解物或蛋白质部分水解物。①标准含氮量（STD）：能量比例 8%。②高含氮量（HN）：能量比例 17%。

2）脂肪：葵花子油、红花油、玉米油、大豆油或花生油。①低脂肪型：能量比例 0.9%～2.0%。②高脂肪型：能量比例 9%～31%。③中链甘油三酯（medium chain triglyceride，MCT）型。

3）糖类：葡萄糖、双糖、葡萄糖低聚糖或糊精。

4）国产要素膳除个别产品外，不含生物素和胆碱。

应强调的是，要素膳氮源的氨基酸组成对其营养价值影响较大。必需氨基酸（essential amino acid，EAA）的组成模式应与参考模式相近。若采用蛋白质水解物作为氮源，应补充不足的 EAA，并除去过多的非必需氨基酸（nonessential amino acid，NEAA），使之无论在质或量上均能满足蛋白质合成的需要。

（2）要素膳的特点。

1）营养全面：要素膳中各类营养素可满足推荐的膳食供给量标准（recommended dietary allowance，RDA）。

2）无需消化即可直接或接近直接吸收：要素膳均以要素或接近要素形式组成，无需消化液的作用，可直接或稍加消化即可吸收利用。

3）成分明确：明确的成分便于使用时对其进行选择，并可根据病理生理需要，增减某些营养素成分，以达到治疗效果。

4）不含残渣或残渣极少：一般配方中不含膳食纤维，服用后仅有少量内源性残渣进入大肠，使粪便数量显著减少。

5）不含乳糖：适用于乳糖不耐受者。

6）适口性差：氨基酸和（或）短肽造成要素膳的气味及口感不佳，不宜长期服用，故要素膳以管喂效果为佳。

3. 非要素膳（non-elemental diet）：该类制剂以整蛋白或蛋白质游离物为氮源，渗透压接近等渗（300～450mOsm/L），口感较好，口服或管饲均可，使用方便，耐受性强，适于胃肠道功能较好的病人。

（1）匀浆膳（homogenized diets）：天然食物经捣碎器捣碎并搅拌后制成。其成分需经肠道消化后才能被人体吸收利用，且残渣量较大，适用于肠道功能正常的病人。

此类膳食一般包括商品匀浆膳和自制匀浆膳两类。前者为无菌的、即用的均质液体，成分明确，可通过细孔径喂养管，应用较为方便；其缺点在于营养成分不易调整，价格较高。后者优点在于：三大营养素及液体量明确，可根据实际情况调整营养素成分，价格较低，制备方便、灵活；其缺点在于：维生素和矿物质的含量不甚明确或差异较大；固体成分易于沉降且黏性较高，不易通过细孔径喂养管。

（2）整蛋白为氮源的非要素膳（intact protein-based non-elemental diet）。

1）含牛奶配方：氮源为全奶、脱脂奶或酪蛋白，蛋白质生理价值高，口感较好，以分离大豆蛋白为氮源者为佳。但含有乳糖，不宜用于乳糖不耐受病人。

2）不含乳糖配方：对于乳糖不耐受病人，可考虑采用不含乳糖膳食。其氮源为可溶酪蛋白盐、大豆蛋白分离物或鸡蛋清固体。如安素（ensure）是一种以蛋白质为基础的营养液，特别适用于有部分肠道功能的病人，同时安素内的蛋白质分解后也可产生谷氨酰胺。

3）含膳食纤维配方：此类制剂包括添加水果、蔬菜的匀浆膳和以大豆多糖纤维形式添加膳食纤维的非要素膳，适用于葡萄糖不耐受、肾衰竭、结肠疾病、便秘或腹泻的病人。使用时应采用口径较大的输注管。

4. 组件膳食（module diet）：亦称不完全膳食，是仅以某种或某类营养素为主的经肠营养膳食。它可对完全膳食进行补充或强化，以弥补完全膳食在适应个体差异方面欠缺灵活性。也可采用两种或两种以上的组件膳食构成组件配方（modular formula），以适合病人的特殊需要。组件膳食主要包括蛋白质组件、脂肪组件、糖类组件、维生素组件及矿物质组件。

（1）蛋白质组件：其氮源为氨基酸混合物、蛋白质水解物或高生物价整蛋白，包括牛奶、酪蛋白、清蛋白、大豆蛋白分离物等。蛋白质组件适用于创（烧）伤、大手术等需要增加蛋白质的情况。

（2）脂肪组件：原料包括长链甘油三酯（LCT）及中链甘油三酯（MCT）。LCT的热值为9kcal/g，且含较为丰富的必需脂肪酸。MCT的热值为8.4kcal/g，不含必需脂肪酸。其熔点低，分子量小，溶解度高，水解更快、更完全，不经淋巴系统直接由门静脉系统进入肝。且通过线粒体膜进入基质时，不需要肉毒碱的存在。

MCT主要用于脂肪吸收不良病人，包括淋巴系统异常及乳糜微粒合成障碍者。MCT的生酮作用远强于LCT，故不宜用于糖尿病酮症酸中毒病人。应用MCT超过1周以上，则需补充LCT，其所含的亚油酸的供热比例可达到3%～4%。

（3）糖类组件：原料可采用单糖（包括葡萄糖、果糖和半乳糖）、双糖（包括蔗糖、乳糖和麦芽糖）、低聚糖（包括糊精、葡萄糖低聚糖、麦芽三糖和麦芽糊精）或多糖（包括淀粉和糖原）。一般以葡萄糖当量或转化率（dextroseequivalent，DE）表示水解程度。葡萄糖 DE＝100，液体玉米糖浆 DE 为 36～60，固体玉米糖浆 DE 大于 20，麦芽糊精 DE 为 10～20。DE 越高，其甜度和渗透压越高。为减轻甜度及渗透压，以提高病人耐受性，可采用麦芽糊精或葡萄糖多聚体（glucose polymers），它们升高血糖及引起胰岛素反应的作用较葡萄糖及蔗糖小。

（4）维生素组件及矿物质组件：在使用组件膳食时，应添加维生素及微量元素。常见 Ketovite、复合维生素 B、叶酸、维生素 C 等。一般每 2000kcal 的组件膳食中，需添加研碎的 Ketovite 片剂 3 片及液体剂 5mL。

5．特殊应用膳食。

（1）婴儿用膳食：母乳是婴儿最佳的天然食物，婴儿应用的经肠营养膳食应仿照人乳设计，以确保婴儿正常的生长发育。常见的商品膳主要有美国产的 Nutramigen 和 Pregestimil 等。前者用于对蛋白质不耐受的婴儿，后者用于对双糖不耐受或有其他胃肠道疾病的婴儿及儿童。

（2）肝功能衰竭用膳食：其目的在于减轻肝性脑病的症状，同时又可给予营养支持。常用者为 Hepatic－A/d 和 Travasorb Hepatic，氮源为 14 种氨基酸，其特点是支链氨基酸（BCAA）含量较高（Hepatic－A/d 中 BCAA 占 46％，Travasorb Hepatic 中 BCAA 占 50％），而苯丙氨酸及蛋氨酸含量较低。

（3）肾衰竭用膳食：其目的在于重新利用体内分解的尿素氮以合成非必需氨基酸，这样既可减轻氮质血症，又有助于合成体蛋白。常用者包括 Amin－Aid 和 Travasorb Renal 等。前者氮源为 8 种必需氨基酸及肾功能损害时必需的组氨酸；后者除含 8 种必需氨基酸外，尚含组氨酸及可能需要（尤其在透析时）的非必需氨基酸。

（4）肺疾病专用膳：其特点是脂肪含量较高，产热比例达到 41％～55％；糖类含量很低，产热比例降至 27％～39％；蛋白质含量应足以维持瘦体组织并满足合成代谢需要；能量密度可达到 1.5kcal/mL。

（5）创伤用膳：适用于大手术、烧伤、多发性创伤及脓毒症的病人。创伤与脓毒症病人，凡在术后无肠梗阻、无发生吸入性肺炎的危险以及胃蠕动可使喂养管进入十二指肠，都可采用含 BCAA 的创伤用肠内营养。

（6）先天性氨基酸代谢缺陷症用膳食：先天性氨基酸代谢缺陷症为某种氨基酸的代谢过程中，因某种酶的缺乏而引起的遗传性疾病。

1）苯丙酮尿症（phenylketonuria，PKU）：因肝缺乏苯丙氨酸羟化酶，不能使苯丙氨酸转化为酪氨酸，导致有大量的苯丙酮酸、苯乙酸及苯乳酸在尿中排泄。应在婴儿出生后 3 个月内采用无苯丙氨酸膳食，如 Lofenalac、PKU－Aid 等。

2）枫糖尿病（maple syrup urine disease，MSUD）：因 BCAA 脱羧酶缺乏而经尿排泄大量 BCAA 及酮酸。可给予无 BCAA 膳食。待血浆 BCAA 水平接近正常后，再于膳食中加入 BCAA，监测血浆 BCAA 浓度，至稳定后采用牛奶代替三种 BCAA 混合。

3）组氨酸血症（histidinumia）：由组氨酸酶缺乏引起，可给予缺乏组氨酸膳食，如 Histin-Aid、FormulaHF 等。

4）酪氨酸血症：可给予要素膳 Formula LPT 等，其中不含酪氨酸和苯丙氨酸。

（三）肠内营养的输注途径与输注方式

1. 输注途径：经口和管饲两种。多数病人因经口摄入受限或不足而采用管饲。管饲可按喂养管的入口处和导管尖端所处的位置分为鼻胃管、鼻肠管等。鼻胃管或鼻肠管行肠内营养简单易行，是临床上最常使用的方法。由于长期使用可能会出现鼻咽部不适，通常用于肠内营养时间少于1周的病人。

2. 输注方式：根据鼻饲管的位置、管径、营养配方和病人胃肠道的承受能力，通常可以通过分次给予和连续给予方式给予肠内营养液。

（1）分次给予：将肠内营养液分次管饲，适用于营养管尖端位于胃内及胃功能良好者。分次给予包括分次推注和分次输注。分次推注是指用注射器将营养液注入胃内，每次入量常在10~20分钟完成，容易引起胃部不适及腹胀、腹泻等，目前用得较少；分次输注可以通过重力或营养泵完成，每次入量常在2小时内完成，可视病人的耐受程度加以调整。

（2）连续给予：在24小时内利用重力或营养泵将肠内营养制剂持续输注到胃肠道内的方式，适用于胃肠道耐受性较差及管尖端位于十二指肠或空肠内的病人。

（四）肠内营养的并发症

肠内营养虽然比肠外营养更安全易行，但也可因营养剂选择或配制不合理、营养液污染及护理不当等因素产生一系列并发症。

1. 机械并发症：鼻咽部损伤、喂养管阻塞等。

（1）鼻咽部损伤的常见原因：喂养管放置的时间过长，喂养管管径过粗、质地过硬，没有很好地进行鼻咽部护理。

（2）喂养管阻塞的常见原因：药丸未经研碎即注入喂养管；营养液未调匀或较黏稠；管径太细；添加的药物与营养液不相容，形成凝结块；未按时冲洗喂养管。

2. 胃肠道并发症：在肠内营养治疗时最多见，常与营养配方、喂养速度、营养液的配制及管饲器具的卫生情况等有关。胃肠道并发症主要包括恶心、呕吐、腹胀、腹泻、肠痉挛和便秘等，其中腹泻最常见。导致腹泻的原因主要包括脂肪吸收不良、营养液的高渗透压、营养液被污染、营养液输注速度过快、营养液温度过低、乳糖不耐受、同时使用药物（如抗生素、H_2受体阻滞剂等）的不良反应以及低蛋白血症等。

3. 误吸所致的吸入性肺炎：误吸所致的吸入性肺炎是一种较严重的并发症，多见于经鼻胃管喂养者。它可能和喂养管移位、胃排空迟缓、不合理的体位、咳嗽或呕吐反射受损、精神障碍等有关。如果不及时发现和处理营养液误吸，会严重损害呼吸功能，严重者甚至危及生命。

4. 代谢并发症：肠内营养治疗时因胃肠道具有缓冲作用而较少发生代谢并发症。代谢并发症主要包括输入水分过多、脱水、非酮性高渗性高血糖、电解质和微量元素异常等。

（五）肠内营养的护理

1. 防治机械并发症：

（1）选用管径合适、质地柔软的导管。

（2）妥善固定喂养管，每天润滑和清洁鼻腔黏膜，避免喂养管扭曲、折叠和受压。

（3）需用药丸制剂时，应彻底研碎后，溶在合适的溶剂中直接注入导管内。

（4）在每次检查胃残留量后、给药前后、管饲结束后及连续管饲过程中，每间隔 4 小时，应用温开水或生理盐水冲洗管腔。

2. 减少胃肠道并发症：

（1）控制营养液的输注量和速度，一般术后病人可先从 20mL/h 的速度开始，如果病人耐受良好，可以逐渐递增。

（2）选择合适的营养液，注意营养液的渗透压和脂肪含量。应从低浓度、小剂量开始，根据胃肠道的适应情况逐步递增。

（3）对同时应用抗生素治疗者，可给予乳酸杆菌以帮助肠道正常菌群的恢复。

（4）避免营养液在配置和操作过程中受到污染，营养液最好现配现用，配好后如暂时不用，应放入 4℃ 左右的冰箱内保存，放置时间一般不超过 24 小时。

（5）低蛋白血症者，先使用要素膳或静脉输注清蛋白，等小肠吸收能力恢复后再开始管饲。

（6）根据季节和个体耐受性调节营养液的温度，一般在 37~40℃。

3. 预防误吸：

（1）选择合适的体位：滴注肠内营养液时病人应该采取坐位、半卧位或床头抬高 30°~45°，输注完毕后可继续保持该体位半小时。

（2）连续输注肠内营养液者每间隔 4 小时，间断输注者在每次输注前抽吸并估计胃内残留量。若连续 2 次抽吸胃内残留量达 100~150mL，应暂停输注，必要时加用胃动力药物。

（3）原有呼吸道病变或误吸高危病人，可选用放置在幽门以下的喂养管或经空肠内输注。

（4）及时做好病情观察，每 4 小时检查一次喂养管位置，以便及时了解喂养管有无移位。如果出现呛咳或呼吸急促等现象，应怀疑有误吸的可能。

（5）如果病人在喂养过程中出现呛咳、心率加快、呼吸急促，伴有营养液样分泌物，要高度怀疑吸入性肺炎。应该立即停止输注肠内营养液，鼓励或刺激病人咳嗽，及时吸出气管内残留的液体，同时可遵医嘱使用抗生素防止肺部感染。

4. 及时发现及处理代谢并发症：可以通过密切监测，及时调整肠内营养方案、输注方式和喂养速度以预防代谢并发症。

第三节　各类食物的营养价值

植物性食物主要包括谷类、豆类及其制品、蔬菜、水果和菌藻类等，是人类获取营养素的主要来源。

　　动物性食物包括畜禽肉、禽蛋类、水产类和奶类，是人体优质蛋白质、脂肪、脂溶性维生素、B族维生素和矿物质的主要来源。

　　因品种、生长地区、环境与条件等不同，每类食物各具特色，了解它们各自的营养价值，就可从中合理选择，合理利用，组成平衡膳食。

一、谷类

　　谷类包括大米、小麦、玉米、小米、高粱、莜麦、荞麦等。谷类是人体能量的主要来源，我国人民膳食中，约66%的能量、58%的蛋白质来自谷类。此外，谷类还供给较多的B族维生素和矿物质，故谷类在我国人民膳食中占重要地位。

（一）谷粒的结构与营养素分布

　　各种谷粒的结构基本相似，都由谷皮、糊粉层、胚乳和谷胚四部分组成。谷皮位于谷粒的最外层，主要由纤维素和半纤维素等组成，其中含有一定量的蛋白质、脂肪和维生素。糊粉层位于谷皮下层，由厚壁细胞组成，纤维素含量较高，蛋白质、脂肪和维生素的含量也较高。米面加工过细，可使大部分营养素损失。胚乳占全谷粒的最大部分，含有大量的淀粉、较多蛋白质、少量脂肪和矿物质。谷胚虽占谷粒很小比重，但含有丰富的蛋白质、脂肪、维生素和矿物质。

（二）谷类的营养成分

　　谷类的营养成分比较全。蛋白质的含量一般为8%~12%，蛋白质组成中赖氨酸含量较低，故蛋白质的营养价值不及动物性食物。脂肪含量较少，约2%，其饱和脂肪酸含量较多。碳水化合物含量高，平均达70%左右，绝大部分是淀粉，并且以支链淀粉为主。维生素中主要是B族维生素，以硫胺素和烟酸含量较多。矿物质的含量为1.5%左右，主要是磷、钙、铁等。膳食纤维在稻米中不足1%，在小麦粉和其他谷类中可达2%~6%。

（三）谷类的合理利用

　　1. 合理加工：由于谷类营养素分布的不均匀性，除淀粉主要集中在胚乳外，其他营养素多分布在谷皮、糊粉层和胚芽组织中，加工精度提高，将使这些营养成分大部分丢失。故应合理加工，既要保持良好的感官性质，有利于消化吸收，又要最大限度地保留各种营养素。目前市售的大米和小麦粉主要是精白米、精白粉，标准米、标准粉，前两者加工精度较高，出粉率低，即每100kg去壳的糙米和小麦分别加工成88kg左右大米和70kg左右面粉，感官性状好，消化吸收率高，但营养素含量低；后两者是1953年我国规定的加工精度，为"九五米"和"八五粉"，即每100kg去壳的糙米和小麦分别加工成95kg大米和85kg面粉，虽然感官性状略有下降，但却保留了部分糊粉层和胚芽，维生素和矿物质含量较高。以大米为主食的地区应以标准米为主，以面粉为主食的地区应以标准面为主。

　　2. 合理烹调：烹调过程可使一些营养素损失。例如淘米，硫胺素损失30%~60%，黄素和烟酸损失20%~25%，并丢失部分矿物质。搓洗次数越多，浸泡时间越长，水温越高，损失越多。故主张减少搓洗次数，但对于品质不好的米，则不宜强调。米、面在蒸煮过程中，B 族维生素有不同程度的损失，当烹调方法不当时，则损失严重，应尽量避免。

3. 合理储存：谷类在适宜条件下可储存很长时间。但当水分含量高，环境湿度大和温度比较高时，谷物呼吸作用加强，可引起蛋白质分解，促进真菌生长，脂肪分解产物积聚，酸度升高，最后霉烂变质，失去食用价值。故粮谷应储存于避光、通风、干燥、阴凉的环境。

此外，谷类食物蛋白质中的赖氨酸普遍含量较低，宜与赖氨酸含量高的豆类和动物性食物混合食用，以提高谷类蛋白质的营养价值。

二、豆类

豆类可分为大豆类和其他豆类。大豆类按种皮的颜色可分为黄大豆、青大豆、黑大豆、褐大豆和双色大豆五种。其他豆类包括蚕豆、豌豆、绿豆、小豆等。豆制品是由大豆或绿豆等原料制作的半成品食物，包括豆浆、豆腐脑、豆腐、豆腐干、百叶、豆腐乳、豆芽等。

（一）主要营养成分及组成特点

1. 大豆类：蛋白质含量较高，脂肪含量中等，碳水化合物含量较低。

蛋白质含量为 35%～40%，其中黑豆的蛋白质含量可达 50% 以上。蛋白质中含有人体需要的全部氨基酸，属完全蛋白质，其中赖氨酸含量较多，但蛋氨酸含量较少，与赖氨酸含量较多蛋氨酸含量较少的谷类食物混合食用，可起到蛋白质的互补作用。

脂肪含量为 15%～20%，以不饱和脂肪酸居多，其中油酸占 32%～36%，亚油酸占 51.7%～57.0%，亚麻酸占 2%～10%，此外尚有 1.64% 左右的磷脂。

碳水化合物的含量为 20%～30%，其组成比较复杂，多为纤维素和可溶性糖，几乎完全不含淀粉或含量极微，在体内较难消化，其中的寡聚糖如木苏糖、棉籽糖等在大肠内被细菌发酵产气，引起肠胀气。

此外，大豆还含有丰富的维生素和矿物质，其中 B 族维生素和铁等的含量较高。干豆类几乎不含维生素 C，但经发芽成豆芽后，其含量明显提高。

2. 其他豆类：其他豆类蛋白质含量中等，脂肪含量较低，碳水化合物含量较高。蛋白质含量为 20%～25%，脂肪含量为 1% 左右，碳水化合物含量在 55% 以上。维生素和矿物质的含量也较高。其他豆类蛋白质也属完全蛋白质，含有较多的赖氨酸，但蛋氨酸含量较少，营养价值较低。

3. 豆制品：豆制品在加工过程中一般要经过浸泡、细磨、加热等处理，使其中所含的抗胰蛋白酶被破坏，大部分纤维素被去除，因此，消化吸收率明显提高。豆制品的营养素种类在加工前后变化不大。

（二）豆类及其制品的合理利用

不同加工和调制方法对大豆蛋白质的消化率有明显的影响。整粒熟大豆的蛋白质消化率为 65.3%，但加工成豆浆可达 84.9%，豆腐可提高到 92%～96%。大豆中有一种抗胰蛋白酶因子，能抑制胰蛋白酶的消化作用，使大豆中的蛋白质难以被分解吸收，而煮熟后，这种因子即被破坏，消化率随之提高，所以大豆及其制品须煮熟后再食用。绿豆芽的维生素 C 含量比黄豆芽高。

三、蔬菜

蔬菜按其结构及可食部分可分为叶菜类、根茎类、瓜茄类和鲜豆类，所含的营养成分因其种类不同，差异较大。

蔬菜是维生素和矿物质的主要来源，此外还含有较多的纤维素、果胶和有机酸，能刺激肠蠕动和消化液分泌，还能促进食欲和帮助消化。蔬菜在体内的最终代谢产物呈碱性，故称碱性食品，对维持体内的酸碱平衡起重要作用。

叶菜类主要包括白菜、菠菜、油菜、韭菜、苋菜等，是胡萝卜素、核黄素、维生素 C 和矿物质及膳食纤维的良好来源，特别是胡萝卜素的含量较高，核黄素含量虽不很丰富，但仍是我国人民膳食核黄素的主要来源。国内一些营养调查报告表明，核黄素缺乏症的发生，往往同食用绿叶蔬菜不足有关。蛋白质含量较低，一般为 1%～2%，脂肪含量不足 1%，碳水化合物含量为 2%～4%，膳食纤维含量约为 1.5%。

根茎类主要包括萝卜、马铃薯、甘薯、藕、山药、芋头、葱、蒜、竹笋等。根茎类蛋白质含量为 1%～2%，脂肪含量不足 0.5%，碳水化合物含量相差较大，低者 5% 左右，高者可达 20% 以上，例如马铃薯、甘薯、芋头等富含淀粉，碳水化合物含量在 15%～25%。膳食纤维的含量较叶菜类低，约为 1%。

3. 瓜茄类包括冬瓜、南瓜、丝瓜、黄瓜、茄子、番茄、辣椒等。瓜茄类因水分含量高，营养素含量相对较低。蛋白质含量为 0.4%～1.3%，脂肪微量，碳水化合物含量为 0.5%～3.0%。膳食纤维含量为 1% 左右。南瓜、番茄和辣椒的胡萝卜素含量最高。辣椒、苦瓜中的维生素 C 含量较高。番茄中的维生素 C 含量虽然不很高，但受有机酸保护，损失很少，且食入量较多，是人体维生素 C 的良好来源。辣椒还含有丰富的硒、铁和锌，是一种营养价值较高的食品。

4. 鲜豆类包括毛豆、豇豆、四季豆、扁豆、豌豆等。与其他蔬菜相比，营养素含量相对较高。蛋白质含量为 2%～14%，平均 4% 左右，脂肪含量不高，碳水化合物含量为 1%～3%。胡萝卜素含量普遍较高。铁的含量以发芽豆、刀豆、蚕豆、毛豆最高，每 100g 中含量在 3mg 以上。硒的含量以龙毛豆、豆角和蚕豆最高，每 100g 中的含量在 24g 以上。核黄素含量与绿叶蔬菜相似。

蔬菜含丰富的维生素，除维生素 C 外，一般叶部含量比根茎部高，深色叶菜含量比浅色叶菜高。因此在选择时，应注意选择新鲜、深色的蔬菜。

蔬菜所含的维生素和矿物质易溶于水，所以宜先洗后切，以减少蔬菜与水和空气的接触面积，避免损失。洗好的蔬菜放置时间不宜过长，以避免维生素氧化破坏，尤其要避免将切碎的蔬菜长时间浸泡在水中。烹调时要尽可能做到急火快炒。烹调时加少量淀粉可有效减少维生素 C 的破坏。

四、水果类

水果可分为鲜果、干果、坚果和野果。水果与蔬菜一样，主要提供维生素和矿物质，含多种有机酸。水果也属碱性食品。

鲜果种类很多，主要有苹果、橘子、桃、梨、杏、葡萄、香蕉等。新鲜水果的水分含量较高，营养素含量相对较低。蛋白质、脂肪含量均不超过1%，碳水化合物含量差异较大，低者为6%，高者可达28%。矿物质含量除个别水果外，相差不大。硫胺素和核黄素含量也不高，胡萝卜素和维生素C含量因品种不同而异，其中富含胡萝卜素的水果为柑、橘、杏和鲜枣，富含维生素C的水果为鲜枣、草莓、橙、柑、柿等。水果中的碳水化合物主要以双糖或单糖形式存在，所以食之甘甜。

干果是新鲜水果经过加工晒干制成，如葡萄干、杏干、蜜枣和柿饼等。由于加工的影响，维生素损失较多。但干果便于储运，并别具风味，有一定的食用价值。

坚果以种仁为食用部分，主要品种有核桃、花生、葵花子、瓜子、栗子、杏仁、榛子、松子等。坚果富含蛋白质、脂肪、矿物质和维生素E，并有一定量的胡萝卜素、B族维生素和少量维生素C。蛋白质含量一般在16%左右，其中花生仁、南瓜子仁、杏仁、榛子含量较高，可达20%以上。脂肪含量较高，可达40%以上。矿物质中锌、硒、铁的含量较高。

水果除含有丰富的维生素和矿物质外，还含有大量的非营养物质，可以防病治病，也可致病，食用时应注意。如梨有清热降火、润肺去燥等功能，对于肺结核、急性或慢性气管炎和上呼吸道感染病人出现的咽干喉疼、痰多而稠等有辅助疗效，但产妇、胃寒及脾虚泄泻者不宜食用。又如红枣，可增加机体免疫力，适用于体虚乏力、贫血者，但龋齿疼痛、下腹胀满、大便秘结者不宜食用。又如杏仁中含有杏仁苷，柿子中含有柿胶酚，食用不当，可引起食用中毒、溶血性贫血、消化性贫血、消化不良等。

五、菌藻类

菌藻类包括食用菌和藻类食物。食用菌是指供人类食用的真菌，有500多个品种，常见的有蘑菇、香菇、银耳、木耳等。藻类是无胚、自养、以孢子进行繁殖的低等植物，供人类食用的有海带、紫菜、发菜等。

菌藻类富含蛋白质、膳食纤维、碳水化合物、维生素和微量元素。发菜、香菇和蘑菇的蛋白质含量最为丰富，在20%以上。氨基酸组成比较均衡，必需氨基酸达60%以上。脂肪含量低，约1.0。碳水化合物含量为20%～35%，银耳和发菜中的含量较高，达35%左右。胡萝卜素含量差别较大，在紫菜和蘑菇中含量丰富，其他菌藻中含量较低。硫胺素和核黄素含量也较高。微量元素含量丰富，尤其是铁、锌和硒，其含量是其他食物的数倍。海带、紫菜等还含丰富的碘。

菌藻类除了提供丰富的营养素外，还具有明显的保健作用。研究发现，蘑菇、香菇和银耳中含有多糖物质，具有提高人体免疫力和抗肿瘤的作用。香菇中所含的香菇嘌呤，可抑制体内胆固醇形成和吸收，促进胆固醇分解和排泄，有降血脂的作用。黑木耳能抗血小板聚集和降低血凝，减少血液凝块，防止血栓形成，有助于防治动脉粥样硬化。菌藻类根据不同的保健功用，可烹调加工成各种保健食品。

在食用菌藻类时，应注意食品卫生，防止食物中毒。例如，银耳易被假单孢菌污染，食用被污染的银耳，可发生食物中毒。

六、畜禽肉

畜禽肉包括畜肉和禽肉。前者指猪、牛、羊等的肌肉、内脏及其制品，后者包括鸭、鹅等的肌肉及其制品。畜禽肉的营养价值较高，饱腹作用强，可加工烹制成各种美味佳肴，是一种食用价值很高的食品。

畜禽肉蛋白质含量比谷类高，一般为 10％～20％，主要是肌球蛋白、肌红蛋白和球蛋白，存在于肌肉组织中。此类蛋白质的氨基酸组成接近人体组织的需要，生物价较高。赖氨酸含量较多，但蛋氨酸含量较低。存在于结缔组织的间质蛋白，如胶原蛋白和弹性蛋白，色氨酸、酪氨酸和蛋氨酸含量较低，生物价低，属不完全蛋白质。

脂肪含量因动物的品种、年龄、肥瘦程度、部位等不同有较大差异，低者为 10％，高者可达 90％以上。畜肉脂肪以饱和脂肪酸为主，主要由硬脂酸、软脂酸和油酸等组成，熔点较高。禽肉脂肪含有较多的亚油酸，熔点低，易于消化吸收。瘦肉胆固醇含量较低，肥肉胆固醇含量比瘦肉高，内脏胆固醇含量更高。

碳水化合物含量为 1％～5％，平均 1.5％，主要以糖原的形式存在于肌肉和肝中。

畜禽肉可提供多种维生素，以 B 族维生素和维生素 A 为主。内脏含量比肌肉多，其中肝的含量最为丰富，特别富含维生素 A 和核黄素，维生素 A 的含量以牛肝和羊肝为最高，核黄素则以猪肝含量最高。禽肉中还含有较多的维生素 E。

矿物质的含量一般为 0.8％～1.2％，瘦肉含量高于肥肉，内脏含量高于瘦肉。铁的含量以猪肝最丰富。畜禽肉中的铁主要以血红素形式存在，消化吸收率很高。内脏中还含有丰富的锌和硒。此外，畜禽肉还含有较多的磷、硫、钾、钠、铜等。钙的含量虽然不高，但吸收利用率很高。

畜禽肉在烹制过程中可释放出较多的含氮浸出物，这些物质可使肉汤具有浓厚鲜美的味道。一般成年动物含氮浸出物多于幼年动物，禽肉多于畜肉，故禽肉和较老动物的肉汤鲜味更浓。

畜禽肉蛋白质营养价值较高，含有较多的赖氨酸，宜与谷类食物搭配食用，以发挥蛋白质的互补作用。为了充分发挥畜禽肉的营养作用，还应注意将畜禽肉分散到每餐膳食中，防止集中食用。肉的脂肪和胆固醇含量较高，食用过多易引起肥胖。老年人及心血管疾病病人宜选用禽肉。

七、禽蛋

禽蛋包括鸡蛋、鸭蛋、鹅蛋等及其加工制成的咸蛋、松花蛋等。

蛋类的结构基本相似，主要由蛋壳、蛋清和蛋黄三部分组成。蛋壳位于蛋的最外层，在蛋壳最外面有一层水溶性胶状黏蛋白，可以防止微生物进入蛋内和蛋内水分及二氧化碳过度向外蒸发。蛋清位于蛋壳与蛋黄之间，主要是卵白蛋白，遇热、碱、醇类发生凝固，遇氯化物或某些化学物质，则水解为水样的稀薄物。蛋黄呈球形，由两根系带固定在蛋的中心。随着保管时间延长和外界温度升高，系带逐渐变细，最后消失，蛋黄随系带变化，逐渐上浮贴壳。由此可鉴别蛋的新鲜程度。

禽蛋虽然品种和产地不同，但营养成分和组成特点相似。全鸡蛋蛋白质的含量为 $10\%\sim15\%$，蛋清中略低，蛋黄中较高，加工成咸蛋或松花蛋后，变化不大。鸭蛋的蛋白质含量略低于鸡蛋，为 8.7% 左右。蛋白质氨基酸组成与人体需要接近，因此生物价高。蛋白质中赖氨酸和蛋氨酸含量较高，与谷类和豆类食物混合食用，可弥补其赖氨酸或蛋氨酸的不足。

脂肪含量为 $11\%\sim15\%$，主要集中在蛋黄内，蛋清中几乎不含脂肪。蛋黄中还含有卵磷脂和胆固醇，胆固醇含量极高，加工成咸蛋或松花蛋后，胆固醇含量无明显变化。

碳水化合物含量不高，一般为 $1\%\sim3\%$。鸡蛋碳水化合物含量为 1.5%；鸭蛋碳水化合物含量较高，为 3.1%。

维生素也几乎都集中在蛋黄内，其中维生素 A、维生素 D 和维生素 B_2 含量丰富，也含有维生素 B_1 和烟酸，但含量较少。

矿物质有磷、铁、钾、镁、钠和硅等。铁的含量较高，但因能与蛋黄中的卵黄磷蛋白结合，影响消化吸收率。在咸蛋中钠的含量比未加工的鲜蛋高出 20 余倍。

生鸡蛋蛋清中含有抗生物素蛋白和抗胰蛋白酶。抗生物素蛋白能与生物素在肠道内结合，影响生物素的吸收，引起食欲不振、全身无力、毛发脱落、皮肤发黄、肌肉疼痛等。

八、水产动物

水产动物包括各种鱼类和其他水产动物，如虾、蟹、贝类等。水产动物可提供优质蛋白质，多不饱和脂肪酸，维生素 A、维生素 D、维生素 E、核黄素、烟酸等多种维生素，钙、磷、硒、铁、锌等多种矿物质。水产动物的含氮浸出物较多，滋味鲜美独特。鱼肉含水分多，肌肉纤维短细，比畜禽肉细嫩，更易消化吸收，营养价值很高。

（一）水产动物的分类

1. 鱼类：海产鱼以大黄鱼、小黄鱼、带鱼、墨鱼较为多见，淡水鱼以鲤鱼、鲫鱼、白鱼、鲢鱼、青鱼、鳙鱼、草鱼、鳊鱼多见。鱼肉的营养成分因鱼种、年龄、大小和肥瘦程度、性别、取样部位、捕捞季节以及生产地区等不同而有差异。一般来讲，鱼肉的化学组成与畜肉比较接近。蛋白质占 $15\%\sim20\%$，分布于肌浆和肌基质。肌浆主要含肌凝蛋白、肌溶蛋白、可溶性肌纤维蛋白、肌结合蛋白和球蛋白；肌基质主要包括结缔组织和软骨组织，含有胶原蛋白和弹性蛋白。鱼肉蛋白质利用率高达 $85\%\sim90\%$，氨基酸组成较平衡，唯缬氨酸含量偏低。

脂肪含量为 $1\%\sim10\%$，不均匀分布，主要存在于皮下和器官周围，肌肉组织中含量很少。不同鱼种脂肪含量有较大差异，如鳕鱼脂肪含量在 1% 以下，而河鳗脂肪含量高达 10.8%。鱼类脂肪多由不饱和脂肪酸组成，一般占 60% 以上，熔点较低，通常呈液态，消化率为 95% 左右。海产鱼不饱和脂肪酸可达 $70\%\sim80\%$。

碳水化合物的含量较低，约 1.5%。有些鱼不含碳水化合物，如鲳鱼、鲢鱼、银鱼等。

鱼类是烟酸的良好来源，含量约为 3％。有些生鱼体内含有抗硫胺素因子。新鲜鱼如不及时加工处理，硫胺素则被破坏。鱼的肝含有丰富的维生素 A、维生素 D。

矿物质含量为 1％～2％，其中锌的含量极为丰富，此外，钙、钠、氯、钾、镁等含量也较多，其中钙的含量多于禽肉，但钙的吸收率较低。海产鱼富含碘。

鱼类含氮浸出物占鱼体重量的 2％～3％。

2. 其他水产动物：软体动物和虾蟹类，其营养成分因品种不同差异较大。蛋白质含量略低于鱼类，为 9％～18％。其中虾、黄螺等的蛋白质含量较高，可达 18％以上，但蛏子、牡蛎、螺蛳等的蛋白质含量不到 9％。脂肪含量低于鱼类，一般均在 19％以下。碳水化合物含量高于鱼类，约 3％。其中海蜇头、香海螺等碳水化合物含量可达 10％以上。维生素以核黄素、烟酸、维生素 A 较为丰富。蛤蜊、红螺、鲜扇贝和江虾含有丰富的维生素 E。矿物质中钙和硒的含量较高。含硒十分丰富的有牡蛎、蟹、海参等。钙的含量以虾、螺中最高。此外，水产动物还含有较多的锌、铁、磷、钾、钠等。

（二）水产动物的合理利用

1. 水产动物因水分和蛋白质含量高，结缔组织少，较畜禽肉更易腐败变质，一旦变质，可产生大量组胺而引起中毒。鱼类的多不饱和脂肪酸含量较高，所含的不饱和双键极易氧化破坏，能产生脂质过氧化物，对人体有害。因此打捞的水产动物须及时保存处理，防止腐败变质。一般采用低温或盐腌来抑制组织蛋白酶的作用和微生物的生长繁殖。低温处理有冷却和冻结两种方式。冷却是使鱼体温度降到 $-1℃$ 左右，一般可保存 5～15 天。冷冻是使鱼体在 $-25～-40℃$ 的环境中冷冻，此时各组织酶和微生物均处于休眠状态，保藏期可达半年以上。以食盐保藏的海鱼，用盐量不应低于 15％。

2. 合理烹调加工，防止食物中毒。有些鱼含有极强的毒素，如河豚，虽其肉质细嫩，味道鲜美，但其含有极毒的河豚毒素，若不会加工处理，可引起急性中毒死亡。故无经验的人，千万不要"拼死吃河豚"。有些水产动物易感染肺吸虫和肝吸虫，特别是小河和小溪中的河蟹，常是肺吸虫的中间宿主，若未经充分加热将其彻底杀灭，可使人感染，因此在烹调加工时须烧熟煮透。

九、乳类及其制品

乳类是指动物的乳汁，经常食用的是牛奶和羊奶。乳类经浓缩、发酵等工艺可制成奶制品，如奶粉、酸奶、炼乳等。乳类及其制品具有很高的营养价值，不仅是婴儿的主要食物，也是老弱病人的营养食品。

（一）分类

1. 乳类：水分含量为 86％～90％。蛋白质含量为 3％～4％，蛋白质组成以酪蛋白为主，占 86％；其次是乳白蛋白，约 9％；乳球蛋白较少，约 3％；其他还有血清白蛋白、免疫球蛋白和酶类等。牛奶蛋白质的生物价为 85，仅次于蛋类。其中赖氨酸含量较高，能补充谷类蛋白质中赖氨酸的不足。

牛奶的脂肪含量为 3％～4％，其中低熔点的油酸占 30％左右。脂肪颗粒很小，呈高度分散状态，所以消化吸收率较高。乳脂中有亚油酸及卵磷脂，也含有胆固醇，但量较少。

牛奶的碳水化合物含量为 2％～5％，主要是乳糖。乳糖有调节胃酸、促进胃肠蠕动和消化腺分泌的作用，还能助长乳酸杆菌的繁殖，抑制腐败菌的生长。

牛奶也是核黄素、硫素和烟酸的良好来源，富含钙、磷、钾等，特别是钙，不仅量高，吸收利用率也高。但是牛奶中铁含量少，所以喂养婴儿时，要注意补充铁含量高的食物。奶中成碱元素多于成酸元素，因此牛奶属于碱性食品。

2. 乳制品：

（1）炼乳为浓缩奶的一种，分为淡炼乳和甜炼乳。

新鲜奶在低温真空条件下浓缩，去除约 2/3 的水分，再经灭菌，称为淡炼乳。因受加工的影响，维生素遭受一定的破坏，因此常强化维生素，按适当的比例冲稀后，营养价值基本与鲜奶相同。淡炼乳在胃酸作用下，可形成凝块，便于消化吸收，适合婴儿和对鲜奶过敏者食用。

甜炼乳是在鲜奶中加约 15％的蔗糖后按上述工艺制成。其中糖含量可达 45％左右，利用其渗透压的作用抑制微生物的繁殖。因糖分过高，需经大量水冲淡，营养成分相对下降，婴儿不宜食用。

（2）奶粉是经脱水干燥制成的粉，根据食用目的，可制成全脂奶粉、脱脂奶粉、调制奶粉等。

全脂奶粉是将鲜奶浓缩去除 70％～80％水分后，经喷雾干燥法或热滚筒法脱水制成。喷雾干燥法所制奶粉颗粒小，溶解度高，无异味，营养成分损失少，营养价值较高。热滚筒法生产的奶粉颗粒较大，不均匀，溶解度小，营养素损失较多，此种方式已逐渐被喷雾干燥法代替。

脱脂奶粉是将鲜奶脱去脂肪，再经上述方法制成的奶粉。此种奶粉脂肪含量仅为 1.3％，脱脂过程使脂溶性维生素损失较多，其他营养成分变化不大。脱脂奶粉一般供腹泻婴儿及少油膳食的病人食用。

调制奶粉又称人乳化奶粉，以牛奶为基础，参照人乳组成的模式和特点，进行调整和改善，使其更适合婴儿的生理特点和需要。调制奶粉减少了牛乳粉中酪蛋白、甘油三酯、钙、磷和钠的含量，添加了乳清蛋白、亚油酸和乳糖，并强化了维生素 A、维生素 D、维生素 B_1、维生素 B_2、维生素 C、叶酸铁、铜、锌、锰等。

（3）酸奶是在消毒鲜奶中接种乳酸菌并使其在控制条件下生长繁殖制成的。牛奶经乳酸菌发酵后游离的氨基酸和肽增加，因此更易消化吸收。乳糖减少，使乳糖酶活性低的成人易于接受。维生素 A、维生素 B_1、维生素 B_2 等的含量与鲜奶相似，但叶酸含量却增加了 1 倍，胆碱也明显增加。此外，酸奶的酸度增加，有利于维生素的保护。乳酸菌进入肠道可抑制一些腐败菌的生长，调节肠道菌群。

（二）合理利用

乳类的碳水化合物主要以乳糖的形式存在，有些成人小肠内乳糖酶活性低，食用乳类可出现腹胀、腹痛和腹泻等乳糖不耐受症状，若改食酸奶，症状可减轻或消失，因为酸奶中乳糖含量低。或者可减量食用，经一段时间适应，可刺激提高乳糖酶活性，从而消除乳糖不耐受症状。

鲜奶水分含量高，营养素种类齐全，十分有利于微生物生长繁殖，因此须经严格消毒灭菌后方可食用。消毒方法常用煮沸法和巴氏消毒法。煮沸法是将奶直接煮沸，设备要求简单，可达消毒目的，但对奶的理化性质影响较大，营养成分有一定损失，多在家庭使用。大规模生产时采用巴氏消毒法。巴氏消毒法包括低温长时消毒法和高温短时消毒法，前者将牛奶在 63℃下加热 30 分钟，后者在 90℃加热 1 秒。正确进行巴氏消毒对奶的组成和性质均无明显影响，但对热不稳定的维生素可损失 20％～25％。

此外，奶应避光保存，以保护其中的维生素。研究发现，鲜牛奶经日光照射 1 分钟后，B 族维生素很快消失，维生素 C 也所剩无几。而在避光器皿中保存的牛奶不仅维生素没有消失，还能保持牛奶特有的鲜味。

第四节　中医食疗

中医学历史悠久、博大精深，对中华民族的繁衍昌盛做出过巨大贡献。中医在预防疾病的长期实践中非常重视饮食的作用，指出"医食同源，药食同用"，积累了非常丰富的经验。历代的医药学著作中有关食疗的论述比比皆是，并有不少食疗专著问世。

中华人民共和国成立后，在党的中医政策关怀下，中医学有了长足发展，在食疗方面取得了可喜的成绩。中医食疗的内容丰富、科学、实用，为实现中西医结合的饮食治疗做出了有益的贡献。

饮食是维持生命活动的最基础条件。得饮食则生，不得饮食则病，甚至死亡。但饮食要有一定的节制，如果饮食失宜，常常导致疾病发生。饮食水谷，全赖脾的运化，胃的收纳、腐熟，故饮食失宜，通常损伤脾胃以及与水谷饮食传化直接相关的六腑。饮食失宜包括饮食不节、饮食不洁和饮食偏嗜三个方面。

一、饮食不节

饮食以适量和有节律为宜，每个人适度饮食量根据年龄、性别、体质、工作种类而定，每日进食的次数与时间应相对稳定，否则就容易导致疾病。

1. 过饥：饮食量明显低于本人的适度饮食量。过饥，则饮食水谷摄入量不足，气血生化乏源，日久则气血衰少，见面色不华、心悸气短、神疲乏力等，继而免疫力下降而变生其他病证。

2. 过饱：饮食量明显超过本人的适度饮食量。暴饮暴食，超过运化与传化的能力，则出现厌食、口臭、呕吐、便秘等症状。小儿因脾胃较弱，加之不能自控，最易伤食。过食肥甘厚味，易化生内热，甚起痈肿疮毒等。

3. 食无定时：进食的餐数及时间无定准。时饥时饱，影响气机升降以及六腑传化，导致郁滞。

二、饮食不洁

饮食不洁是指饮食不清洁，是一个不容忽视的问题，可起多种胃肠疾症，如腹痛、呕吐、泄泻、痢疾等。进食腐败变质或有毒食物，可导致剧烈腹痛、吐泻，严重者可导致昏迷或死亡。

三、饮食偏嗜

饮食要多样化才能满足人体对各种营养成分的需要，人才能健康不生病。饮食偏嗜可导致五味失衡、阴阳失调而发病。

1. 饮食的五味偏嗜：长期嗜好某种食物，久而久之，就会造成五脏不平衡，导致疾病的发生。如过食辛辣食物，可使胃肠积热而导致大便干燥或痔疮下血等。此外，嗜酒、嗜茶太过，可生酒毒或助湿等。平时饮食不要偏嗜，病时更应注意，这是保证健康、防病、康复的重要一环。

2. 饮食的寒热偏嗜：如过食生冷寒凉之品，易伤脾胃的阳气而发生腹痛、泄泻、呕吐等；若偏嗜辛温燥热之品，则易导致胃肠积热，症见口渴、口臭、腹痛、便秘等，或导致痔疮。

总之，人以胃气为本，借水谷精气而生长，没有正常的饮食，就不能维持生命和健康。饮食失宜是一种重要的致病因素。许多疾病都与饮食失宜有关，疾病又常导致饮食方面的问题，饮食也影响着疾病的发展和预后。大病之后，余邪未尽，饮食不当，使疾病容易复发。所以，了解饮食与疾病的关系，掌握其基本规律，是防治疾病的重要一环。我们必须做到饮食有节、饮食清洁、饮食平衡，防止饮食不节、饮食不洁、饮食偏嗜。

参考文献：

[1] 刘均娥，范旻. 临床营养护理学 [M]. 北京：北京大学医学出版社，2009.

[2] 文筱，韩瑜，刘聪聪，等. 营养护理专科小组的建立与营养支持护士的培养 [J]. 中国实用护理杂志，2017，33 (21)：1641−1646.

第十五章 老年专科护理

人口老龄化与老龄化社会，是人类社会严峻的挑战之一。我国已经进入人口老龄化快速发展时期。

老年人对生活照料、医疗护理、精神文化的需求日益凸显，有限的医疗服务资源以及传统的养老模式不能满足老年人的养老需求。因此，随着老龄化社会的发展，我国正逐步形成具有中国特色的养老模式——医养结合养老模式。

目前，我国老年人口寿命质量并不乐观。城镇、男性、低龄、文化程度较高、有配偶、非独居的老年人健康状况相对较好。在患病状况方面，我国老年人慢性病患病率较高，老年人听力、牙齿状况较差，疼痛感较为严重。在日常保健行为方面，超过一半的老年人参加了体检且从不吸烟、喝酒和服用保健品，但是几乎一半的老年人也从不锻炼，睡眠质量不高。

在我国，早在 1982 年，中华医学会老年医学分会就提出健康老年人的十条标准。当时这个标准用于临床科研。1995 年之后，世界各国对健康老龄化进行了越来越具体的研究统计，世界卫生组织也提出了健康老年人标准。中华医学会老年医学分会和《中华老年医学杂志》提出了《中国健康老年人标准（2013）》。该标准重点突出，兼具科学性、实用性和可操作性。该标准适用于 60 岁以上人群，其中低龄老年人指 60~69 岁人群，高龄老年人指 80 岁及以上人群。许多量表及标准可用于评估老年人健康，如应用日常生活活动量表评估时，总分 100 分，一般老年人达到 100 分为正常，高龄老年人达到 95 分为正常。

《中国健康老年人标准（2013）》的 5 条建议如下：

1. 重要器官的增龄性改变未导致功能异常，无重大疾病，相关高危因素控制在与其年龄相适应的达标范围内，具有一定的抗病能力。
2. 认知功能基本正常，能适应环境，处事乐观积极，自我满意或者自我评价好。
3. 能恰当处理家庭和社会人际关系，积极参与家庭和社会活动。
4. 日常生活活动正常，生活自理或基本自理。
5. 营养状况良好，体重适中，保持良好的生活方式。

第一节 如何推进老龄化护理

建立符合我国国情和文化的健康老年人标准，是改善老年人健康状况的基础，对中国老年人的健康有着重大而深远的意义。

一、开展社区康复工作

（一）社区健康教育的形式

1. 语言教育形式，如健康咨询、健康讲座、授课、座谈会。
2. 文字教育形式，如标语、传单、报刊等。
3. 形象教育形式，如戏剧、电影、电视、录像等。

（二）社区健康教育的方法

1. 交谈：最简单常用的教育方法，也是最适合老年人的沟通方式。
2. 讲座：注意健康教育的对象，鼓励老年人积极参与，并且及时反馈。

二、重视家庭护理

（一）家庭的功能

1. 情感功能：满足家庭成员的感情需要。
2. 经济功能：满足成员的衣食住行等基本需要。
3. 社会化功能：帮助年幼家庭成员转化为社会人的功能。
4. 健康照顾的功能：促进和维护家庭成员健康。

（二）家庭对健康的影响

1. 遗传。
2. 生长发育。
3. 疾病发生发展及传播。
4. 康复与死亡。

（三）家庭常用护理技术

1. 消毒灭菌。
（1）通风：增加空气流通，减少病原体数量。
（2）日晒：将床垫、棉被、枕头、衣物等放在阳光下暴晒。
（3）煮沸消毒：餐具、衣物可以使用此方法
（4）常用消毒剂：75％乙醇可消毒皮肤、体温计。
2. 隔离。
（1）分类。
1）传染病隔离：将处于传染病期的传染病病人、可疑病人安置在指定的地点（如传染病流行时的疫区、传染病医院等），暂时避免与周围人群接触，以便于治疗和护理。通过隔离，可以最大限度地缩小污染范围，减少传染病传播的机会。
2）保护性隔离：将免疫功能极度低下的易感染者置于基本无菌的环境中，使其免受感染，如器官移植病区等。
3）居家隔离：不用住院，不用留观在发热门诊。说明感染者的病情相对轻微。
（2）目的：保护易感人群。

第二节 如何进行老年护理

一、老年人的特点

（一）老年人的生理特点

老年人随着年龄增长，身体开始出现一系列衰退性变化。例如：脂肪成分增加，细胞内液相对减少；呼吸、循环、神经、消化吸收、免疫、排泄、造血等功能有不同程度的下降，导致整体适应能力下降；头发变白，皮肤出现褶皱，牙齿脱落，身高变矮，视力、听力减退，反应迟钝，操作能力和反应速度降低，手足协调功能下降，生活自理能力差；平衡功能减退，易发生跌倒。

应注意保护老年人的安全，避免发生意外伤害，必要时使用助听器、老花镜、手杖与助行器等日常生活辅助用品；做好健康教育，以及健康运动、营养膳食及自我保健等方面的指导。

（二）老年人的心理特点

老年人的记忆、语言功能减退，感情平稳，但是激动后也难以平复，对子女依赖性增加。精神活动能力减弱，运动反应时间延长，学习能力减退，人格改变，情绪变化。护士要以极大的耐心护理老年人，加强情感沟通，帮助老年人树立正确的人生观、死亡观，使其抛开一切烦恼，享乐天年。

（三）老年人的社会问题

老年人由于离退休、经济收入减少、丧偶、疾病等，其家庭角色和社会角色发生变化，产生诸多不适应的社会问题。所以应帮助老年人保持健康的心态，成立老年协会、休闲娱乐活动中心，辅助健康老年人再就业，鼓励老年人多参与社会活动，促使老年人保持乐观的情绪和良好的心态，保证社会和家庭稳定。

二、常见的健康问题及护理

（一）常见的健康问题

1. 不适应退休后的生活：老年人由于退休后社会角色、经济地位等发生变化，常会出现身心不适应，如无用感、抑郁倾向。
2. 慢性病管理不当，会直接影响老年人的生活质量。
3. 死亡常常会使人产生恐惧和不安，大多数人会选择回避的态度。
4. 老年人的心理变化主要表现为孤独、抑郁、健忘等。

（二）相关的护理措施

1. 增强老年人及家人的保健意识。
（1）提高老年人的自我认知，预防自我缺陷意识：通过多种渠道的健康教育使老年人认识到自己具有同等的社会价值，从而在生活和心理上克服困难。营造积极乐观的家庭氛围，让老年人生活在积极乐观的家庭氛围之中。

（2）培养自我观察的能力：了解自己身体状况，及时发现异常情况或疾病早期情况，及时就诊。

（3）健康生活环境：环境阳光充足，每日通风 2～3 次，每次 20～30 分钟为宜。

2. 良好的睡眠：每日保证 6 小时左右的睡眠，保证生活规律，养成良好的睡眠习惯，情绪稳定，创造良好的睡眠环境，通过放松训练来促进睡眠。

3. 药物的安全使用：

（1）遵医嘱服药。

（2）服药后观察自身有无不良反应。

（3）根据药物说明书来储存和保管药物。

（4）服药量不宜过大。

4. 关注心理状态：

（1）保持稳定情绪，适应角色的转变。

（2）生活规律，积极乐观地面对生活。

（三）患病老年人的护理

老年慢性病多是慢性退行性改变，因而针对老年疾病的特点来护理老年病人相当重要。应评估老年人的视力、听力、理解力、记忆力、注意力、日常生活活动能力、肌力及协调能力、饮食、睡眠、排泄、活动形态、生活规律及习惯。

由于老年人感受性降低，往往疾病已经较为严重，却无明显的自觉症状，或临床表现不典型。护士要仔细观察，要善于观察老年人的病情变化，及时发现不典型症状，准确评估老年病人的健康状况，为及早明确诊断提供依据，以免延误诊治。

老年人同时患有两种或两种以上疾病，而且各种症状的出现及损伤的累积效应也随着年龄的增大而逐渐增加，因而病情错综复杂。护理老年病人时应考虑周全，要同时注意多个护理问题，制订全面的护理计划，方能满足老年病人的需要。

老年病人免疫力低下，抗病与修复能力差，导致病程长、恢复慢，且容易出现意识障碍、水电解质紊乱、运动障碍、多器官功能衰竭、出血倾向等并发症，导致病情危重。

故护理老年病人时要特别注意观察病情，要有耐心，对预期目标不能操之过急，多进行有关疾病护理及预防并发症的健康教育，同时应鼓励老年病人及家属树立战胜疾病的信心，使老年人和家属共同参与康复计划的制订。

1. 安全护理：防止老年人发生意外，如跌倒、误吸、坠床等。

2. 饮食护理：根据病情、营养要求兼顾个人习惯，饮食应清淡可口、易于消化，少量多餐，保证每日有足够的热量，给予优质蛋白质、高维生素、高纤维素和适量的含钙、铁、锌的食物，注意饮食卫生。

3. 生活护理：保持皮肤清洁、床单位平整，按摩皮肤促进血液循环。注意老年人的排泄情况。定时护理口腔。

4. 心理护理：尊重老年人，建立信赖关系，提供诚恳、热情、周到的护理服务。

5. 用药护理：老年病人应用常规剂量时也可能出现不良反应，如食欲减退、恶心、腹胀、稀便、发热、皮肤瘙痒、皮疹、颜面肿胀、脉率减慢或增快、心悸、乏力等。出现不良反应时，立即报告医师，查明原因后决定是否停药。静脉补液严格控制滴速，心肺功能差者更需注意。

第三节　老年易患慢性病

一、原发性高血压病

（一）高血压相关概念和诊断标准

临床上高血压诊断标准为：经非同日 3 次测量血压，收缩压大于或等于 140mmHg 和（或）舒张压大于或等于 90mmHg。

原因不明的高血压称为原发性高血压，大都需要终身治疗。由某些疾病引起的血压增高称为继发性高血压，占高血压的 5%～10%，其中许多可经特异性治疗获得根治。因此，初诊原发性高血压时，应尽可能排除继发性高血压。

（二）血压测量方法

血压测量有 3 种方式，即诊室血压测量、自测血压、动态血压测量。

1. 诊室血压测量：诊室血压是指病人在医疗单位由医护人员测量的血压。目前，高血压诊断一般以诊室血压为准。目前诊室血压测量主要用水银血压计，其测量方法如下：

（1）选择符合标准的水银血压计或符合国际标准及中国高血压联盟（CHL）认证的电子血压计进行测量。一般不提倡使用腕式或者手指式电子血压计。

（2）袖带的大小适合病人的上臂臂围，至少覆盖上臂的 2/3。

（3）被测量者测量前 1 小时内应避免剧烈运动、进食、喝含咖啡的饮料、吸烟、服用影响血压的药物，精神放松，排空膀胱，至少安静休息 5 分钟

（4）被测量者应坐于有靠背的坐椅上，裸露右上臂，上臂及血压计与心脏处于同一水平。老年人、糖尿病病人及出现直立性低血压者，应加测站立位血压。

（5）将袖带紧贴缚在被测量者上臂，袖带下缘应在肘弯上约 2.5cm，用水银血压计时将听诊器置于肘窝肱动脉搏动明显处。

（6）在放气过程中仔细听取柯氏音，观察柯氏音第Ⅰ时相（第Ⅰ音）和第Ⅴ时相（消失音）。收缩压读数取柯氏音第Ⅰ音，舒张压读数取柯氏音第Ⅴ音。12 岁以下儿童、孕妇以及严重贫血、甲状腺功能亢进、主动脉瓣关闭不全及柯氏音不消失者，以柯氏音第Ⅳ音（变音）作为舒张压读数

（7）确定血压读数：所有读数均应以水银柱凸面的顶端为准，读数应取偶数。电子血压计以显示血压数据为准。

（8）应间隔 1~2 分钟重复测量，取两次读数的平均值。如果收缩压或舒张压的两次读数相差 5mmHg 以上，应再次测量，以 3 次读数平均值作为测量结果。

2. 自测血压：被测量者在诊室外的其他环境所测量的血压。自测血压可获取日常生活状态下的血压信息，帮助排除紧张性高血压，检出隐性高血压，有助于增强病人诊治的主动参与性、改善病人治疗依从性等。但对精神焦虑或根据血压读数常自行改变治疗方案的病人，不建议自测血压。

3. 动态血压测量：动态血压是指病人佩戴动态血压监测仪记录的 24 小时血压。动态血压测量应使用符合国际标准的监测仪。血压的正常值国内参考标准为 24 小时平均值小于 130/80mmHg，白昼平均值小于 135/85mmHg，夜间平均值小于 125/75mmHg。正常情况下，夜间血压均值比白昼血压均值低 10%~15%。

（三）高血压发病的危险因素

高血压发病机制尚未明确，现有研究认为其与遗传和环境因素有关。高血压的危险因素较多，比较明确的是超重/肥胖或腹型肥胖、高盐饮食、长期过量饮酒、长期精神过度紧张。以上为可改变的危险因素。性别、年龄和家族史是不可改变的危险因素。我国人群高血压发病的主要危险因素如下。

1. 高钠低钾膳食：人群中，钠盐（氯化钠）摄入量与血压水平和高血压患病率成正相关，而钾盐摄入量与血压水平成负相关。膳食钠/钾比值与血压的相关性更强。相关研究表明，膳食钠盐摄入量平均每天增加 2g，收缩压和舒张压分别增高 2.0mmHg 和 1.2mmHg。

高钠低钾膳食是我国大多数高血压病人发病最主要的危险因素。我国大部分地区人均每天盐摄入量为 12~15g。

2. 超重/肥胖：我国大数据汇总分析表明，BMI 大于或等于 24 者患高血压的危险是体重正常者的 3~4 倍，患糖尿病的危险是体重正常者的 2~3 倍，具有两项及两项以上危险因素者患高血压及糖尿病的危险是体重正常者的 3~4 倍。BMI 大于或等于 28 的肥胖者中 90% 以上患上述疾病，或有危险因素聚集。男性腰围大于或等于 85cm、女性腰围大于或等于 80cm 者患高血压的危险为腰围低于此界线者的 3.5 倍，其患糖尿病的危险为腰围低于此界线者的 2.5 倍，有两项及两项以上危险因素聚集者的高血压及糖尿病患病危险为正常者的 4 倍以上。我国人群血压水平和高血压患病率北方高于南方，与人群体质指数差异相平行。

3. 饮酒：按每周至少饮酒一次为饮酒计算，我国中年男性饮酒率为 30%~66%，女性饮酒率为 2%~7%。男性持续饮酒者比不饮酒者 4 年内高血压发生危险增加 40%，每天平均饮酒超过 3 个标准杯（1 个标准杯相当于 12g 酒精，约合 360g 啤酒或 100g 葡萄酒，或 30g 白酒），收缩压与舒张压分别升高 3.5mmHg 与 2.1mmHg，且血压上升幅度随着饮酒量增加而增大。

4. 其他危险因素：遗传、性别、年龄、工作压力过重、不良心理因素等。大量的临床资料证明高血压与遗传因素有关。如父母均患高血压，其子女的高血压发生率可达 46%；父母中一人患高血压，子女高血压发生率为 28%；父母血压正常，子女高血压发生率仅为 3%。女性在更年期以前，高血压患病率较男性略低，但更年期后则与男性患病率无明显差别。

二、糖尿病

糖尿病是由多种因素引起的代谢紊乱，其特点是慢性高血糖，伴有胰岛素分泌不足和（或）胰岛素作用障碍，导致碳水化合物、脂肪、蛋白质代谢紊乱，造成多种器官的慢性损伤、功能障碍甚至衰竭。

（一）糖尿病的诊断

糖尿病常用的诊断标准和分类有世界卫生组织 1999 年标准和美国糖尿病学会（ADA）2003 年标准。我国目前采用世界卫生组织 1999 年标准，即血糖升高达到下列三条标准中的任意一项时，就可诊断患有糖尿病：

1. 糖尿病症状＋任意时间血浆葡萄糖水平大于或等于 11.1mmol/L（200mg/d）或；

2. 空腹血浆葡萄糖（FPG）水平大于或等于 7.0mmol/L（126mg/d）或；

3. 口服葡萄糖耐量试验（OGTT）中，餐后 2 小时血浆葡萄糖水平大于或等于 11.1mmol/L（200mg/d）。

糖尿病诊断应尽可能依据静脉血浆血糖，而不是毛细血管出血的血糖检测结果。我国资料显示，仅查空腹血糖，糖尿病的漏诊率较高，理想的调查是同时检查空腹及 OGTT 餐后 2 小时血糖值。但人体的血糖浓度容易波动，且只代表某一个时间点上的血糖水平，不同医院的检测有时也会出现差别，因此近年来也将糖化血红蛋白作为筛查糖尿病高危人群和诊断糖尿病的一种方法。糖化血红蛋白结果稳定，不受进食时间及短期生活方式改变的影响，变异性小，检查不受时间限制，病人依从性好。2010 年，ADA 指南将糖化血红蛋白大于或等于 6.5% 作为糖尿病诊断标准之一。但糖化血红蛋白小于 6.5% 也不能排除糖尿病，需进行 OGTT。

急性感染、创伤或其他应激情况下可出现暂时性血糖增高，若没有明确的高血糖病史，就不能诊断为糖尿病，须在应激消除后复查。

（二）2 型糖尿病的危险因素

2 型糖尿病主要是由遗传和环境因素引起外周组织（主要是肌肉和脂肪组织）胰岛素抵抗（insulin resistance，IR）和胰岛素分泌缺陷，导致机体胰岛素相对或绝对不足，使葡萄糖摄取利用减少，从而引发高血糖，导致糖尿病。

1. 遗传因素：2 型糖尿病有很强的家族聚集性，糖尿病亲属中的患病率比非糖尿病亲属高 4~8 倍。中国人 2 型糖尿病的遗传度为 51.2%~73.8%，而 1 型糖尿病的遗传度为 44.4%~53.7%，可见两型的遗传是各自独立的。2 型糖尿病具有更强的遗传倾向。

2. 超重/肥胖：肥胖是 2 型糖尿病重要的危险因素之一。不同种族的男女，BMI 均与发生 2 型糖尿病的危险性成正相关。我国调查发现，糖尿病患病率随着体重的增加而上升，超重者患糖尿病的相对危险度（RR）为 2.36，而肥胖者的相对危险度达 3.43。

3. 身体活动不足：许多研究发现身体活动不足增加糖尿病发病的危险，活动最少的人与最爱活动的人相比，2 型糖尿病的患病率增加 2～6 倍。有规律的体育锻炼能增加胰岛素的敏感性和改善糖耐量。

4. 膳食危险因素：高能量饮食是明确肯定的 2 型糖尿病的重要膳食危险因素。目前认为，摄取高脂肪、高蛋白、高碳水化合物和缺乏纤维素的膳食可能与发生 2 型糖尿病有关。

5. 早期营养不良：有人提出生命早期营养不良可以导致后来的代谢障碍，增加发生 2 型糖尿病的危险。低体重新生儿较正常体重新生儿在成长期更容易发生糖尿病。母亲营养不良或胎盘功能不良可以阻碍胎儿胰腺 β 细胞的发育。

6. 葡萄糖耐量异常（IGT）：病人血糖水平介于正常和糖尿病之间的一种中间状态。在 IGT 患病率高的人群，糖尿病患病率一般也高。IGT 者在诊断后 5～10 年复查时，大约有 1/3 发展为糖尿病，1/3 转化为血糖正常，1/3 仍维持 IGT 状态。如果 IGT 伴有以下因素，原空腹血糖大于或等于 5.0mmol/L，餐后 2 小时血糖大于或等于 9.4mmol/L，BMI 大于 25，腹部肥胖和空腹胰岛素水平增加等，更易转化为糖尿病。而改善膳食和增加身体活动有利于降低 IGT 向糖尿病的转化率。

7. 胰岛素抵抗：机体对一定量的胰岛素的生物学反应低于预期正常水平的一种现象，常伴有高胰岛素血症。胰岛素抵抗是 2 型糖尿病高危人群的重要特征之一。空腹胰岛素水平高的人更易发展为 IGT 或 2 型糖尿病。肥胖者发展成 2 型糖尿病前先有胰岛素抵抗出现。

8. 高血压：高血压病人患糖尿病的危险比血压正常者高。

9. 文化程度低、出生及 1 岁时低体重、服药史、心血管疾病史等也可能是 2 型糖尿病的易患因素。

总之，糖尿病的发生是遗传与环境因素共同作用所致。遗传因素是糖尿病发生的潜在原因，具有遗传易感性的个体更易发生 2 型糖尿病。

三、冠状动脉粥样硬化性心脏病

冠状动脉粥样硬化性心脏病，简称冠心病，又称缺血性心脏病，是冠状动脉发生严重粥样硬化性狭窄或阻塞，或在此基础上合并痉挛及血栓形成，引起冠状动脉供血不足、心肌缺血或梗死的一种心脏病。冠心病是全球性的重大健康问题。

（一）冠心病的分型、临床表现和诊断方法

本病分为急性冠状动脉综合征和慢性冠状动脉病变两大类。前者包括不稳定性心绞痛、非 ST 段抬高急性心肌梗死和 ST 段抬高急性心肌梗死，也有学者将冠心病猝死也包括在内；后者包括稳定性心绞痛、冠状动脉正常的心绞痛、无症状性心肌缺血和缺血性心力衰竭（缺血性心肌病）。

如出现典型的心绞痛或发生心肌梗死，临床上可基本明确冠心病的诊断。

1. 诱因：常由剧烈活动、情绪激动、饱餐、寒冷或心动过速而诱发。

2. 部位及放射部位：典型部位为胸骨体上中段的后方，也可在心前区，常放射至左肩、内侧臂至小指及无名指，或至颈部、咽部、下颌骨，少数可放射于其他不典型部位或放射部位疼痛更显著。心前区疼痛范围如手掌大小，界限不清。

3. 性质：压迫、紧缩或发闷，有时有窒息和濒死感，疼痛可轻可重，重者伴焦虑、冷汗。一般针刺样或刀扎样疼痛多不是心绞痛。疼痛发作时病人往往不自觉停止原来的活动，直至症状缓解。

4. 持续时间及缓解：疼痛出现后，常逐渐加重，1～5分钟自行缓解，休息或舌下含化硝酸甘油可缓解。

在有临床症状的冠心病病人中，1/3～1/2以急性心肌梗死为首发表现。急性心肌梗死临床症状差异极大，有1/3的病人发病积聚，极为严重，未及送医就已死于院外；另有1/4～1/3的病人无自觉症状或症状很轻，未就诊。其突出的症状为胸痛，疼痛较心绞痛更剧烈，呈压榨性或绞窄性，难以忍受，病人有濒死感，烦躁不安。部位及放射部位与心绞痛相同。持续时间持久，多在半小时至几个小时或更长，休息和含化硝酸甘油不能缓解，常需要使用麻醉性镇痛剂。急性心肌梗死的诊断根据典型的临床表现、特征性心电图改变和血清酶升高，一般并不困难。

（二）冠心病的危险因素

1. 高血压：发生冠心病的重要危险因素。无论是收缩压还是舒张压增高，发生冠心病的危险都随之增高。血压越高，动脉粥样硬化程度越严重，发生冠心病或心肌梗死的可能性越高。美国一项研究表明，血压超过160/90mmHg者，比血压在该水平以下者的冠心病患病率高2.3倍；舒张压超过94mmHg者，患冠心病的危险比血压正常者高3.6倍。高血压患病年龄越早，以后患冠心病的危险越大。我国上海工厂工人的队列研究结果提示，无论男性还是女性，高血压组各年龄亚组的冠心病患病率均高于对照组。按人年发病率计算，高血压病人发生冠心病的相对危险度男性为3.87，女性为4.21。

2. 血脂异常和高胆固醇血症：人群血清总胆固醇水平与冠心病的发病率和死亡率成正比。胆固醇在体内与蛋白质结合成脂蛋白，其中低密度脂蛋白胆固醇（LDL-C）为粥样斑块中胆固醇的主要来源，高密度脂蛋白胆固醇（HDL-C）与冠心病的发生成负相关。血清胆固醇水平升高的年龄越早，发生冠心病的概率越大。

3. 超重/肥胖：肥胖是冠心病的易患因素。肥胖能使血压和血清胆固醇升高。国外有一项研究显示：BMI每增加10%，血压平均增加6.5mmHg，血清胆固醇平均增加0.48mmol/L。35～44岁男性BMI增加10%，其冠心病危险增加38%，体重增加20%，冠心病危险增加86%。

4. 糖尿病：糖尿病病人发生心血管疾病的危险比正常人高2～4倍，且病变更严重、更广泛，预后更差，发病年龄更早。冠心病是糖尿病病人常见的并发症之一。有糖尿病的高血压病人，患冠心病的风险较无糖尿病的高血压病人高1倍。

5. 生活方式。

（1）吸烟：烟中含有许多有害物质，可引起冠状动脉痉挛，诱发心绞痛和心肌梗死。一氧化碳造成的缺氧，可损伤动脉内膜，促进动脉粥样硬化的形成。吸烟者冠心病死亡的危险随着吸烟量的增加而增加，存在剂量反应关系。戒烟者较吸烟者冠心病的死亡率低。戒烟时间越长，冠心病死亡率越低。

（2）不良饮食习惯：冠心病高发地区人们的饮食中往往富含脂肪。植物油和鱼富含饱和脂肪酸，有降低甘油三酯和低密度脂蛋白水平的作用。膳食纤维有降低血脂的作用。我国膳食中碳水化合物的比例相对较高，但近年来，膳食中脂肪比例正在逐步上升，膳食纤维正随着食物加工的精细程度的增加而减少。

（3）缺乏身体活动：随着生活方式的现代化，身体活动逐渐减少，体力劳动强度逐渐下降。冠心病的患病风险增加。缺乏身体活动的人患冠心病的风险是正常活动量者的 $1.5 \sim 2.4$ 倍。

6. 多种危险因素的联合作用：冠心病是多种因素引起的，联合危险因素越多，动脉粥样硬化或者发生合并症的可能性越大。有研究显示，具有三种主要危险因素（血清胆固醇大于或等于 6.46mmol/L，舒张压大于或等于 90mmHg，有吸烟史）个体的冠心病患病率与完全没有这三种因素的人相比高 8 倍，比具有两种危险因素者高 4 倍。

7. 其他：冠心病家族史在发病中具有重要作用，是一个独立的危险因素。精神紧张、忧虑、紧迫感等与冠心病发病的关系还不明确，但对已患有冠心病者，其可诱发急性发作。

第四节　老年康复护理

一、老年康复的概念

随着医学技术的发展和人们生活水平的提高，平均寿命日益延长，老年人口增加，人口老龄化成为重大的社会问题。老年人随着增龄，身体各个系统、器官逐渐衰退，慢性病逐渐增多。据世界卫生组织估计，老年人口约有半数以上需要康复护理。社会人口老龄化所带来的问题，不仅是老年人自身的问题，还牵涉政治、经济、文化和社会发展诸多方面。

世界卫生组织提出，老年康复是在平等享用卫生资源的基础上，充分利用现有人力、物力，以维持和促进老年人健康为目的，发展老年保健事业，使老年人得到基本的医疗、康复、保健、护理等服务。老年康复护理工作不是单纯地为了延长生命，而是要延长老年人的有活力的、健康的预期寿命，使老年人保持独立生活能力（无伤残）或改善生活质量，通过终身努力保持良好的健康状况。

二、老年康复的目标和原则

（一）目标。

1. 短期目标：促进和维护老年人的自尊、自信，增强自我照顾能力；使老年人保持积极的状态，延缓躯体、心理和社会老化的进程；创造良好的生活和训练环境，稳定情绪；促进身心的全面发展，增强老年人的社会适应能力。

2. 长期目标：提供符合老年人特点的综合康复护理，促使老年人保持最佳的功能状态，延缓老化进程，提高生活质量。

（二）原则

1. 强调预防性康复：针对老年期功能衰退是一个渐进性过程这一特点，要注重预防性康复护理，使老年人保持最佳功能状态。

2. 注重老年人日常生活自理能力的评估：对老年期潜在的危险因素进行积极干预，提高日常生活自理能力，使老年人保持稳定情绪，改变不良的生活方式，延缓老化进程。

3. 主动参与：进行主动积极的身体、心理和社会适应能力训练，推行健康老龄化和积极老龄化，提高生活质量。

三、现代康复医学

（一）现代康复医学的兴起与发展

人类自诞生就会用简单的治疗手段进行自我康复。虽然康复医学已有数千年的历史，但现代康复医学作为一门新兴的医学学科，萌芽于第一次世界大战，第二次世界大战结束后，在欧美国家正式形成了独立的医学学科并迅速在全世界得到推广。康复医学已经形成了相对成熟的学科体系，为人类的健康与发展做出了突出的贡献。

1. 国外康复医学的发展。

（1）萌芽探索阶段（1910—1945 年）：1910 年开始，"康复"一词正式用于残疾人。1917 年，美国陆军成立了身体功能重建部和康复部。康复问题引起人们的重视是在第一次世界大战之后，战争造成的截肢等系列功能障碍问题引起了社会的重视，随后的第二次世界大战涌现的大量伤残军人进一步促进了社会对康复医学重要性的认识。为使伤员尽快回归社会，康复医学应运而生。

（2）累积确定阶段（1946—1970 年）：美国康复医学之父 Howard·A. Rusk 博士将第二次世界大战时的康复治疗经验在综合医院进行推广，开始尝试用多种康复治疗手段进行康复治疗。1947 年，美国成立了物理医学与康复医学委员会，全面康复理念逐渐深入人心。1950 年，国际物理医学与康复学会成立。1958 年，Rusk 博士主编的《康复医学》教科书问世，这是康复医学领域的第一本权威教材。

（3）蓬勃发展阶段（1970 年以后）：20 世纪末，国际康复学与国际物理与康复医学联盟合并为国际物理与康复医学协会，标志着在国际上学者对康复医学的学术内涵达成一致，学术组织实现了统一。在该阶段，世界发达国家的康复医学都取得了长足的发展，在康复机构建设、康复人才教育、康复技术更新等方面形成了完整的体系。Rusk 博士建立的美国纽约大学 Rusk 康复研究所成为世界著名的康复医学中心和康复专业人才培训基地。康复医学成长为一门成熟的学科，学科体系日臻完善，亚学科逐渐形成。康复医学被公认对改善病人的独立生活能力、提高生活质量具有独特的作用。

2. 国内康复医学的发展：我国康复事业的发展也大致经历了三个阶段，从起步到探索再到全面发展。目前，机构建设初具规模，学科体系相对完善，康复医疗产业链已经形成，能够为社会提供多元化的康复服务。

（1）起步阶段（1984—1995年）：1982年，Rusk博士率世界康复基金会代表团访问中国并讲学，促进了康复医学在中国的发展。1984年，国家"七五"重点工程——中国康复研究中心开工建设，标志着现代康复医学正式引入中国。同期，国家卫生部陆续在河北省立医院、北京小汤山、辽宁汤岗子、广东从化等设立了4个康复医学试点，逐步开始了现代康复服务的尝试。国家在这一阶段颁布了《综合医院分级管理标准》，要求医疗卫生系统开始在各地二级以上医院成立康复医学科。国家出台了《康复医学事业"八五"规划要点》，残疾人康复被纳入国家发展规划，康复工作在全国开始布局。

（2）试点推广阶段（1996—2005年）：《中共中央国务院关于卫生改革与发展的决定》提出要积极发展社区卫生服务，将康复医学的发展辐射到社区。"九五""十五"期间，全国康复行业及机构建设取得了长足发展，20余个省（自治区、直辖市）先后成立康复服务机构，并通过康复服务与重点项目相结合的方式，扩大康复服务面。康复医学的影响面越来越大。

（3）全面发展阶段（2006年至今）：2006年中国残联制定下发了《残疾人康复中心建设标准》，对残疾人康复中心的建设规模、人员配置、业务部门设置、技术水平提出了明确的要求。2009年，国务院颁布了《关于深化医药卫生体制改革的意见》，为康复医学的发展提供了政策依据，明确提出了预防、治疗、康复并举的医院功能定位，确立了康复医疗的地位。2011年，卫生部出台了《综合医院康复医学科基本标准（试行）》，2012年印发了《康复医院基本标准》，对我国各级综合医院的康复医学科和康复专科医院建设提出了明确具体的要求。2013年国务院印发的《关于促进健康服务业发展的若干意见》更是为康复医学的发展注入了新的活力。2017年，国务院发布了《残疾预防和残疾人康复条例》，将预防残疾的发生，减轻残疾程度，帮助残疾人恢复或者补偿功能，促进残疾人平等、充分地参与社会生活，发展残疾预防和残疾人康复事业纳入国家法律法规，在政策上给予了全方位的支持和保障。2018年，党的十九大报告中明确指出要发展残疾人事业，加强残疾康复服务。从这些具体举措可以看出，国家不仅关注康复医学影响面的扩大、康复机构数量的增长，也注重康复质量的提高，在全面推动的基础上，促进康复事业协调、持续和长远发展。

（二）我国康复服务体系及康复机构建设情况

1. 三级康复网络服务理念：世界发达国家围绕残疾人康复建立了从急性期救治、系统康复治疗再到社区、家庭康复，比较完善的全方位的康复服务体系。虽然我们国家康复起步较晚，但近几年发展迅速，各地康复服务网络正在逐步形成。

（1）早期康复：以国家级、省级大型康复中心或有条件的综合医院为主，立足于疾病急性期的早期康复介入，与相关临床专科互相配合，提供及时有效、高水平的康复治疗，并承担人才培养（培训）任务。

（2）后期康复：以区域性康复中心或专科医院及综合医院康复医学科为主，为疾病恢复期病人提供专科化、专业化、系统的康复治疗。

（3）社区康复：以社区康复机构或社区卫生服务中心为主，为疾病稳定期病人提供基本康复服务或家庭化的康复服务指导。

2. 康复机构建设和服务现状：目前，国内康复资源集中分布于中国残联系统康复服务体系、三级综合医院康复医学科、二级医院开展的部分康复项目，大多数一级医院缺少康复资源。一般来说，专门的康复中心或康复医院以及三级医院的康复治疗场地较大，设备齐全，能够开展物理治疗、作业治疗、言语治疗、心理治疗和康复工程等。二级医院开展康复治疗常常不够全面。一级医院有待进一步发展康复治疗。

（1）中国残联系统康复服务体系：在中国政府大力支持下，目前残联致力于残疾人两个体系的建设，即残疾人保证体系和服务体系，基本形成了覆盖全国残疾人康复的服务网络。

（2）国家卫生健康委员会、地方卫生行政部门管理的康复资源：主要存在于各级医院的康复医学科，这部分康复资源已具备了相当的规模，但服务水平参差不齐。技术手段都以传统理疗、中医技术为主，缺乏现代康复理念和技术。近几年，随着康复知识的普及，北京、上海、广州等大中型城市的康复医学科发展非常迅速，现代康复理念得到快速推广。

（3）民政系统康复资源：主要集中于各级民政部门设置的疗养机构，一般设置在风景区或旅游区，治疗以休闲、疗养为主，兼顾一部分康复服务对象，多局限于特定人群。通常情况下，一些社会机构也建有一些行业内的疗养院、所，服务对象多集中于本系统内，相关的康复服务内容更加有限。

（4）人事和社会劳动保障系统康复资源：随着我国社会劳动保障制度的发展和完善，一些地区开始建立专门为工伤病人提供康复服务的工伤康复机构，服务模式以后期康复和职业康复为主。

（5）教育系统康复资源：大多数分布在一些特殊教育学校，以特殊教育和某类特定疾病的康复为主，如聋哑学校开展的言语康复、盲校开展的低视力康复、智障学校开展的智力康复等。

（6）民办康复资源：开始阶段，民办康复机构通常规模较小，大部分以营利为主要目的，提供的康复资源十分有限。近几年，随着我国社会经济的发展和许多大的社会机构如保险公司等逐渐开始关注和涉足康复产业，一大批设备设施精良、服务层次多元化的康复机构迅速在各地建立，给我国的康复市场带来了新的气息，同时也使得康复市场的竞争日益激烈。

参考文献：

[1] 中国心血管病预防指南2017协作组，中华心血管病杂志编委会. 中国心血管病预防指南（2017）[J]. 中华心血管病杂志，2018，46（1）：10—25.

［2］国家心血管病中心. 国家基层高血压防治管理指南（2017）［M］. 北京：科学技术文献出版社，2017.

［3］武留信，曾强. 中华健康管理学［M］. 北京：人民卫生出版社，2016.

［4］白书忠. 健康管理师健康体检分册［M］. 北京：人民卫生出版社，2014.

［5］卫生部疾病控制司. 慢性病防治中国专家共识［J］. 心脑血管病防治，2012，12（5）：349.